实用中草药图典

④

◎ 刘春生　主编

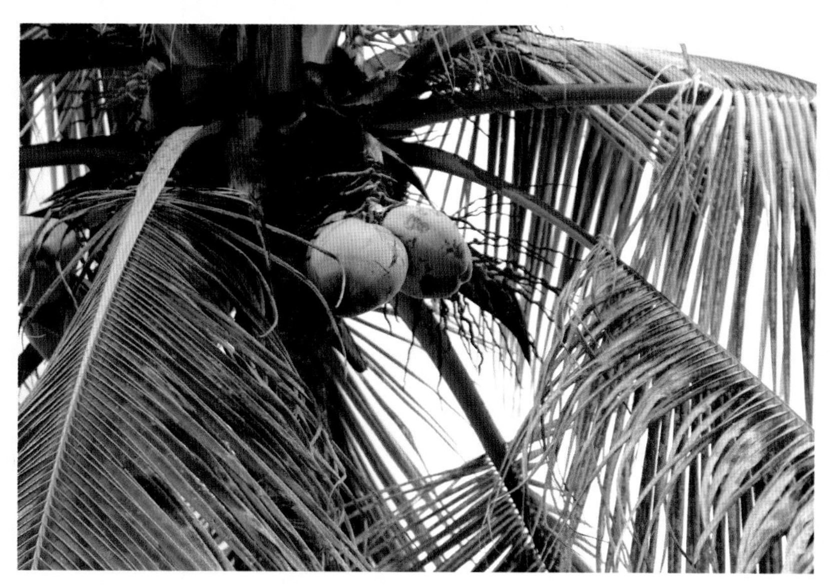

中医古籍出版社

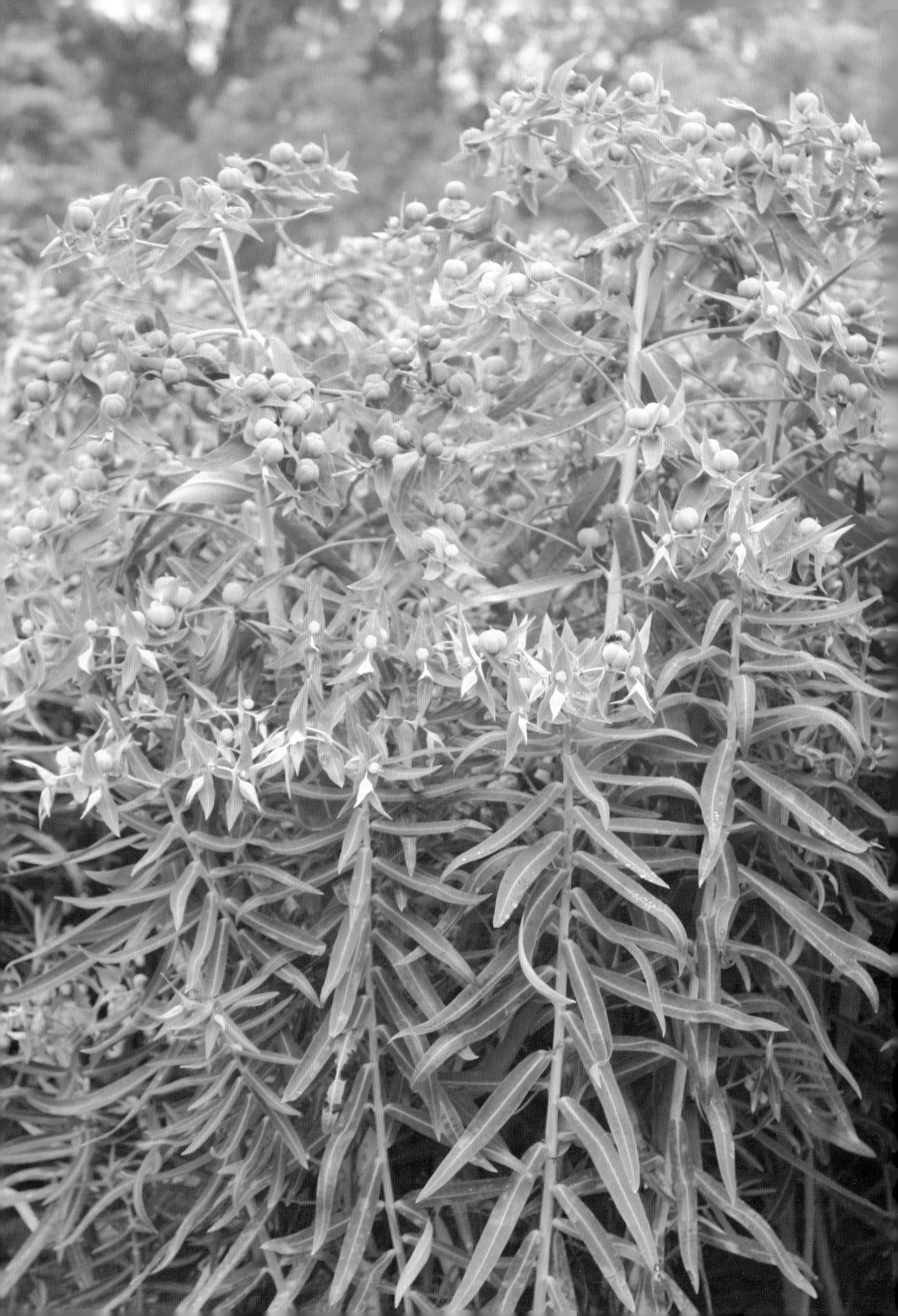

落新妇

别名：虎麻、马尾参、红升麻、野开麻。
来源：为虎耳草科植物落新妇*Astilbe chinensis*(Maxim.)Franch. et Sav.的根茎。

【生境分布】生长于山坡、路边草丛中或灌木林下阴湿地。分布于我国大部。

【采收加工】夏、秋季采挖，除去须根，晒干。

【性味功用】辛、苦，凉。归肺经。祛风，清热，止咳。主治风热感冒、头身疼痛、发热咳嗽。内服：煎汤，15～24克；或浸酒。

【精选验方】①风热感冒：马尾参15克，煨水服。②肺结核咳血、盗汗：马尾参、土地骨皮、尖经药、白花前胡各15克，煨水服，每日3次。

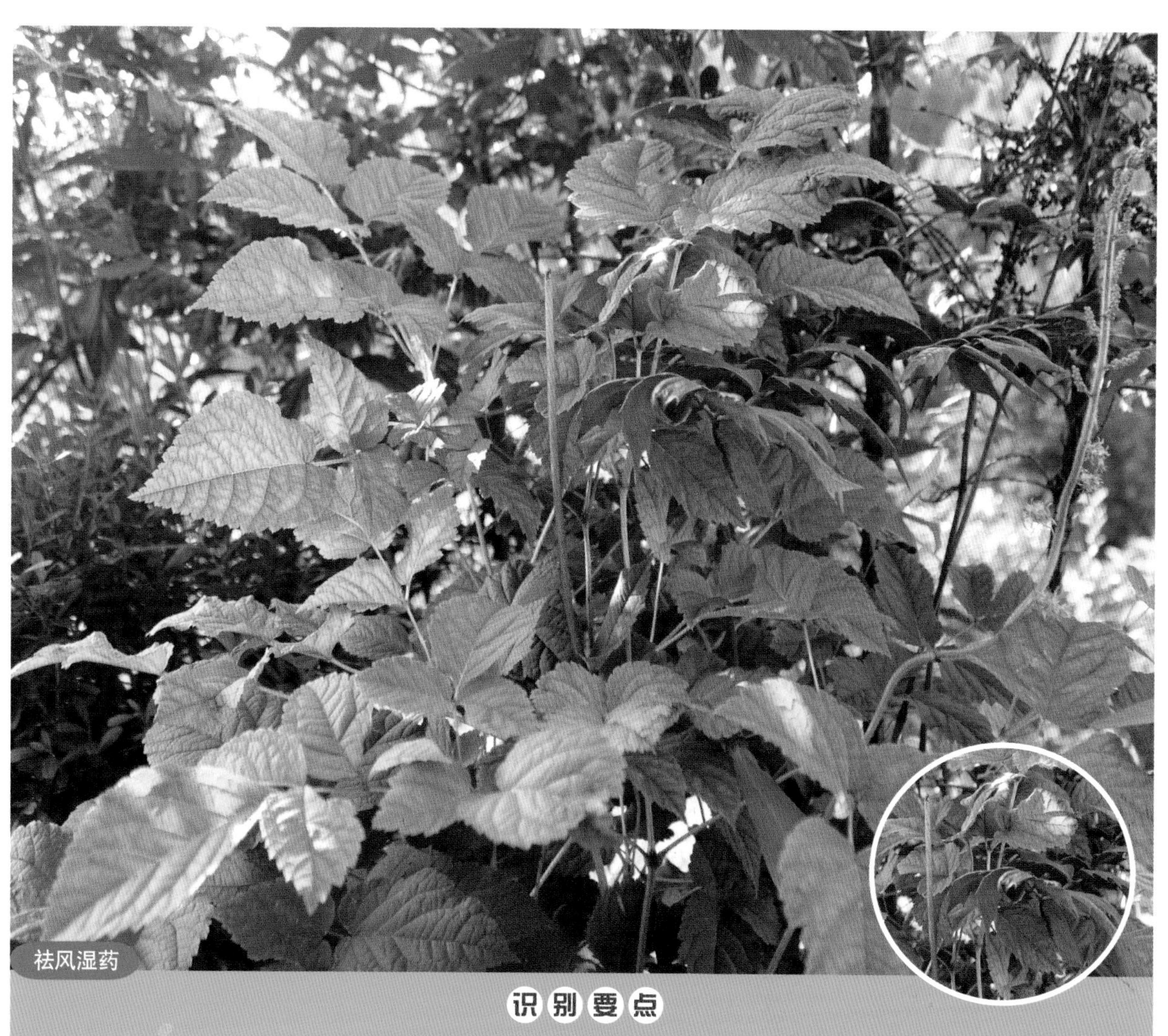

祛风湿药

识别要点

①基生叶2～3回3出复叶或羽状复叶，小叶卵形或卵状菱形，边缘有重锯齿；茎生叶较小，2～3片。②圆锥花序，密生棕色长柔毛或间有腺毛，花密集；花瓣5，狭条形，紫红色。

杜鹃

别名：红踯躅、山踯躅、山石榴、映山红、杜鹃、艳山红、山归来、艳山花、满山红。
来源：为杜鹃花科植物杜鹃花*Rhododendron simsii* Planch.**的花。**

【生境分布】生长于山坡或平地，林中、岩畔。主产于河南、湖北及长江以南各地。

【采收加工】4～5月花盛开时采收，烘干。

【性味功用】甘、酸，平。归肝、脾、肾经。和血，调经，止咳，祛风湿，解疮毒。主治吐血，衄血，崩漏，月经不调，咳嗽，风湿痹痛，痈疖疮毒。内服：煎汤，9～15克。外用：捣敷。

【精选验方】①月经病、经闭干瘦：杜鹃10克，水煎服。②白带：杜鹃花（用白花）15克，和猪脚爪适量同煮，喝汤吃肉。③流鼻血：杜鹃花（生品）15～30克，水煎服。

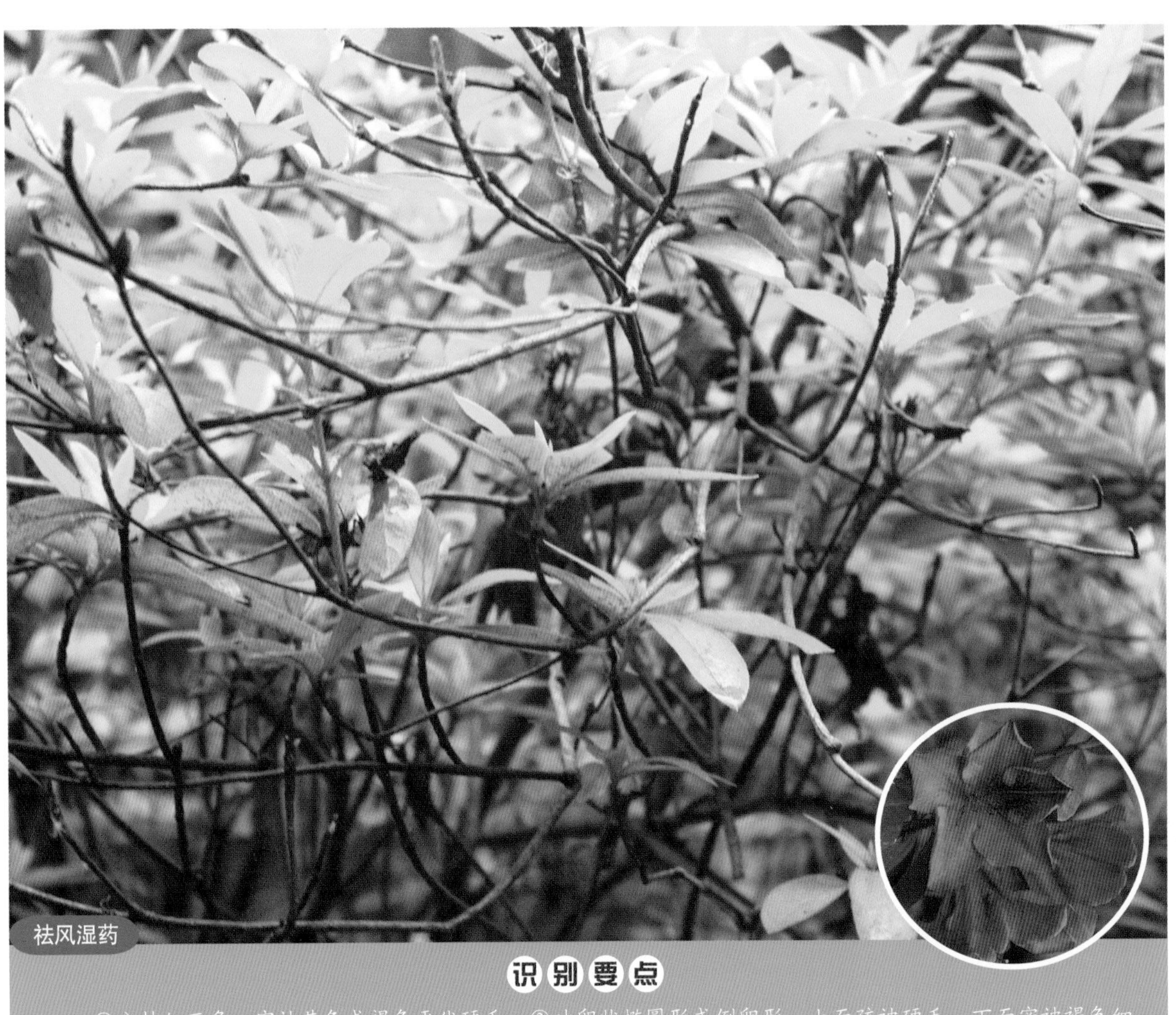

祛风湿药

识别要点

①分枝细而多，密被黄色或褐色平伏硬毛。②叶卵状椭圆形或倒卵形，上面疏被硬毛，下面密被褐色细毛，脉上更多。③花簇生于枝端，花冠鲜红色。

鸡矢藤

别名：臭藤、鸡屎藤、牛皮冻。
来源：为茜草科植物鸡矢藤*Paederia scandens*(Lour.)Merr.**的全草。**

【生境分布】生长于山地路旁或岩石缝隙、田埂沟边草丛中。主产于云南、贵州、四川、重庆、广西、广东、福建、台湾、江西、湖南、湖北、安徽、江苏、浙江等地。

【采收加工】夏季采收全草，晒干。

【性味功用】甘、苦，微温。归脾、胃、肺、肝经。祛风湿，消食健胃，止痛，化痰止咳，清热解毒。主治消化不良，小儿疳积，胃肠瘀痛，胆绞痛，肾绞痛，痰热咳嗽，痢疾，肝炎，咽喉肿痛，疮疖痈肿，烫火伤，毒蛇咬伤。内服：煎汤，9～15克，大剂量可至30～60克；或浸酒。外用：捣敷或煎水洗。

【精选验方】①红痢：鸡矢藤根30克，路边姜15克，炖肉服。②妇女虚弱咳嗽、白带腹胀：鸡矢藤根、红小芭蕉头各30克，炖鸡服。 ③小儿疳积：鸡矢藤干根15克，猪小肚1个，水炖服。

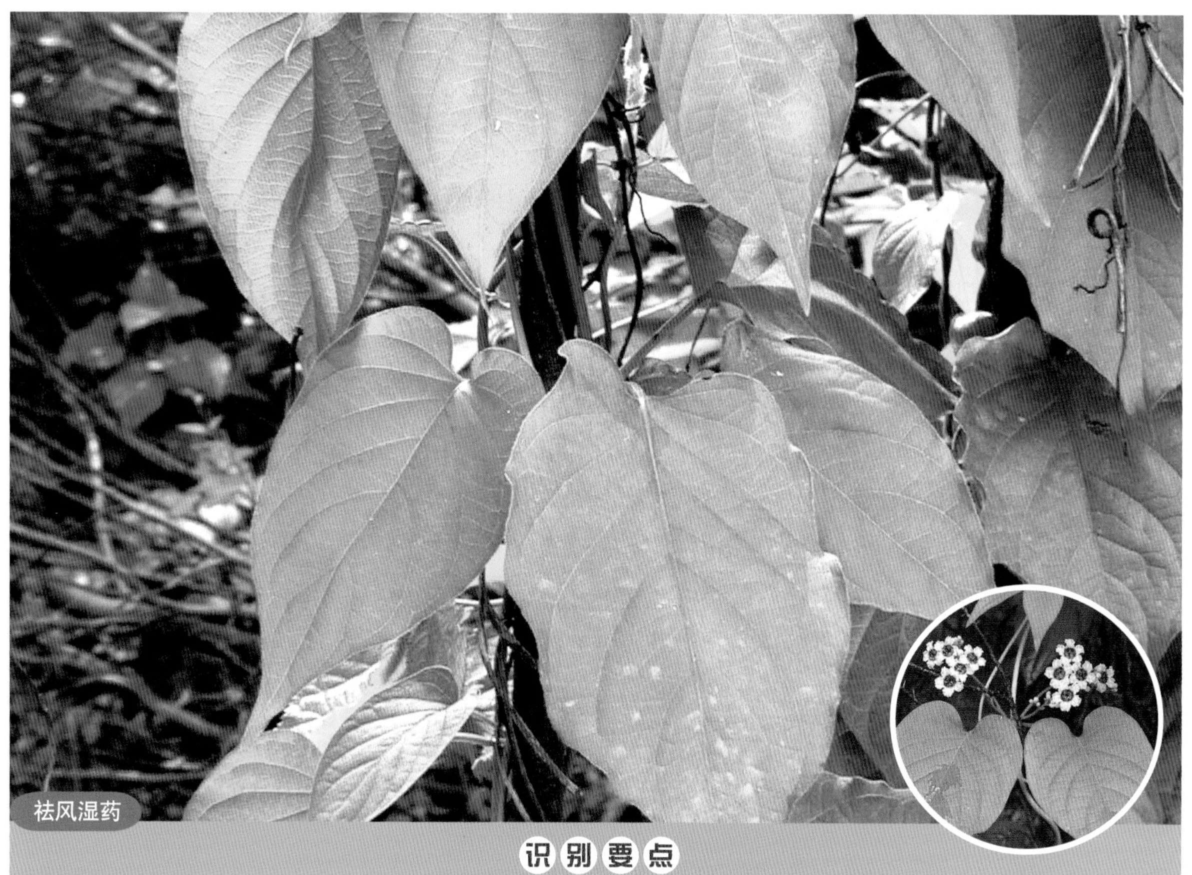

识别要点

①全株均被灰色柔毛，揉碎后有恶臭。②叶对生，卵形或狭卵形，全缘，嫩时上面散生粗糙毛；托叶三角形，早落。③花多数集成聚伞状圆锥花序；花冠筒钟形，外面灰白色，具细茸毛，内面紫色，5裂。

乌头

别名：草乌、乌喙、铁花、乌头、五毒、鹅儿花。
来源：为毛茛科植物乌头*Aconitum carmichaeli* Debx.**的干燥母根。**

【生境分布】生长于山地草坡或灌木丛中。主产于四川、陕西等地。

【采收加工】6月下旬至8月上旬采挖，除去子根、须根及泥沙，晒干。

【性味功用】辛、苦，热。有大毒。归心、肝、肾、脾经。祛风除湿，温经止痛。主治风寒湿痹，关节疼痛，心腹冷痛，寒疝作痛，麻醉止痛。一般炮制后用。内服：煎汤，3～9克；入散剂或酒剂，1～2克，先煎。外用：研粉调敷。

【精选验方】①风湿关节痛：制乌头6克，麻黄8克，白芍、黄芪各12克，水煎服。②颈椎病：制乌头、制草乌各100克，丹参250克，川芎、白芷各50克，威灵仙500克，研碎调匀，装入布袋作枕用。③肩周炎：制乌头、樟脑、草乌各90克，白芷50克，共研粉。使用时根据疼痛部位大小取适量药粉，用食醋与蜂蜜调成糊状，外敷于肩周炎疼痛点，外用胶布固定。用热水袋外敷30分钟，每日1次，连用15日。

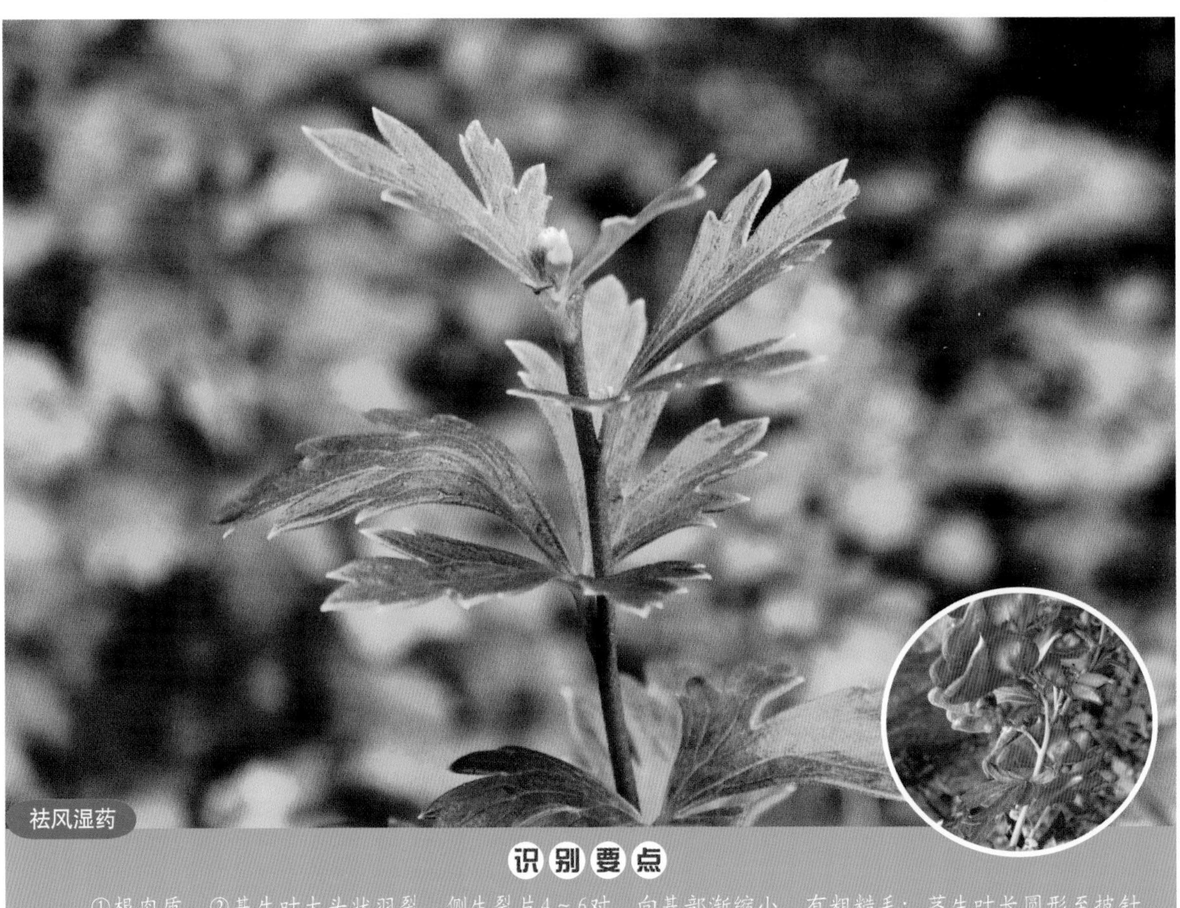

识别要点

①根肉质。②基生叶大头状羽裂，侧生裂片4～6对，向基部渐缩小，有粗糙毛；茎生叶长圆形至披针形，边缘有锯齿或缺刻。

茅苍术

别名：茅术、南苍术、穹隆术。
来源：为菊科植物茅苍术*Atractylodes lancea*(Thunb.)DC.的根茎。

【生境分布】生长于山坡灌丛、草丛中。主产于江苏、湖北、河南、安徽。

【采收加工】春、秋季采挖，除去泥沙，晒干，撞去须根。

【性味功用】辛、苦，温。归脾、胃、肝经。祛风湿，燥湿健脾，祛风散寒，明目。主治脘腹胀满，泄泻，水肿，脚气痿躄，风湿痹痛，风寒感冒，夜盲。内服：煎汤，3～9克。

【精选验方】①湿疹：茅苍术、黄柏、煅石膏各等份，研末敷患处。②风湿性关节炎：茅苍术、黄柏各9克，忍冬藤30克，水煎服。③脾虚气陷型胃下垂：茅苍术15克，加水煎煮或用沸水浸泡，每剂可煎煮2次或冲泡3杯，每日1剂，连续服用1个月。④腰痛伴不能弯腰：茅苍术15克，白术30克，薏苡仁20克，水煎服。

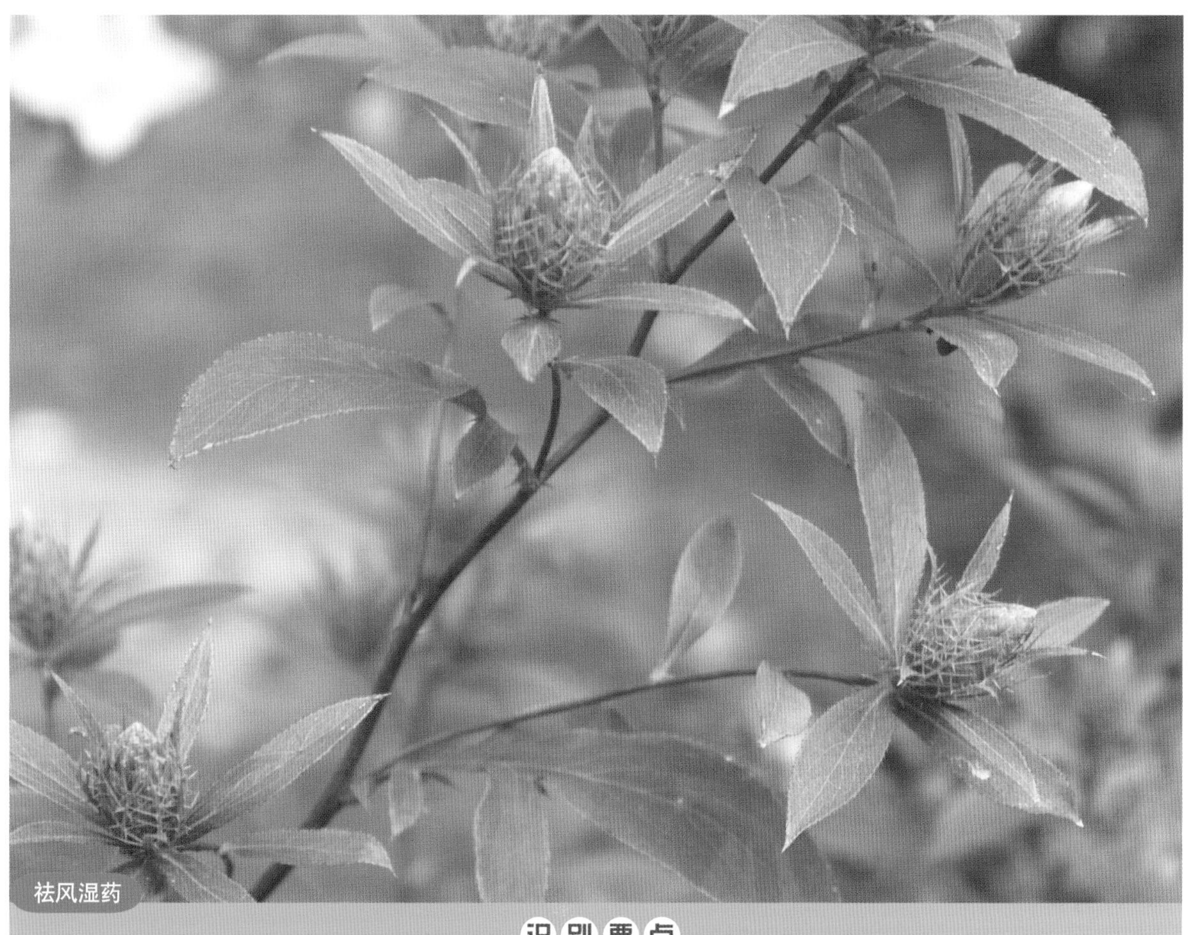

祛风湿药

识别要点

①茎直立或上部少分枝。②叶互生，革质，卵状披针形或椭圆形，边缘具刺状齿，上部叶多不裂，无柄；下部叶常3裂，有柄或无柄。③头状花序顶生，下有羽裂叶状总苞一轮；总苞圆柱形，总苞片6～8层；花两性与单性，多异株；两性花有羽状长冠毛；花冠白色，细长管状。

兔儿伞

别名：七里麻、一把伞、贴骨伞、雨伞菜。
来源：为菊科植物兔儿伞*Syneilesis aconitifolia* Maxim. **的根或全草。**

【生境分布】生长于山坡荒地、林缘、路旁。主产于东北、华北及华东等地。

【采收加工】秋季采收，除净泥土，晒干。

【性味功用】辛，温。归肺、大肠经。温肺祛痰，祛风止痢，消肿杀虫。主治风湿麻木，关节疼痛，痈疽疮肿，跌打损伤，毒蛇咬伤。内服：6～15克，煎汤；或浸酒。外用：捣敷。

【精选验方】①肾虚腰痛：兔儿伞根，泡酒服。②痈疽：兔儿伞全草，捣烂，鸡蛋白调敷。③跌打损伤：兔儿伞全草或根捣烂，加烧酒或75%酒精适量，外敷伤处。④毒蛇咬伤：兔儿伞根捣烂，加黄酒适量，外敷伤处。⑤四肢麻木，腰腿疼痛：兔儿伞根60克，用白酒200毫升浸泡后，分3次服。

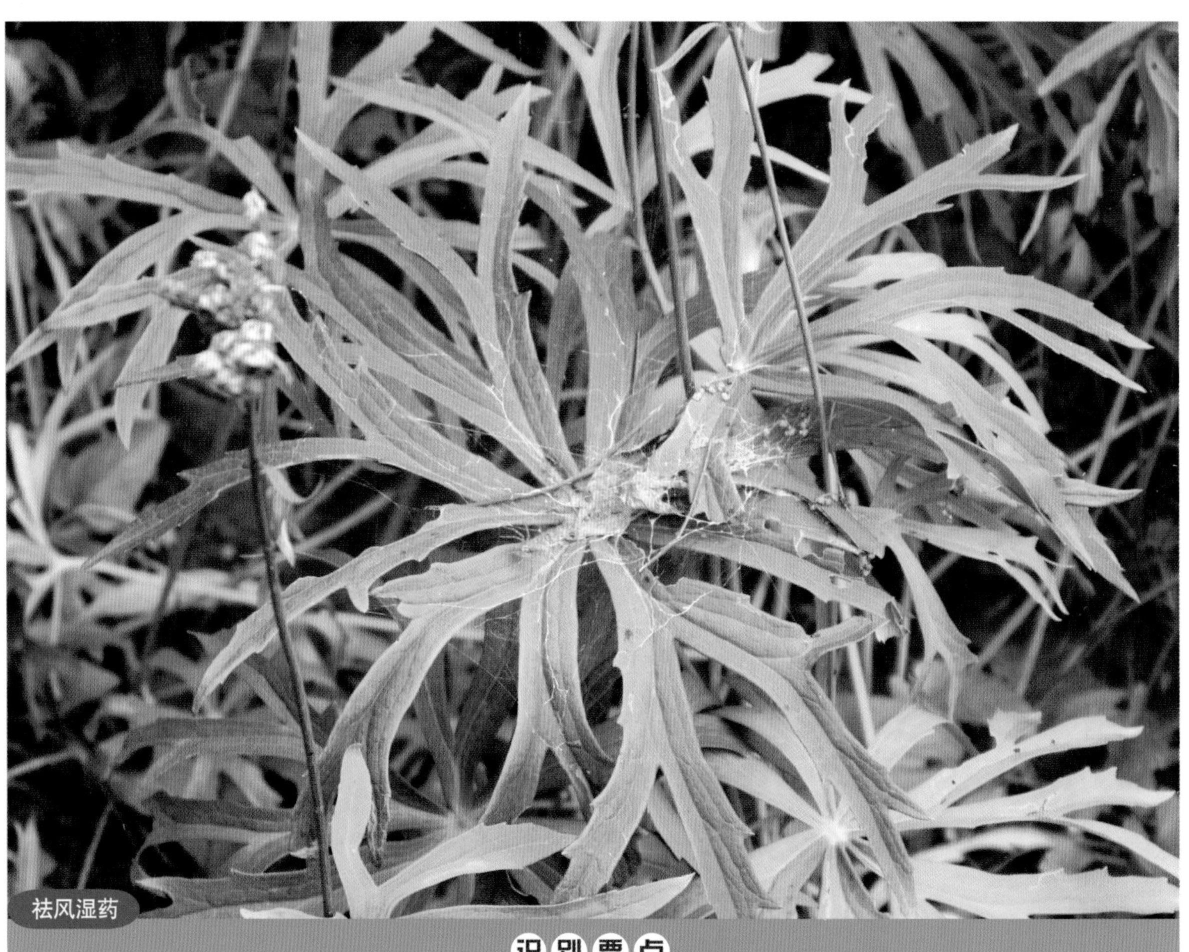

祛风湿药

识别要点

①茎直立，单一，无毛，略带棕褐色。②根生叶1枚，幼时伞形，下垂；茎生叶互生，圆盾形，掌状分裂，直达中心，裂片复作羽状分裂，边缘具不规则的牙齿，上面绿色、下面灰白色。③头状花序多数，密集成复伞房状。花两性，8～11朵，花冠管状，先端5裂。

徐长卿

别名：寮刁竹、逍遥竹、遥竹逍、对节莲、铜锣草、一枝香、英雄草、竹叶细辛。
来源：为萝藦科牛皮消属植物徐长卿*Cynanchum paniculatum* (Bge.)Kitag. **的干燥根及根茎。**

【生境分布】野生长于山坡或路旁。分布于全国大部。主产于江苏、河北、湖南、安徽、贵州、广西及东北等地。

【采收加工】秋季采挖，除去杂质，阴干。

【性味功用】辛，温。归肝、胃经。祛风化湿，止痛止痒。主治风湿痹痛，胃痛胀满，牙痛，腰痛，跌打损伤，荨麻疹、湿疹。内服：煎汤，3～12克，宜后下。

【精选验方】①风湿痹痛、肩周炎：徐长卿10克，炙甘草3克，洗净，用水煎煮，取汁200克，代茶饮用，每日1剂。②精神分裂症（啼哭、悲伤、恍惚）：徐长卿15克，泡水当茶饮。③皮肤瘙痒：徐长卿适量，煎水洗。④跌打肿痛，接骨：鲜徐长卿适量，捣烂敷患处。

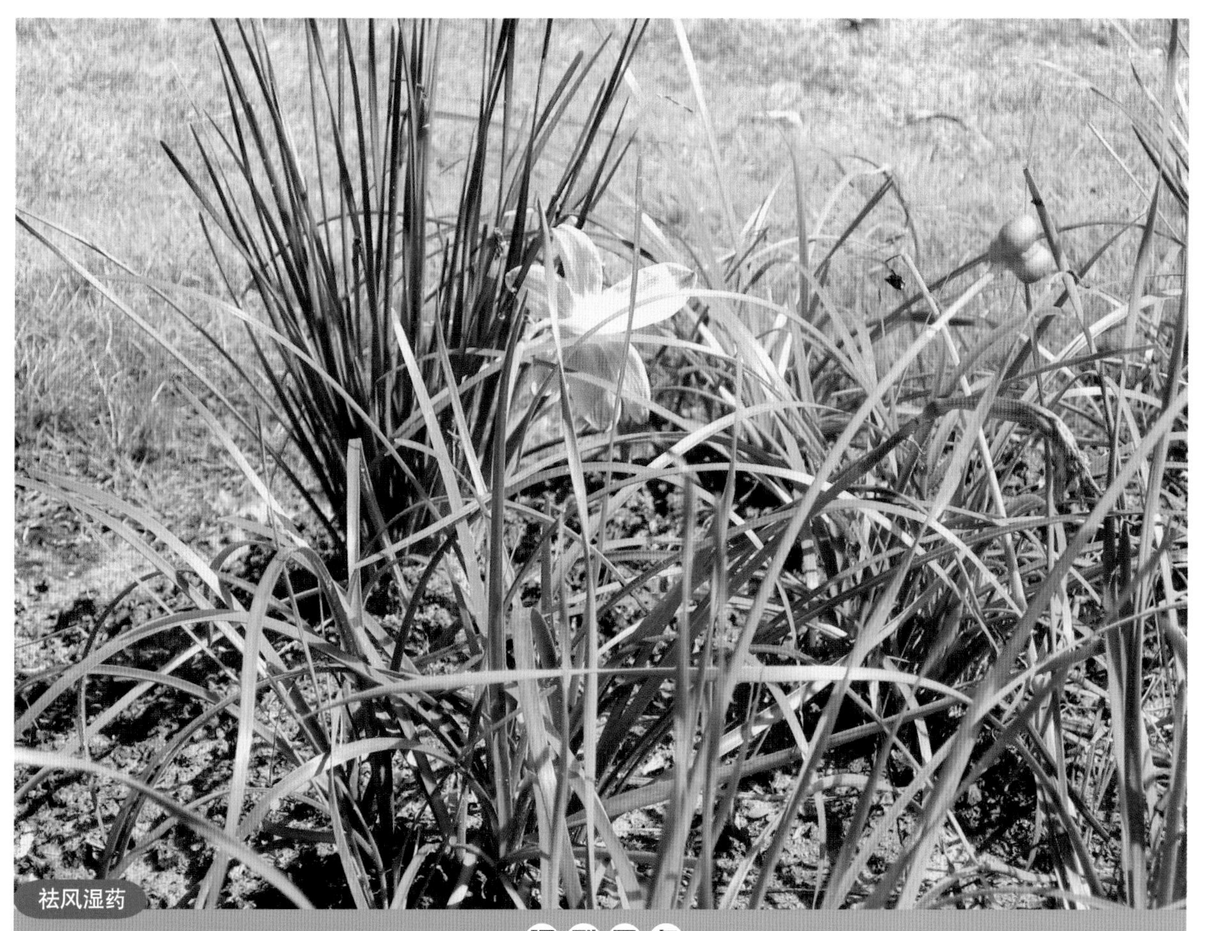

识别要点

①茎细，刚直，节间长。②叶对生，披针形至线形，先端尖，全缘，边缘稍外反，有缘毛，基部渐狭，下面中脉隆起。③圆锥花序顶生长于叶腋，总花柄多分枝，花梗细柔，花多数；花萼5深裂，卵状披针形，花冠5深裂，广卵形，平展或下反，黄绿色；副花冠5枚，黄色，肉质，肾形，基部与雄蕊合生。

海州常山

别名：臭梧桐、地梧桐、凤眼子、臭芙蓉、臭牡丹、八角梧桐。
来源：为马鞭草科落叶灌木或小乔木植物海州常山*Clerodendron trichotomum* Thunb.的叶及嫩枝。

【生境分布】生长于山坡灌丛中。主产于华北、华东、中南、西南等地。

【采收加工】夏季采收，晒干，生用。

【性味功用】辛、苦、甘，凉。归肝、脾经。祛风湿，降血压。主治风湿痹痛，肢体麻木，高血压，臁疮，湿疹，痔疮，鹅掌风。内服：煎汤，9～15克；或研末吞服，6克。外用：煎水洗或研末掺患处。用于降压时须后下，不宜久煎。

【精选验方】①风湿痛、骨节酸痛及高血压：海州常山叶9～30克，煎服；或研粉，每次3克，每日3次。②一切内外痔：海州常山叶7片，瓦松7枝，皮硝9克，煎汤熏洗。③风湿性关节炎：海州常山叶、秦艽、防风各12克，独活、木瓜、当归、桂枝各9克，水煎服。④湿疹或痱子发痒：海州常山叶适量，煎汤洗浴。

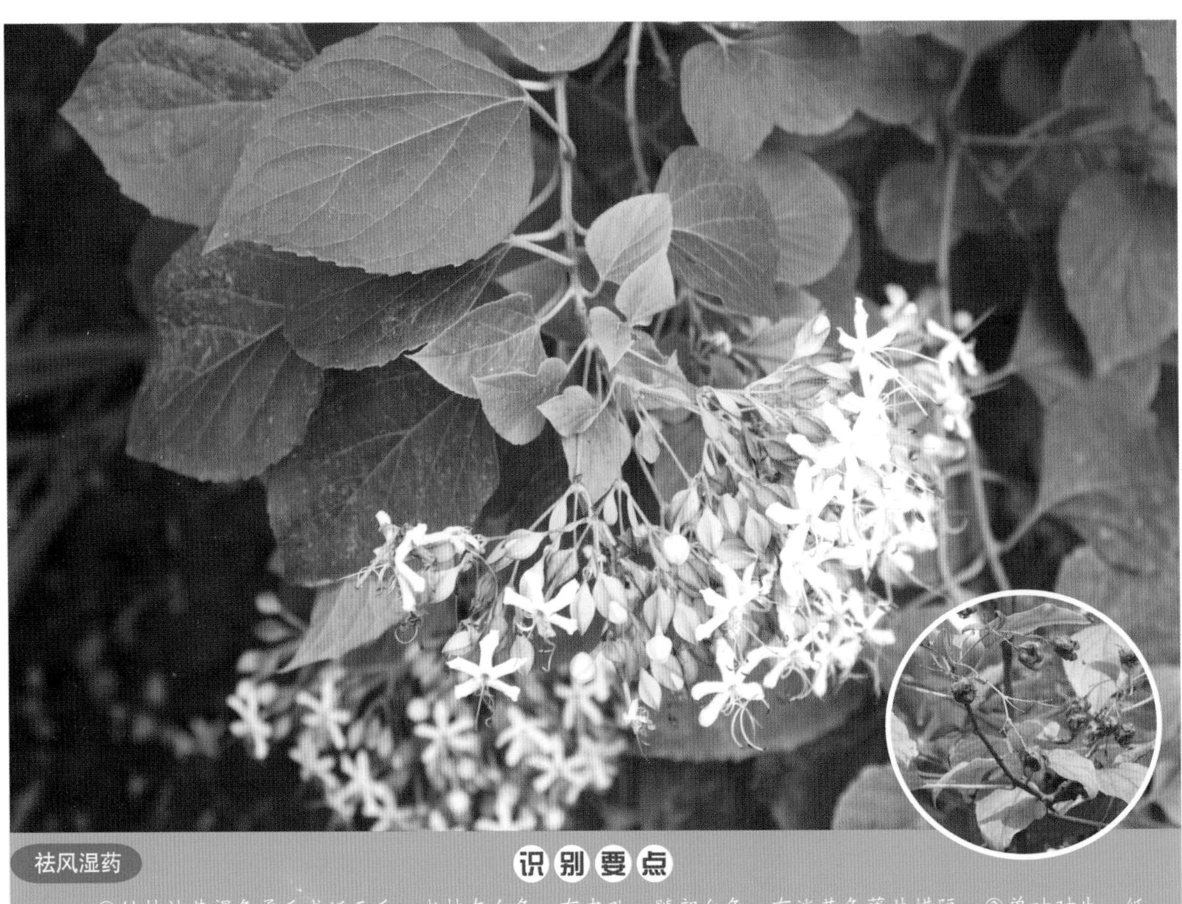

识别要点

①幼枝被黄褐色柔毛或近无毛；老枝灰白色，有皮孔，髓部白色，有淡黄色薄片横隔。②单叶对生，纸质，宽卵形、卵形、卵状椭圆形或三角状卵形，全缘或具波状齿，两面疏生短毛或近无毛。③伞房状聚伞花序顶生或腋生，疏散，通常2歧分枝，花萼幼时绿白色，后紫红色；花冠白色或带粉红色。④核果近球形，包于增大的宿萼内，熟时蓝紫色。

接骨木

别名：木蒴藋、接骨草、续骨木、七叶金、透骨草、接骨风。
来源：为忍冬科接骨木属植物接骨木*Sambucus williamsii* Hance的全株。

【生境分布】生长于向阳山坡或栽培于庭园。主产于东北、华北、华中、华东，西至甘肃、四川、云南等地。

【采收加工】秋末采收，晒干，切片生用。

【性味功用】甘、苦，平。归肝、肾经。祛风，利湿，活血，止痛。主治风湿筋骨疼痛，腰痛，水肿，风痒，瘾疹，产后血晕，跌打肿痛，骨折，创伤出血。内服：煎汤，10～15克；或入丸、散。外用：捣敷或煎水熏洗。

【精选验方】①肾炎水肿：接骨木10～15克，煎服。②创伤出血：接骨木研粉，外敷。③漆疮：接骨木茎叶120克，煎汤待凉洗患处。④产后血晕：接骨木碎块一把，加水1000毫升煮成500毫升，分次服下。

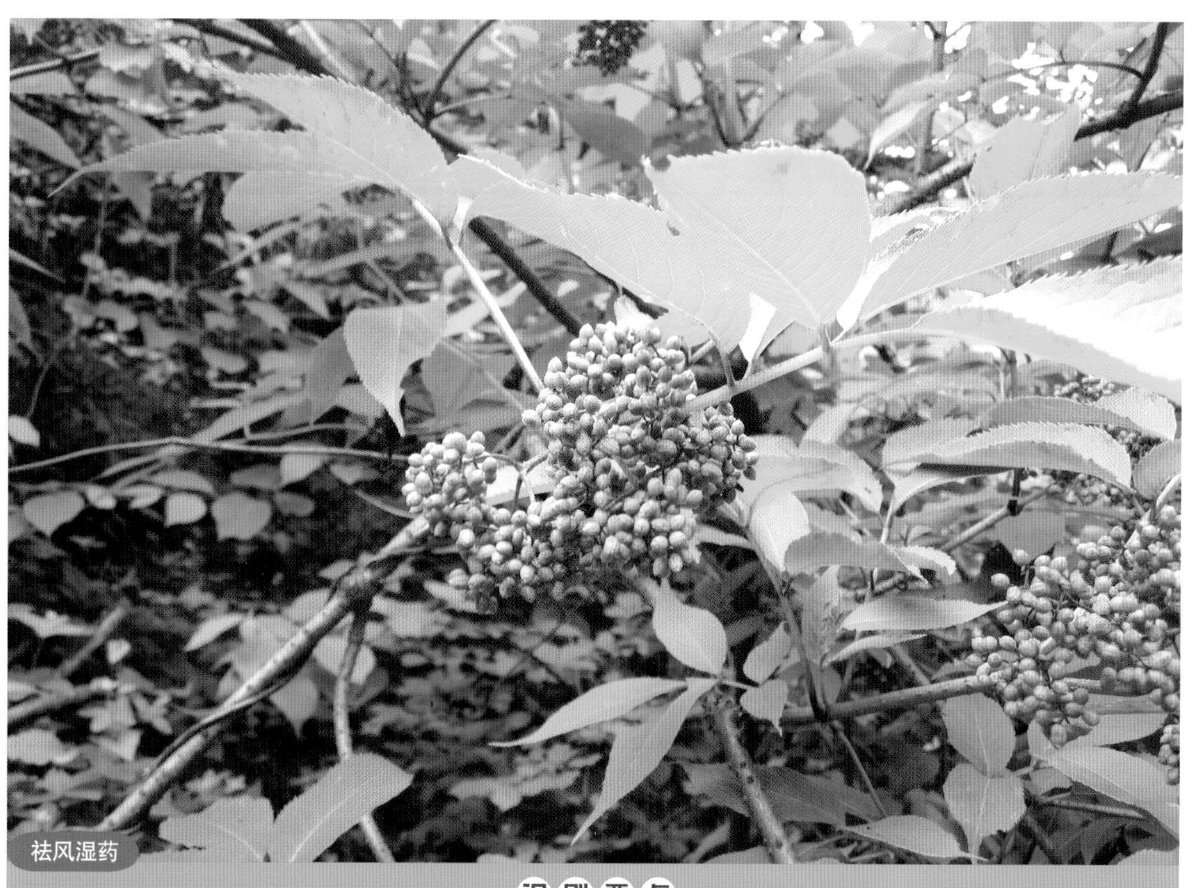

祛风湿药

识别要点

①茎无棱，多分枝；枝灰褐色，无毛。②单数羽状复叶对生；通常具小叶7枚，有时9～11枚，长卵圆形或椭圆形至卵状披针形，先端渐尖，基部偏斜阔楔形，边缘具锯齿，两面无毛。③浆果状核果近球形，黑紫色或红色，具3～5核。

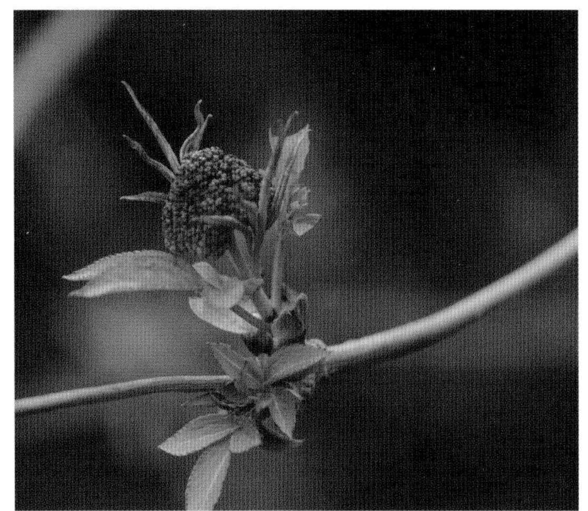

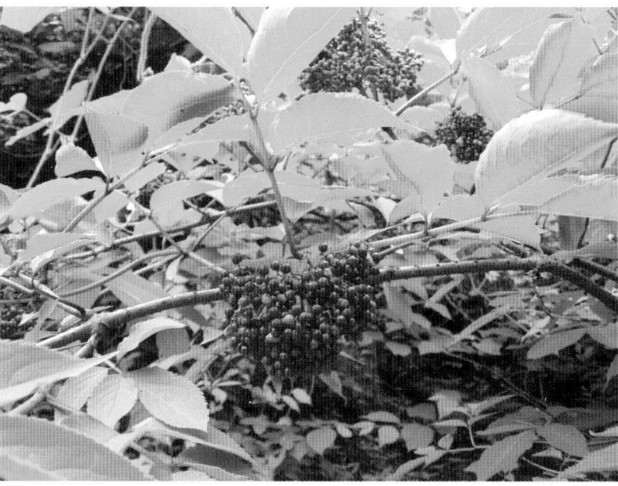

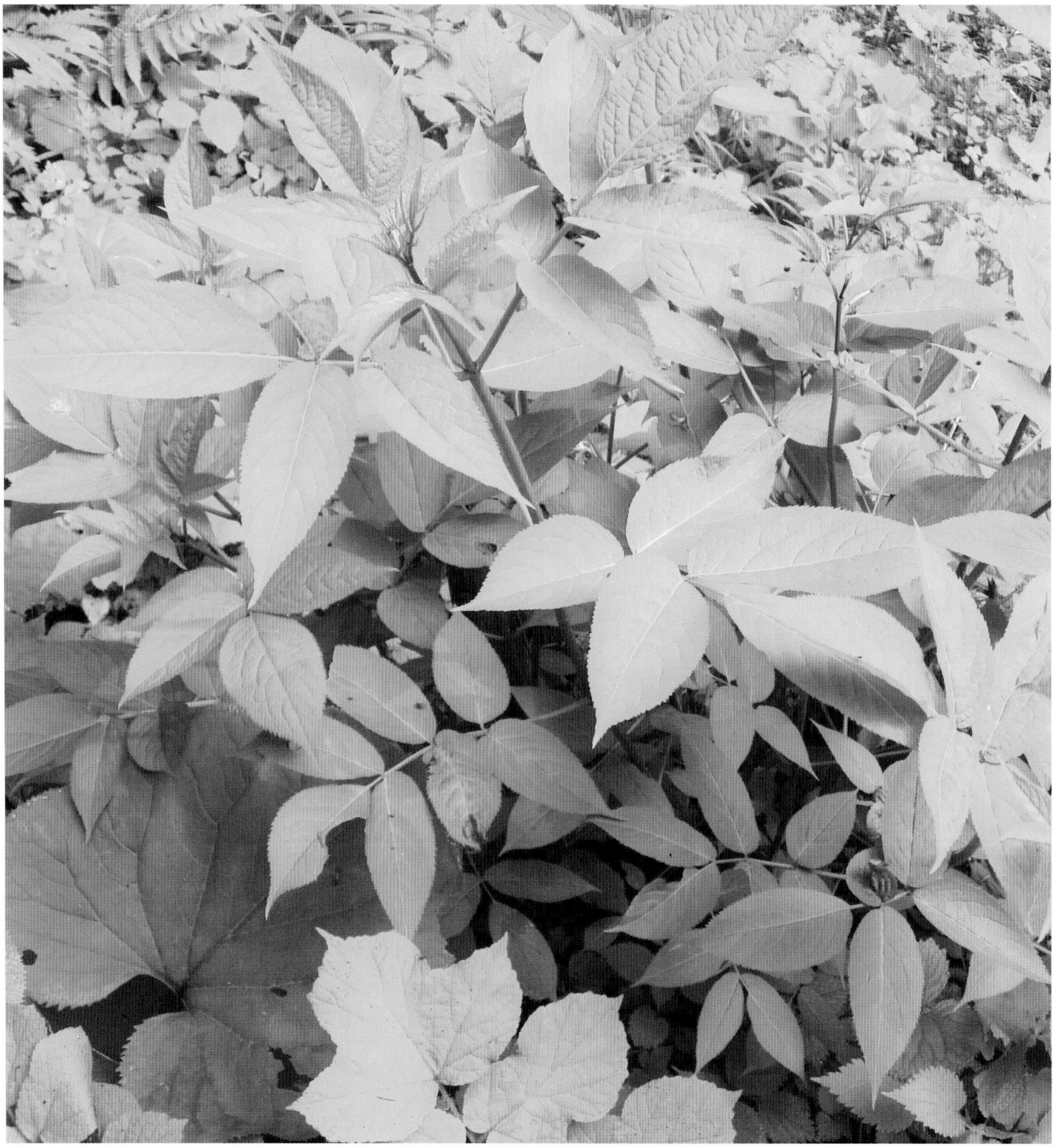

菝葜

别名：金刚刺、金刚藤、乌鱼刺、白茯苓。
来源：为百合科植物菝葜*Smilax china* L.**的根茎。**

【生境分布】生长于山坡林下和荒山草地。主产于华东及广西、湖南、湖北、河南等地。

【采收加工】全年或秋末至次春采挖，洗净晒干。

【性味功用】甘、酸，平。归肝、肾经。祛风利湿，解毒消痈。主治风湿痹痛，尿路感染，带下，泄泻，痢疾，痈肿疮毒，顽癣，烧烫伤。内服：煎汤，10～30克；或浸酒；或入丸、散。

【精选验方】①萎缩性胃炎：菝葜、丹参、龙葵各30克，白芍50克，炙甘草5克，细辛、砂仁、制乳香各3克，失笑散18克，水煎服。②筋骨麻木：菝葜浸酒服。③下痢赤白：菝葜根、好腊茶各等份，为末，白梅肉丸如鸡头大，每服5～7丸，小儿3丸，赤痢甘草汤下，白痢乌梅汤下，赤白痢乌梅甘草汤下。

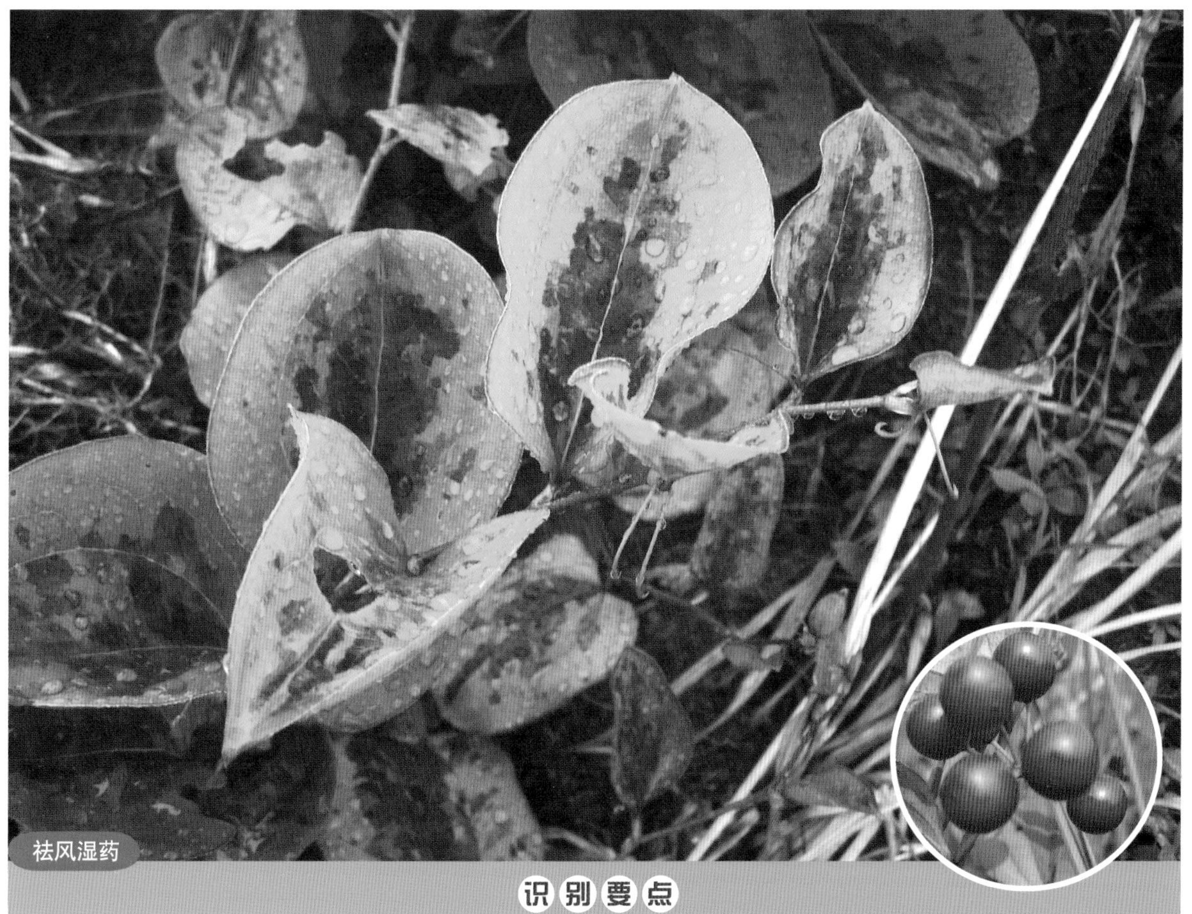

祛风湿药

识别要点

①茎细长坚硬，有疏刺。②叶互生，花期叶幼小；革质或纸质，有光泽，卵圆形或椭圆形，先端圆或具凸头，基部圆形或浅心形，下面微苍白色。③浆果球形，熟时粉红色。

黄　皮

别名：黄批、黄罐子。
来源：为芸蕃科植物黄皮属植物黄皮*Swida oblonga*(Wall.)Sojak [Cornus oblonga Wall.]**的果实。**

【生境分布】春、夏季采收，鲜用或晒干。

【采收加工】生长于海拔1000～3000米的溪边疏林或常绿阔叶林中。主产于西南及湖北、西藏等地。

【性味功用】苦、辛，温。祛风湿，散寒，活络止痛。主治风寒湿痹，腰痛，跌打损伤，骨折。内服：煎汤，9～15克；或泡酒。外用：鲜品捣敷。

【精选验方】①风湿骨痛、痛经：黄皮果核6～9克，打碎后，米酒送服。②预防疟疾：黄皮果皮30克，水煎服，每日1次。③食积不化、胸腹胀满：黄皮鲜果30克，洗净去核食用；或鲜果15克，水煎服，连服2次。④肝胃气痛：生黄皮果晒干，每日10个，水煎服；或用黄皮树根50～100克，水煎后去渣，加黄酒冲服。

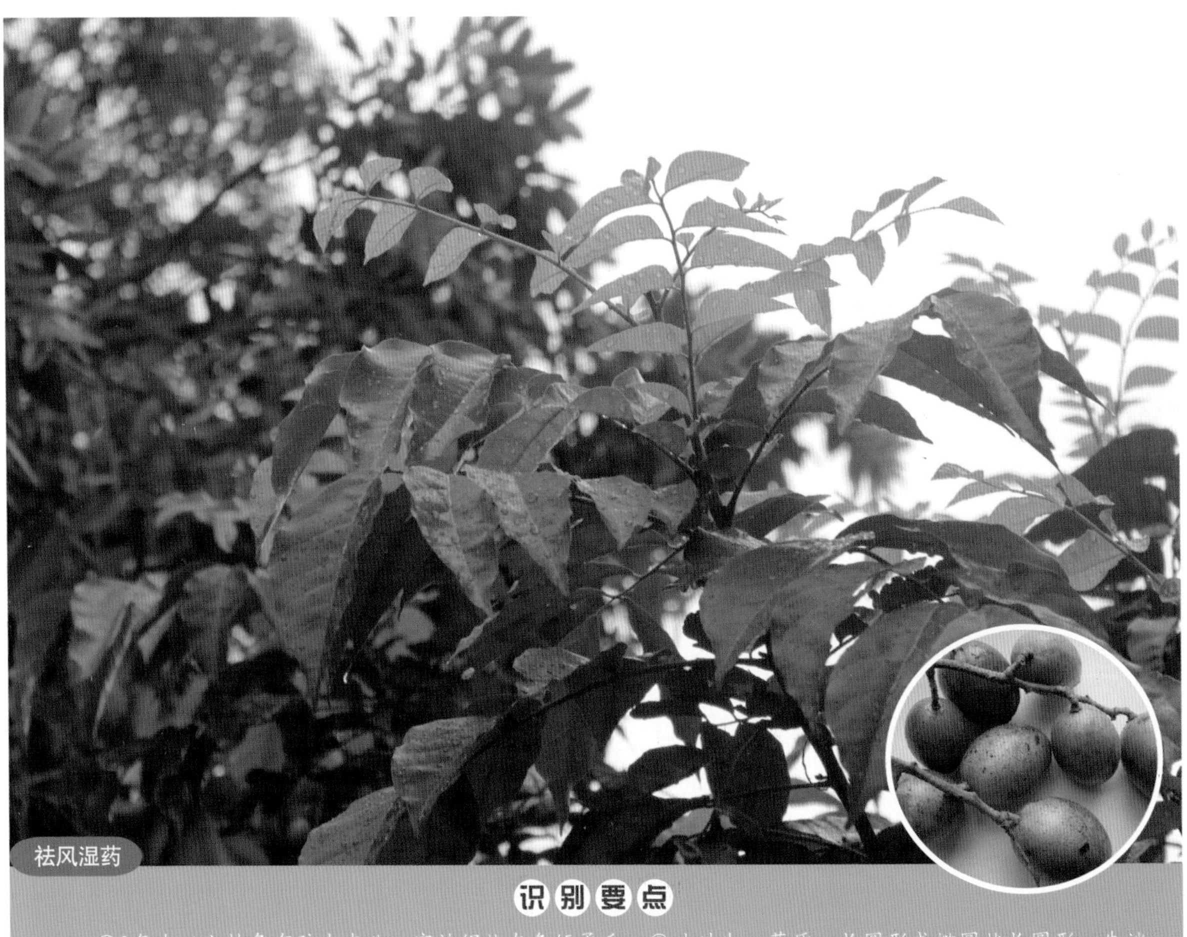

祛风湿药

识别要点

①2年生以上枝条有疏生皮孔，密被绢状灰色短柔毛。②叶对生，革质，长圆形或椭圆状长圆形，先端渐尖，基部楔形，边缘微反卷。③核果球形，黑色。

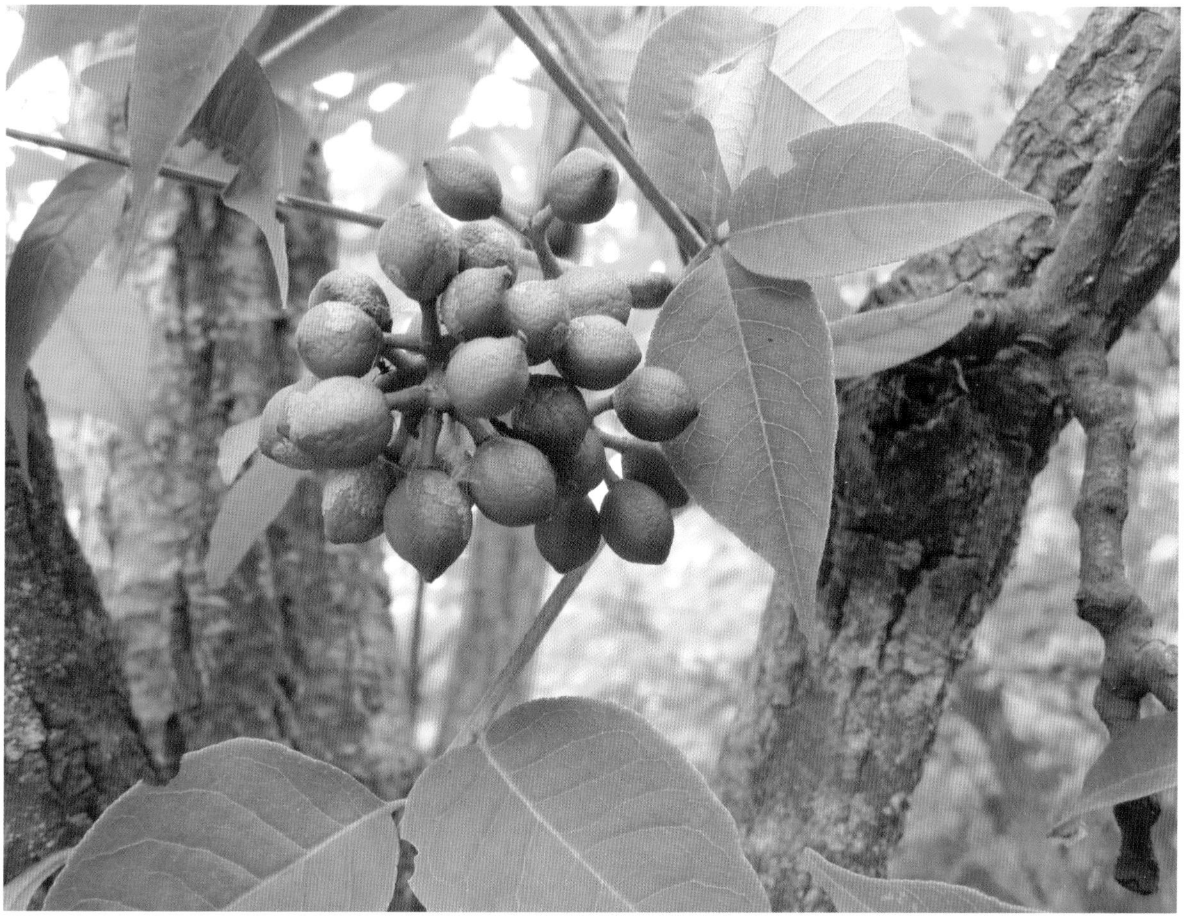

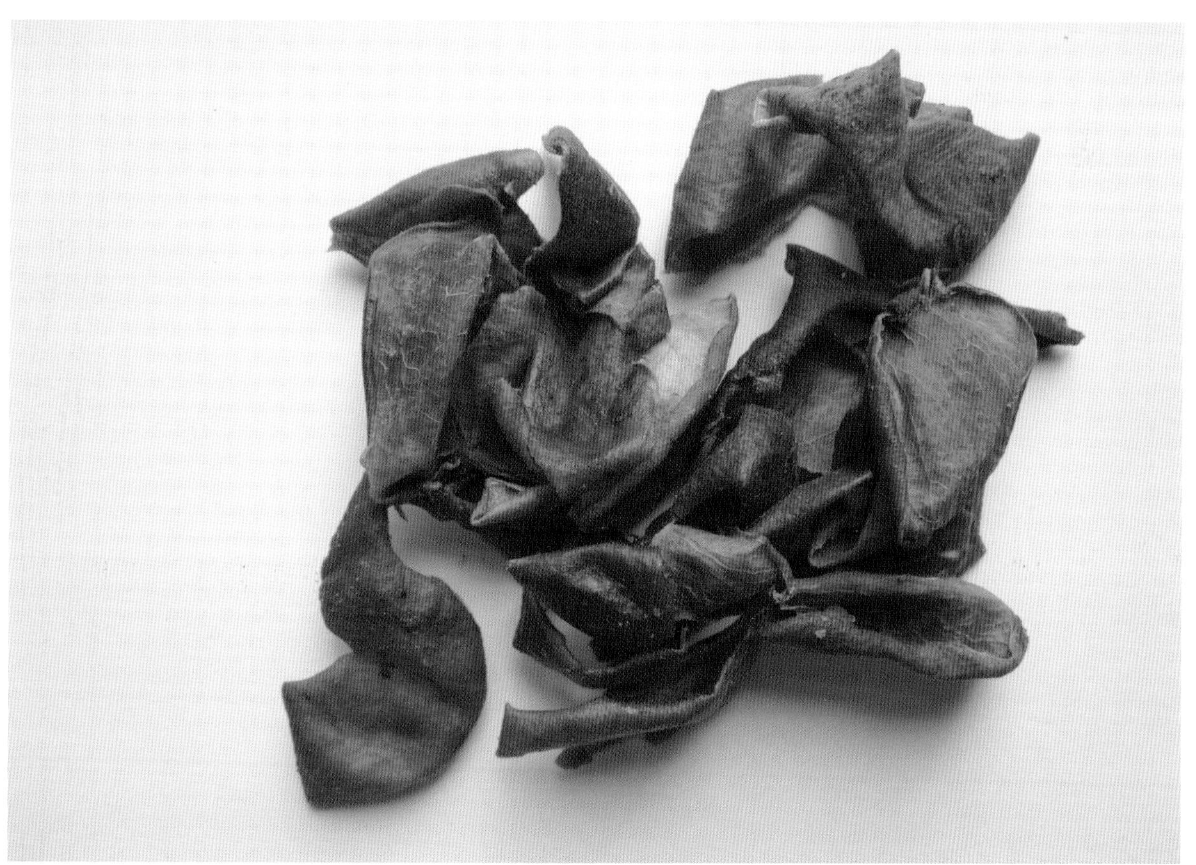

铜锤玉带草

别名：三脚丁、翳子草、土油甘、红头带、白路桥、地茄子草。
来源：为桔梗科铜锤玉带草属植物铜锤玉带草*Pratia mummularia* A. Brown et Aschers.**的全草。**

【生境分布】生长于阴湿田坎边，或山林阴处。分布于云南、贵州、广东、广西、湖南、湖北、江西、浙江、福建、台湾等地。

【采收加工】夏季采收，洗净，鲜用或晒干。

【性味功用】辛、苦，平。祛风除湿，活血，解毒。主治风湿疼痛，跌打损伤，月经不调，目赤肿痛，乳痛，无名肿毒。内服：煎汤，9～15克；研末吞服，每次0.9～1.2克；或浸酒。外用：捣敷。

【精选验方】①风湿疼痛、月经不调、子宫脱垂：铜锤玉带草9～15克，水煎服。②跌打损伤、骨折：鲜铜锤玉带草捣烂敷患处。

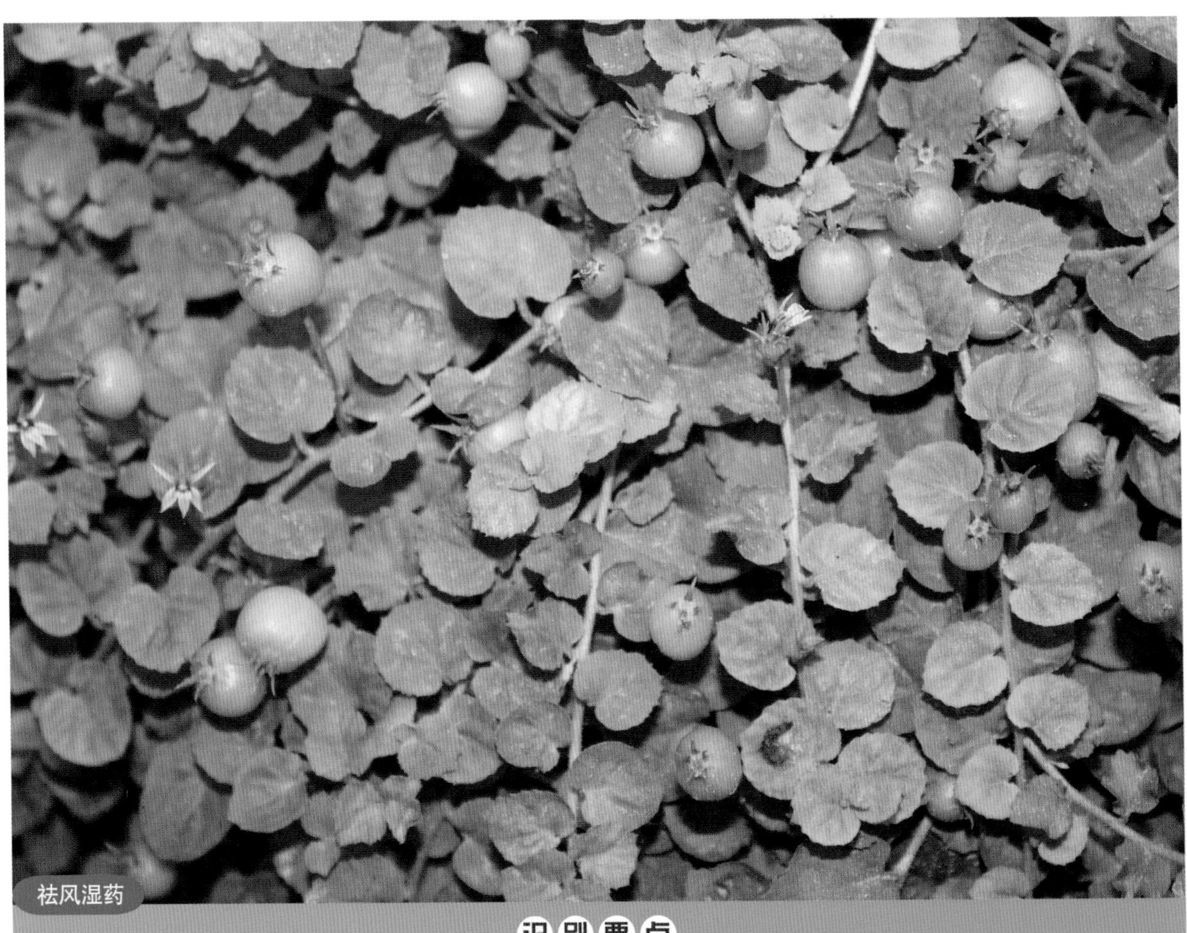

识别要点

①茎呈方形，绿色带紫，有短柔毛，节处生根，肉质。②单叶互生，圆形至心状卵圆形，先端钝，基部心脏形，边缘有粗锯齿，上面绿色，下面淡绿色。③花小，呈淡紫色，单生长于叶腋或与叶对生；花冠左右对称。④浆果，椭圆形，紫蓝色，萼齿宿存，内藏多数种子。

锦鸡儿

别名：板参、野黄芪、白心皮、土黄芪、阳雀花根。
来源：为豆科植物锦鸡儿*Caragana sinica*(Buchoz)Rehd. 的根或花。

【生境分布】喜生于向阳坡地。有栽培。主产于浙江、江苏、四川、河北等地。

【采收加工】全年可采，洗净泥沙，除去须根及黑褐色栓皮，鲜用或晒干用。或再剖去木心，将净皮切段后晒干。

【性味功用】辛、苦，平。归肺、脾经。根滋补强壮，活血调经，祛风利湿；主治高血压，头昏头晕，耳鸣眼花，体弱乏力，月经不调，白带，乳汁不足，风湿关节痛，跌打损伤。花祛风活血，止咳化痰；主治头晕耳鸣，肺虚咳嗽，小儿消化不良。内服：煎汤，15～30克。外用：捣敷。

【精选验方】①脾肾虚弱白带，湿热瘙痒：锦鸡儿根皮炖鸡服。②妇女经血不调：锦鸡儿根、党参各适量，水煎服。③红崩：锦鸡儿根皮、刺老包根各适量，蒸甜酒服。④跌打损伤：锦鸡儿根捣汁和酒服，渣敷伤处。

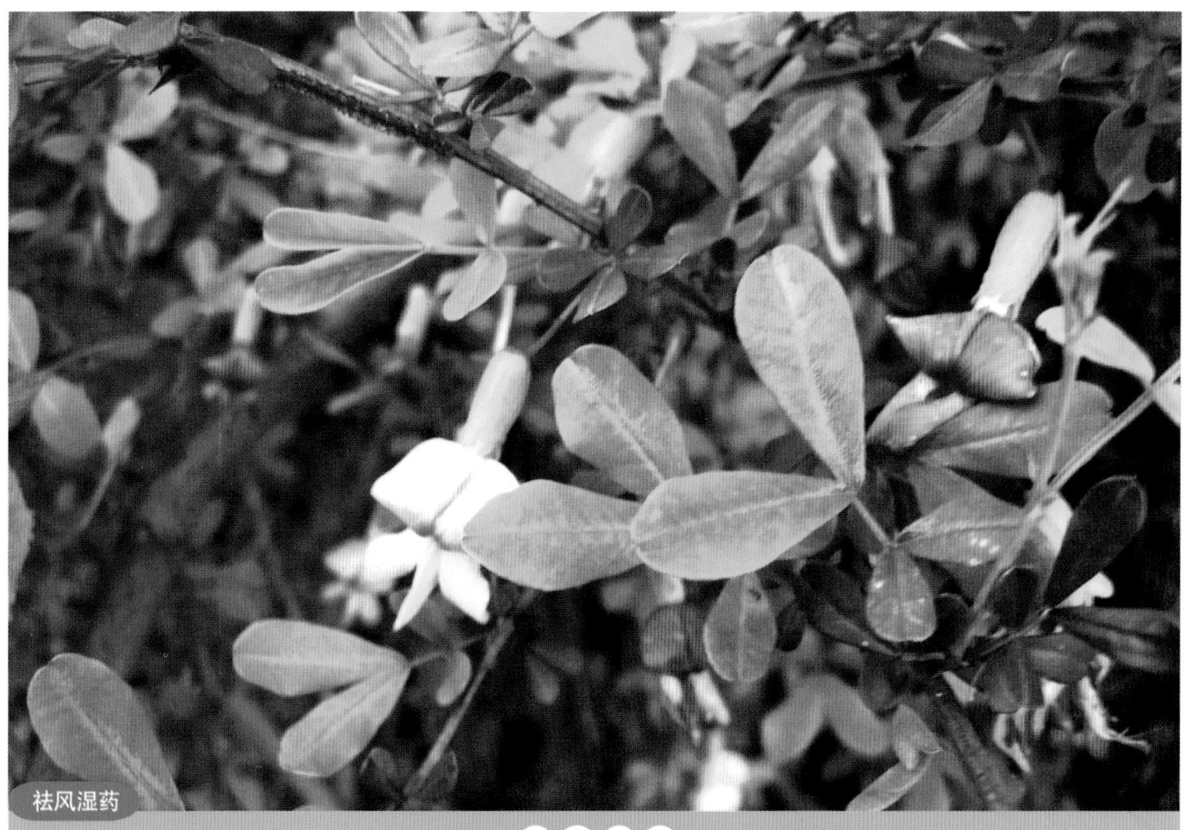

识别要点

①小枝细长有棱。②偶数羽状复叶，在短枝上丛生，在嫩枝上单生，叶轴宿存，顶端硬化呈针刺，托叶2裂；小叶2对，倒卵形。③春季开花；花单生长于短枝叶丛中，蝶形花，黄色或深黄色，凋谢时变褐红色。

马 桑

别名：马鞍子、水马桑、千年红、闹鱼儿、四联树、黑果果、黑龙须、黑虎大王。
来源：为马桑科植物马桑*Coriaria sinica* Maxim.的根和叶。

【生境分布】生长于海拔400～3200米的山地灌丛中。主产于西南及陕西、甘肃、湖北、湖南、广西、西藏。

【采收加工】根冬季采挖，刮去外皮，晒干。叶夏季采，晒干。

【性味功用】辛、苦，寒。有毒。归心、肺经。祛风湿，清热解毒，消肿止痛。主治痈疽肿毒，疥癣，黄水疮，烫火伤，痔疮，跌打损伤。外用：捣敷；或煎水洗；或研末调敷。

【精选验方】①肿疡：马桑叶煎水洗。②疥疮：马桑叶、地星秀各等份，为末，调油搽。③目赤痛：马桑叶、大血藤叶各适量，捣烂敷。④外痔：马桑叶适量，煨水洗患处。⑤风火牙痛：马桑根、地骨皮各适量，炖猪肉服。⑥烫火伤：马桑根皮，去粗皮，研粉调敷。

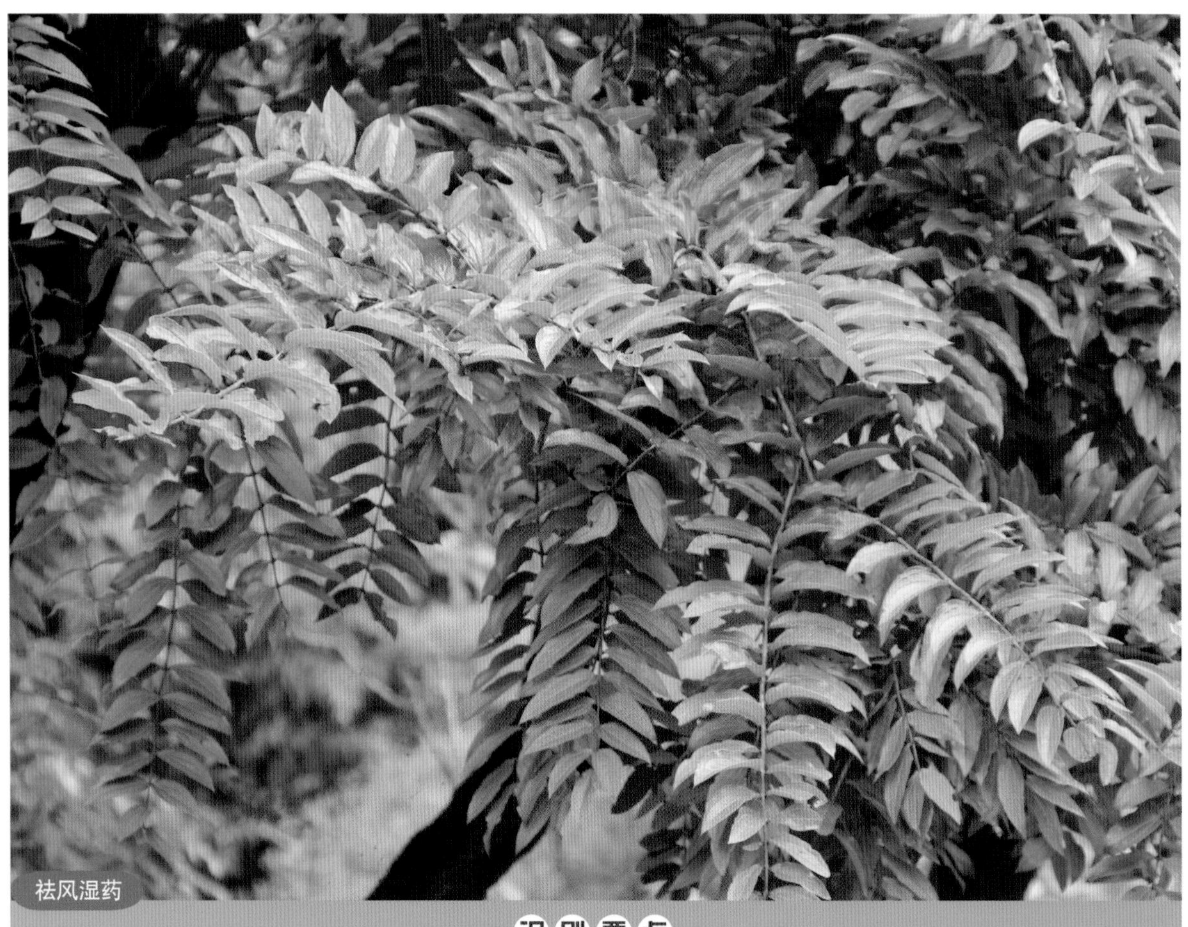

祛风湿药

识别要点

①枝条斜展，幼枝有棱或成四狭翅，无毛，常带紫色；老枝具圆形突起的皮孔。②单叶对生；叶片纸质至薄革质，椭圆形至宽椭圆形，先端急尖，基部近圆形，全缘。③浆果状瘦果，5个，成熟时由红色变紫黑色。

白豆蔻

别名：多骨、壳蔻、白蔻。
来源：为姜科植物白豆蔻*Amomum cardamomum* L.的果实。

【生境分布】栽培于热带地区。我国广东、广西、云南有栽培。

【采收加工】10～12月果实呈黄绿色尚未开裂时采收，除去残留的果柄，晒干。

【性味功用】辛，温。归脾、胃经。祛风化湿，温中止呕。主治胸脘痞满，食欲不振，呕吐，湿温初起。内服：煎汤，1.5～6克；或入丸、散。不宜久煎，阴虚血燥而无寒湿者忌服。

【精选验方】①妊娠呕吐：白豆蔻、鲜姜各3克，竹茹9克，大枣3枚，将生姜捣碎取汁，前三药煎取一茶杯（50～60毫升）过滤，冲姜汁服。②小儿吐乳：白豆蔻仁、缩砂仁各14个，生甘草、炙甘草各6克，为末，常掺入儿口中。 ③呕吐哕：白豆蔻、半夏、藿香、陈皮、生姜各适量，水煎服。④产后呃逆：白豆蔻、丁香各25克，研细，每次5克，桃仁汤送服。

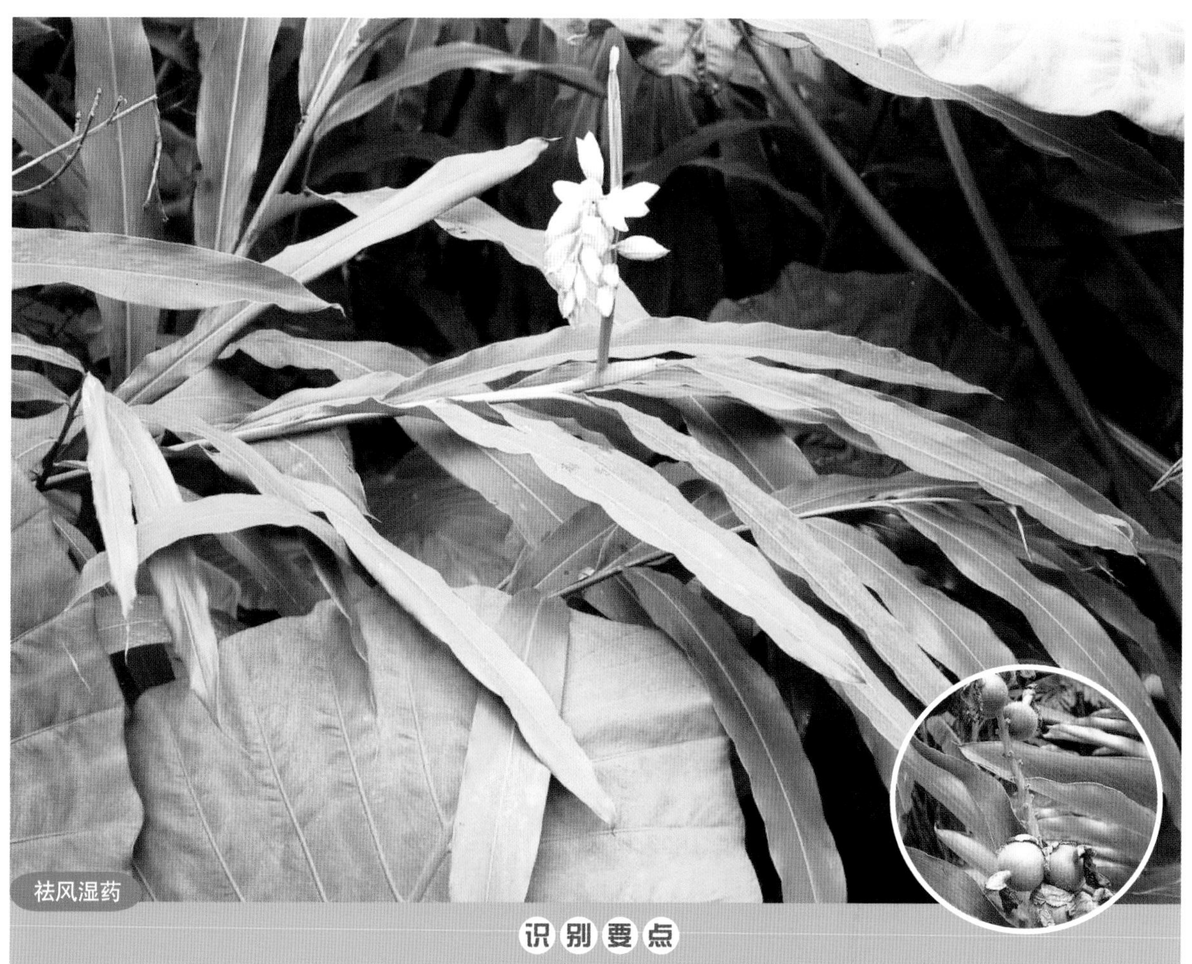

识别要点

①根茎粗壮，棕红色。②叶片狭椭圆形或卵状披针形，先端尾尖，基部楔形，两面光滑无毛。③花着生长于苞片的腋内；花萼管状，白色微透红，先端3齿裂；唇瓣椭圆形，勺状，白色，中央黄色，基部具瓣柄。④蒴果近球形，白色或淡黄色，略具钝三棱，易开裂。

草灵仙

别名：九轮草、斩龙剑、秤杆升麻、狼尾巴花、草本威灵仙。
来源：为参科草本威灵仙属植物草灵仙*Veronicastrum sibiricum* (L.)Pennell [Veronica sibirica L.]**的全草或根。**

【生境分布】生长于草甸、山坡草地、林缘灌丛或疏林内。主产于河北。东北、华北至西北等地亦有分布。

【采收加工】秋季挖根，夏季采全草，洗净，鲜用或晒干。

【性味功用】微苦，寒。祛风除湿，解毒，止血。主治感冒，风湿性腰腿痛，肌肉痛，膀胱炎。外用治创伤出血，虫蛇咬伤。内服：煎汤，6～9克。外用：鲜品捣烂敷患处。

【精选验方】虫蛇咬伤：鲜草灵仙15克（或干品5～7克），水煎服。另用鲜品适量，捣烂敷患处。

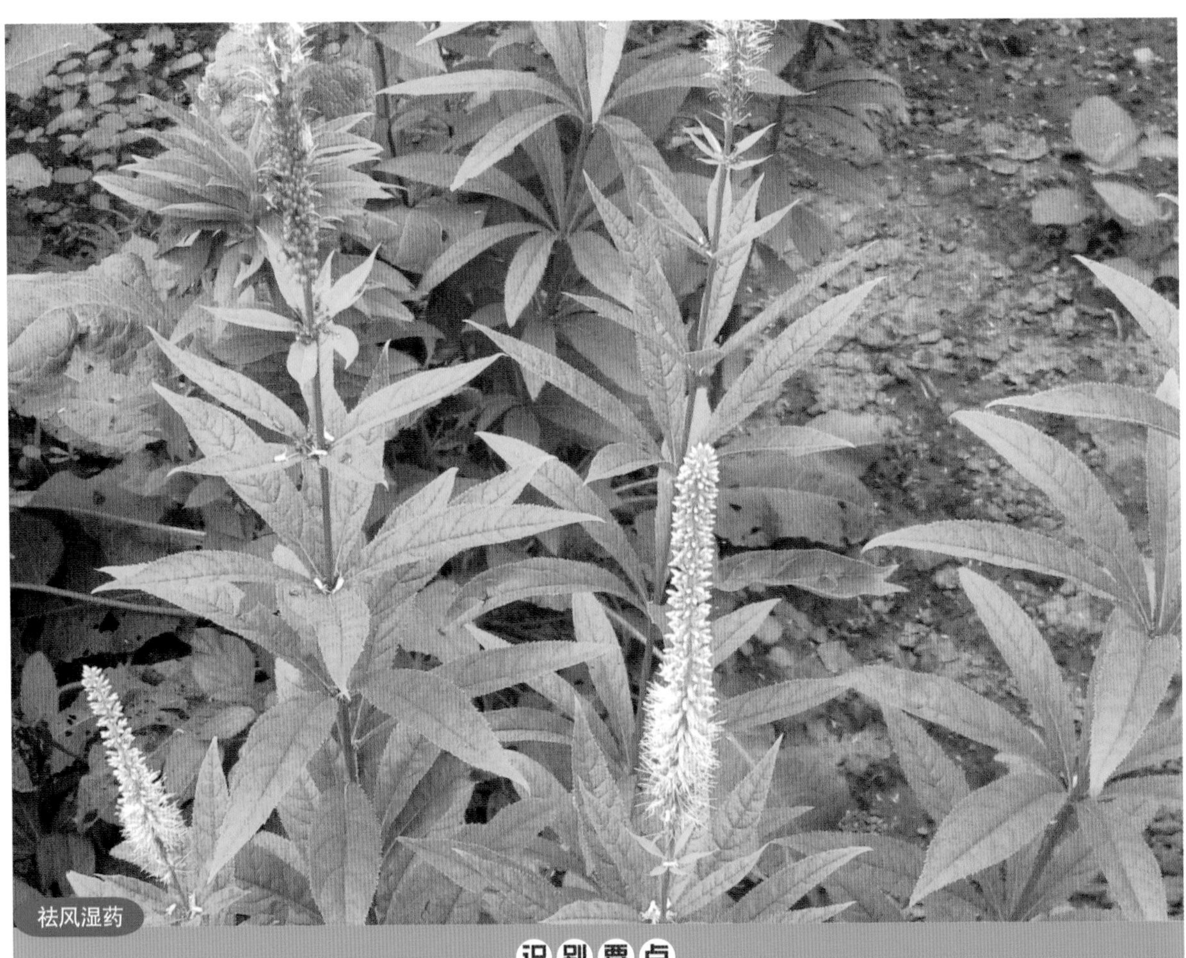

识别要点

①茎直立，单一，不分枝，圆柱形。②叶3～9株轮生，叶片矩圆状，披针形至披针形或倒披针形，先端渐尖，基部楔形，边缘具锐锯齿，无柄。③花序顶生，呈长圆锥状。花萼5深裂，裂片不等长，披针形或钻状披针形。花冠红紫色，筒状。

猫须草

别名：肾茶、猫须公。
来源：为唇形科植物肾茶*Clerodendranthus spicatus*(Thunb.)C. Y. Wu **的茎和叶。**

【生境分布】生长于阳光充足的旷地上，多为栽培。分布于福建、广东、海南、台湾、广西、云南等地。

【采收加工】全年可采，切碎晒干。

【性味功用】甘、淡、微苦，凉。祛风湿，清热，排石利水。主治急慢性肾炎，膀胱炎，尿路结石，风湿性关节炎。内服：煎汤，30～60克，鲜者90～120克。

【精选验方】①肾炎水肿：猫须草、车前草、白花蛇舌草各30克，水煎服。②膀胱炎：猫须草30克，水煎服。③慢性肾炎水肿：猫须草30克，何首乌20克，地桃花根15克，瘦肉60克，水煎1小时，饮汤食肉，每5日为1个疗程。④尿路结石：猫须草、广金钱草各30克，水煎服。⑤尿路感染、尿频、尿急：猫须草、叶下珠、鸭跖草各30克，水煎服。

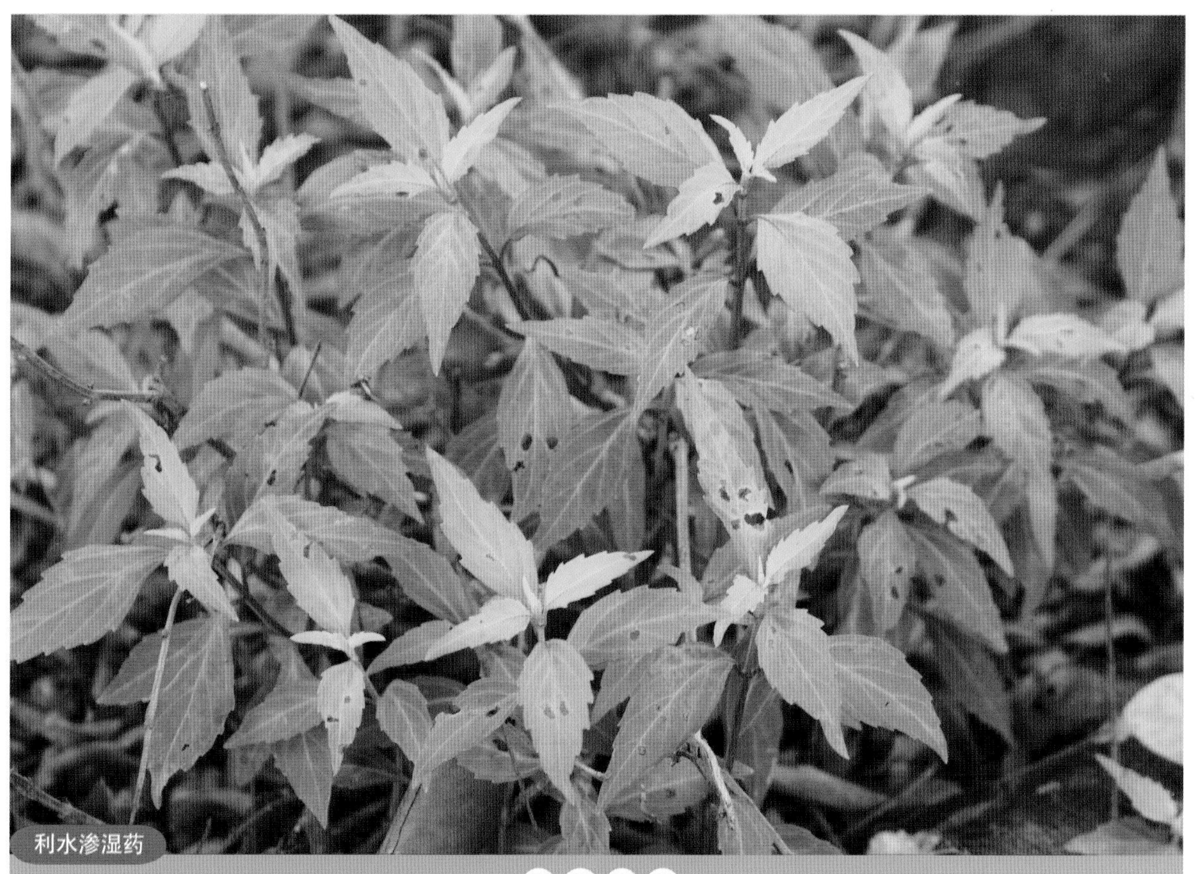

识别要点

①茎枝四方形，紫褐色。②叶对生，卵状披针形，边缘在中部以上有锯齿，两面被毛，下面具腺点。③花淡紫色，2～3朵一束对生，总状花序，花丝伸出花冠外，形如"猫须"。

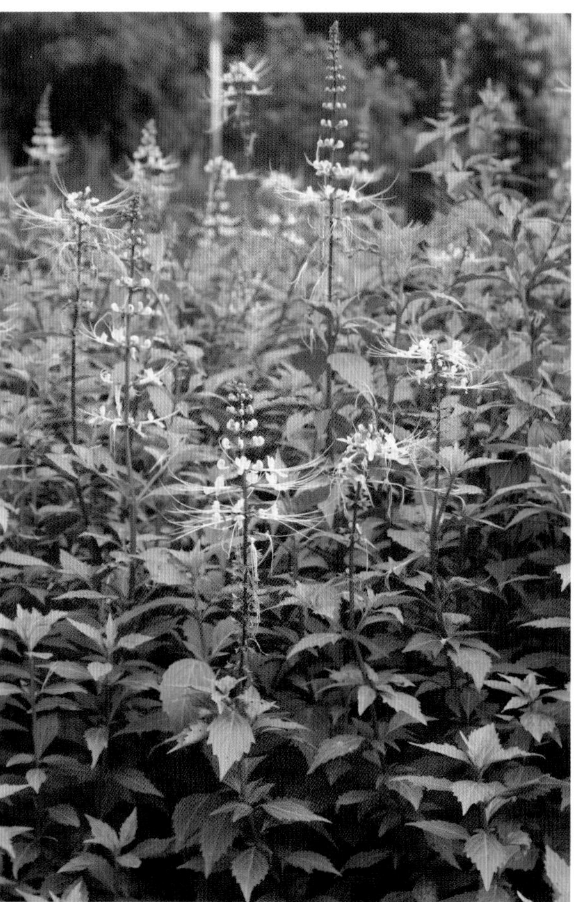

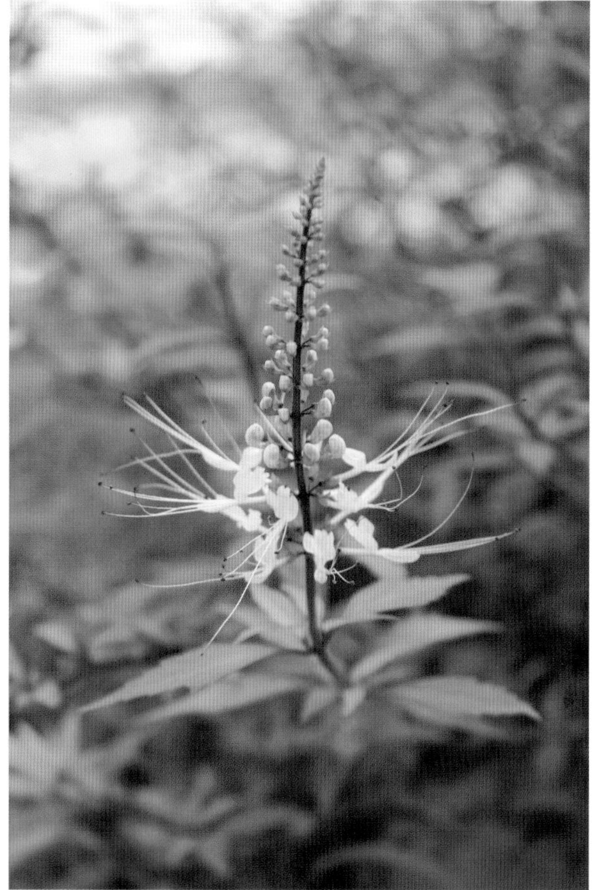

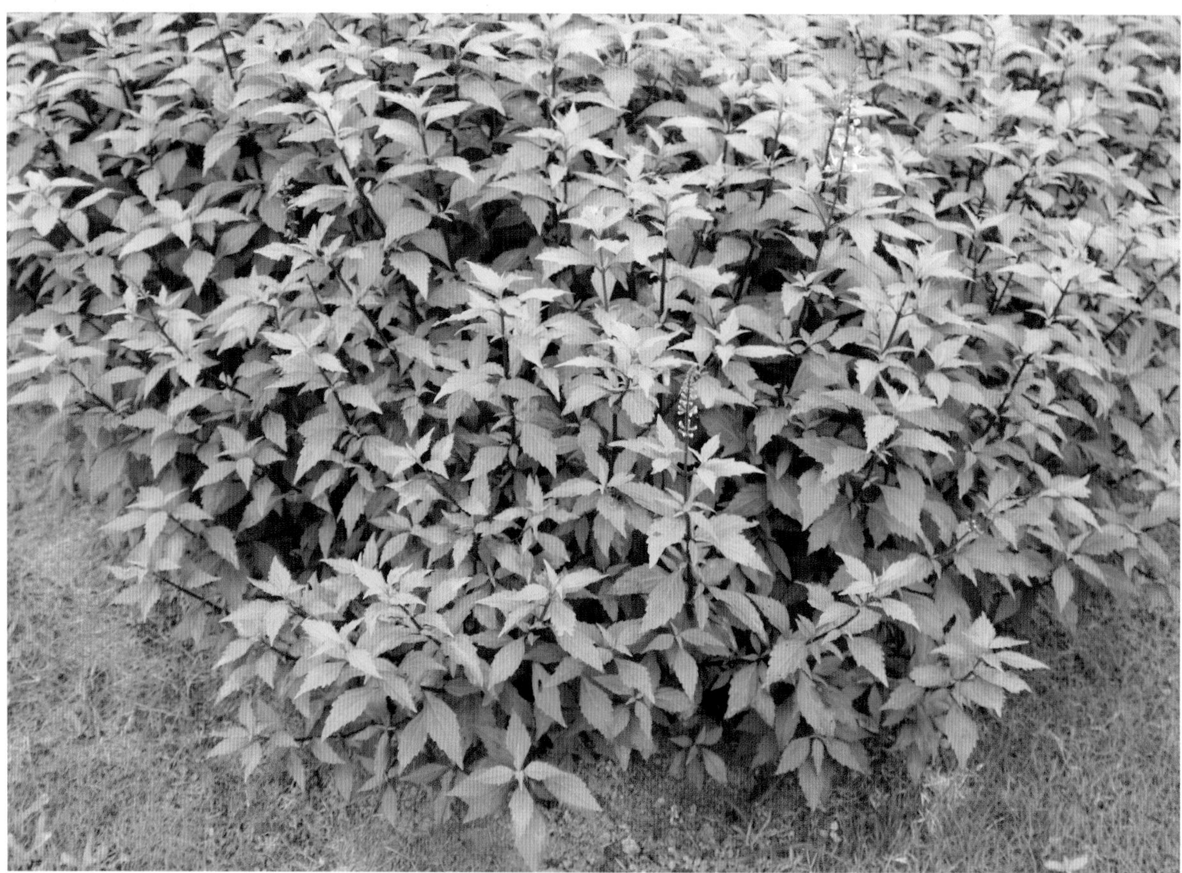

夹竹桃

别名：柳叶桃、红花夹竹桃。
来源：为夹竹桃科夹竹桃属植物夹竹桃*Nerium indicum* Mill.**的叶或树皮。**

【生境分布】全国各地均有栽培，尤以南方为多。

【采收加工】全年可采，晒干或鲜用。

【性味功用】辛、苦，涩，温。有大毒。归心、肺、肾经。强心利尿，祛痰杀虫。主治心力衰竭，癫痫。外用治甲沟炎，斑秃，杀蝇。内服：煎汤，1日量干叶粉0.1～0.15克，鲜叶3～4片，水煎分3次服。外用：鲜品捣烂敷患处。

【精选验方】①癫痫：夹竹桃小叶3片，铁落60克，水煎，每日3次，2日服完。②哮喘：夹竹桃叶7片，捣烂，加适量糖煮粥食之。但不宜多服。③心脏病心力衰竭：夹竹桃绿叶，阴干研末，每次0.15克，病情好转时减量。

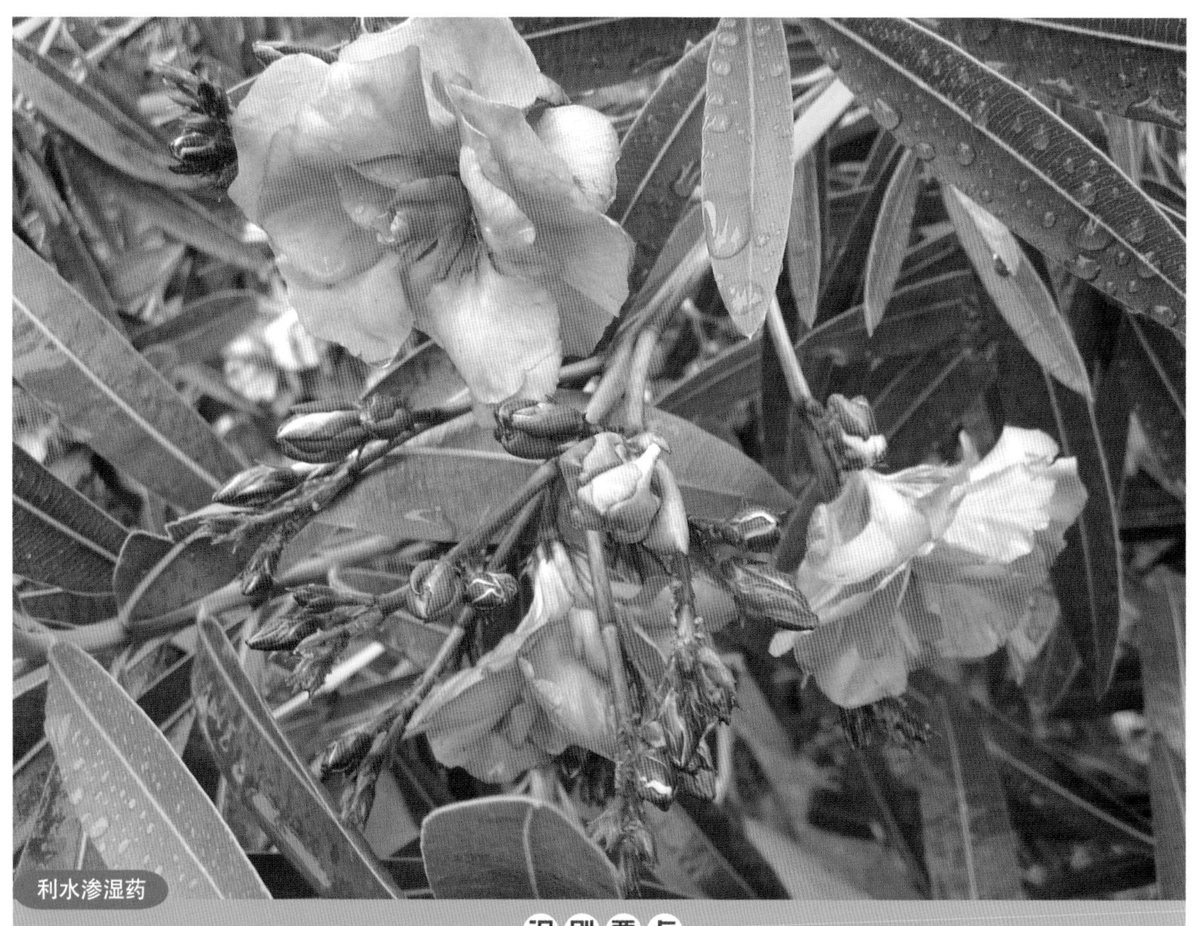

利水渗湿药

识别要点

①枝条灰绿色，②叶具短柄，3叶轮生，少有对生，革质，长披针形，先端尖，全缘，基部楔形，上面深绿色，下面淡绿色，平行羽状脉。③聚伞花序顶生；花紫红色或白色，芳香；萼紫色；花冠漏斗状，5裂片或重瓣，右旋，相互掩盖。

露兜簕

别名：簕古、假菠萝、山菠萝、簕菠萝、婆锯簕、老锯头、猪母锯、水拖髻。
来源：为露兜树科露兜树属植物露兜簕*Pandanus tectorius* (L.)Parkins.的根、果和果核。

【生境分布】生长于路旁、山谷、溪边。主产于福建、广东、广西、海南、云南、台湾等地。

【采收加工】根全年可采。果冬季采，鲜用或晒干。

【性味功用】甘、淡，凉。发汗解表，清热解毒，利水化痰。根主治感冒发热，肾炎水肿，泌尿系感染，尿路结石，肝炎，肝硬化腹水，小儿夏季热，眼角膜炎。果主治痢疾，咳嗽。果核主治睾丸炎，痔疮。内服：煎汤，根15～30克，果30～90克，果核30～60克。

【精选验方】①痔疮：露兜簕果核15克，水煎服。②小儿肺炎：露兜簕根、丁癸草、磨盘草根各15克，桑白皮12克，水煎服。③疝气：鲜露兜簕果30克，黄芪15克，升麻3克，瘦肉适量，共捣烂，蒸服。④膀胱结石：露兜簕根30克，水煎分2次服，每隔30分钟服1次。

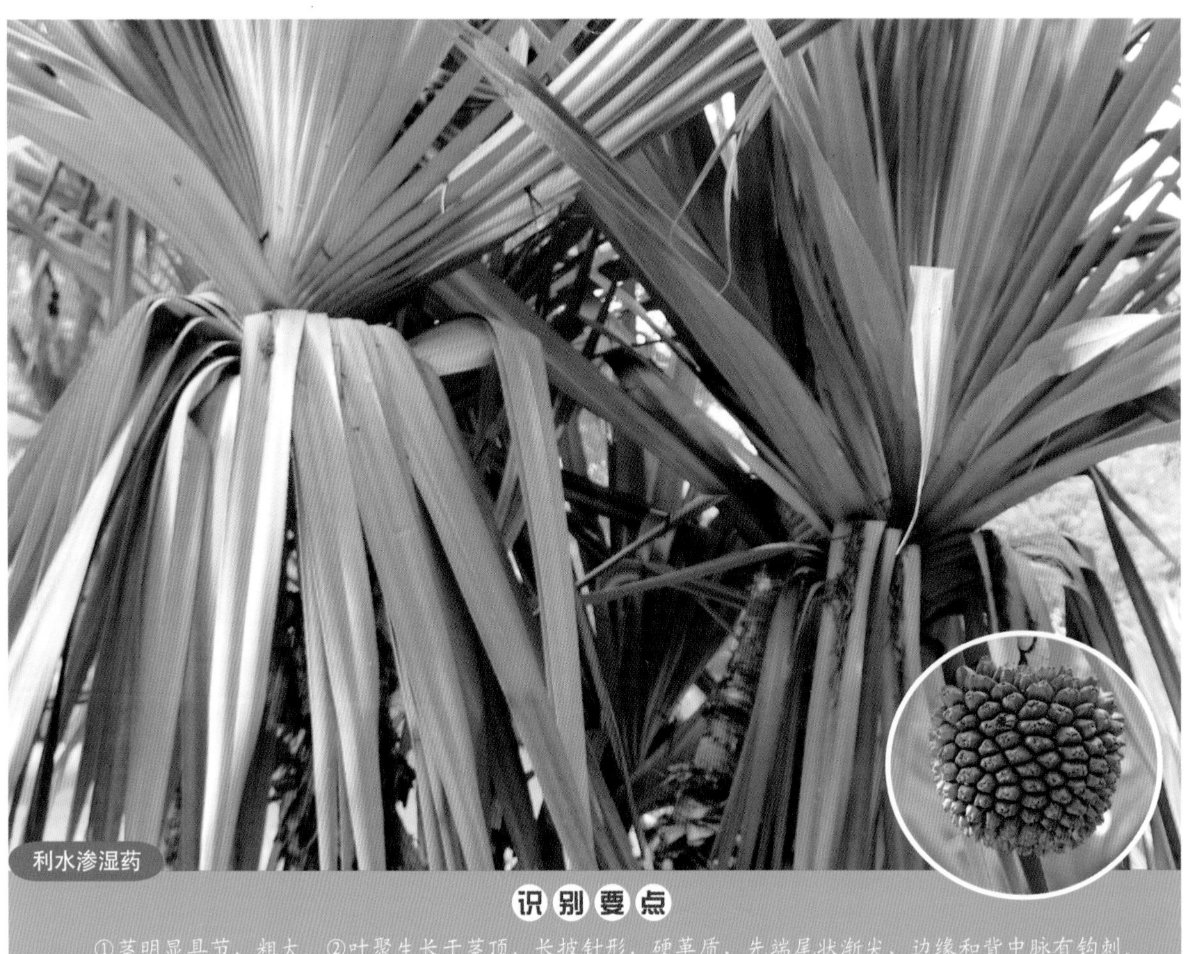

识别要点

①茎明显具节，粗大。②叶聚生长于茎顶，长披针形，硬革质，先端尾状渐尖，边缘和背中脉有钩刺。③果大，单生，近球形，由50～70个小核果组成复果，形似“菠萝”。

紫鸭跖草

别名：鸭舌草、血见愁、鸭舌黄、本山金线连。
来源：为鸭跖草科植物紫露草*Tradescantia virginiana* L.**的全草。**

【生境分布】多栽培于庭园。

【采收加工】夏、秋采收，洗净，鲜用或晒干。

【性味功用】淡、甘，凉。归心、肝经。解毒，散结，利尿，活血。主治痈疮肿毒，淋巴结炎，虫蛇咬伤，尿路感染，跌打损伤。内服：煎汤，9～15克，鲜品30～60克。外用：捣敷；或煎水洗。

【精选验方】①痈疽肿毒：鲜紫鸭跖草、仙人掌各适量，捣敷。②腹股沟或腋窝结核：鲜紫鸭跖草60克，水煎服。或加仙人掌合煎。③蛇泡疮：紫鸭跖草叶，煎水洗。④尿路感染：鲜紫鸭跖草30～60克，合冰糖煎服。

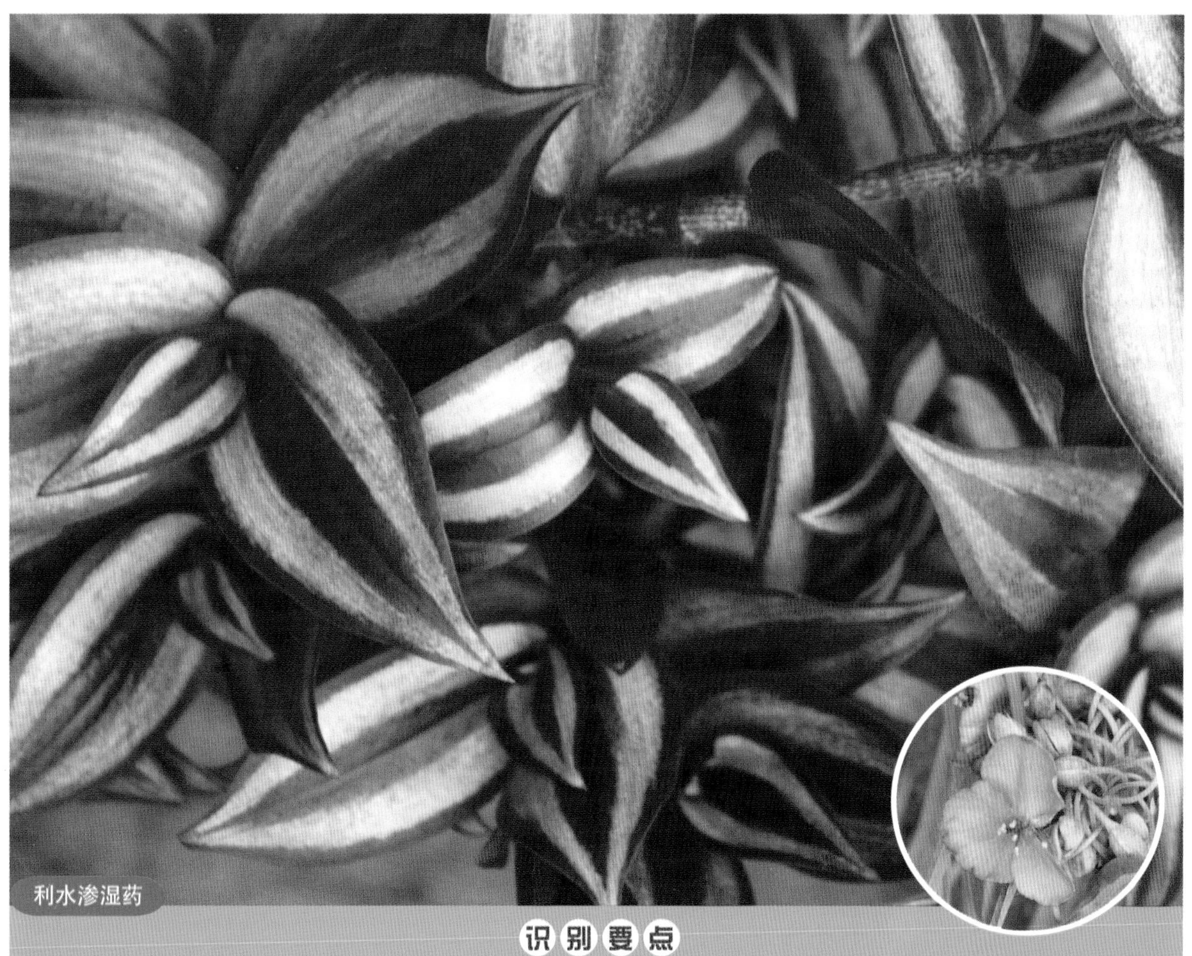

识别要点

①茎稍肉质，多分枝，紫红色，下部匍匐状，节上生根，上部近直立。②叶互生，叶状披针形或条形，基部鞘状抱茎，鞘口有白色长睫毛，全缘，上面暗绿色，下面紫红色。③聚伞花序顶生或腋生，具花梗；花瓣3，花蓝紫色，花瓣3，广卵形。

李子

别名：李实、山李子、嘉庆子、嘉应子。
来源：为蔷薇科植物李*Prunus salicina* Lindl.的果实。

【生境分布】生长于山沟路旁或灌木林内。常栽培于庭园。分布于全国大部。

【采收加工】7～8月果实成熟时采摘，鲜用。

【性味功用】甘、酸，平。归肝、脾、肾经。清热，生津，利水消积。主治虚劳骨蒸，消渴，食积。内服：煎汤，10～15克；鲜者，生食，每次100～300克。

【精选验方】①骨蒸劳热，或消渴引饮：鲜李子捣绞汁冷服。②肝肿硬腹水：李子鲜食。③慢性子宫出血、月经过多：鲜李子2～3枚，醋浸后水煎，每次饮汤20～50毫升，每日3～4次。④体癣：鲜李子或醋浸李子4～8个，捣烂，水煎后洗患处。

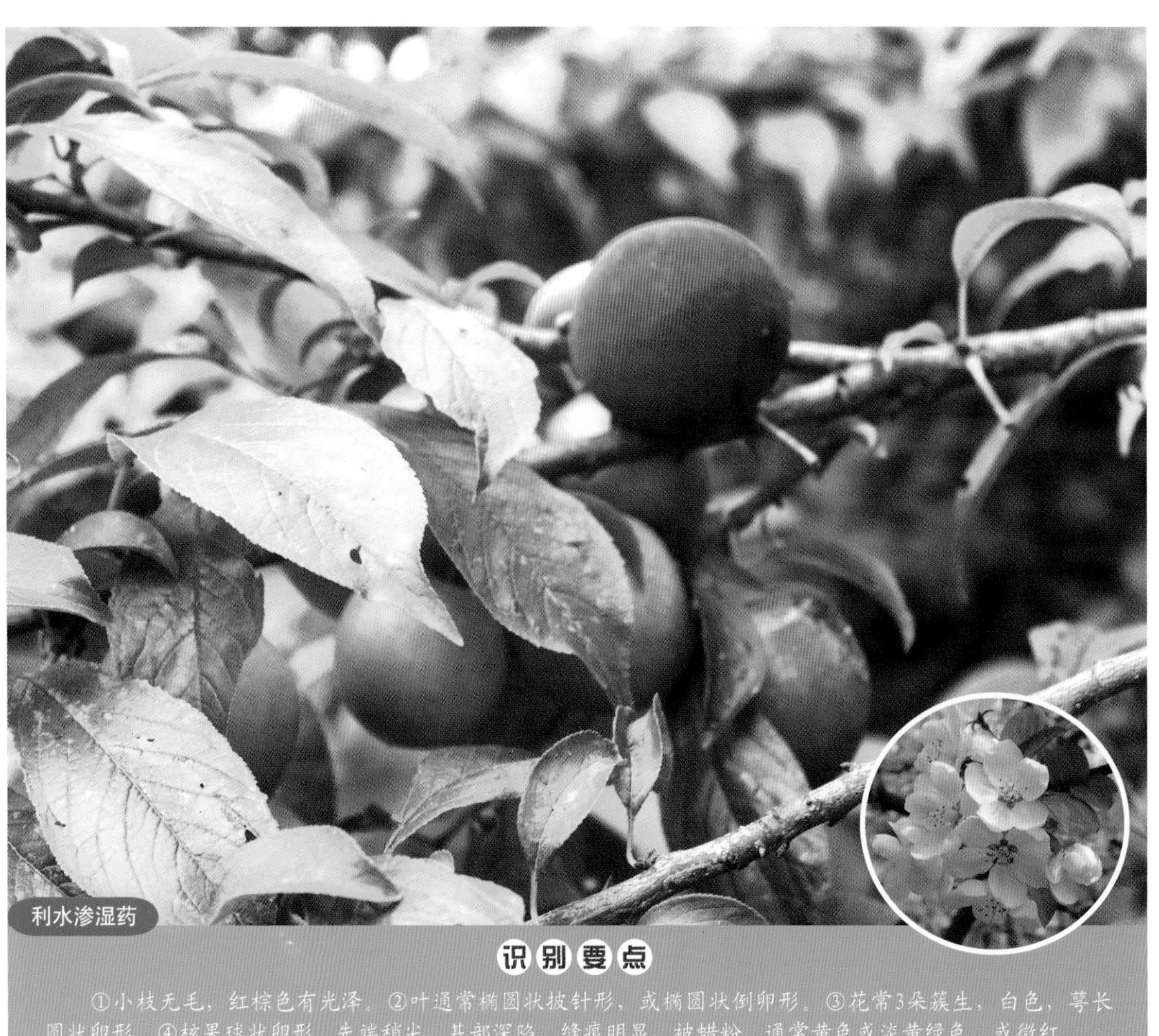

利水渗湿药

识别要点

①小枝无毛，红棕色有光泽。②叶通常椭圆状披针形，或椭圆状倒卵形。③花常3朵簇生，白色，萼长圆状卵形。④核果球状卵形，先端稍尖，基部深陷，缝痕明显，被蜡粉，通常黄色或淡黄绿色，或微红。

美商陆

别名：花商陆、野胭脂、白鸡腿、白癞鸡婆。
来源：为商陆科植物美洲商陆*Phytolacca acinosa* Roxb. 的根、叶及种子。

【生境分布】生长于路旁疏林下，或栽培于庭园、林下、路边及住宅旁阴湿处。分布于我国南方各地。

【采收加工】叶茂盛花未开时采收，除去杂质，干燥。

【性味功用】苦、寒。有小毒。利水消肿。主治慢性肾脏炎，肋膜炎，腹水等。外用可治无名肿毒及皮肤的寄生虫病。其根治白带，风湿，并有催吐作用；种子能利尿；叶有解热作用，并治脚气。

【精选验方】①白带：美商陆根30～60克，加猪肉250克，炖服。②淋巴结结核：美商陆9克，红糖为引，水煎服。③疮伤：美商陆根捣炙，用布包裹好，冷了再换。④跌打损伤：美商陆适量，研末，调热酒擂跌打青黑之处，再贴膏药更好。⑤温气脚软：美商陆根切成小豆大，先煮熟，再加绿豆同煮成饭，每日进食，病愈为止。⑥水气肿满：美商陆根去皮，切成豆大颗粒，装一碗，加糯米一碗，同煮成粥，每日空腹吃下。微泻为好，不得杂食。

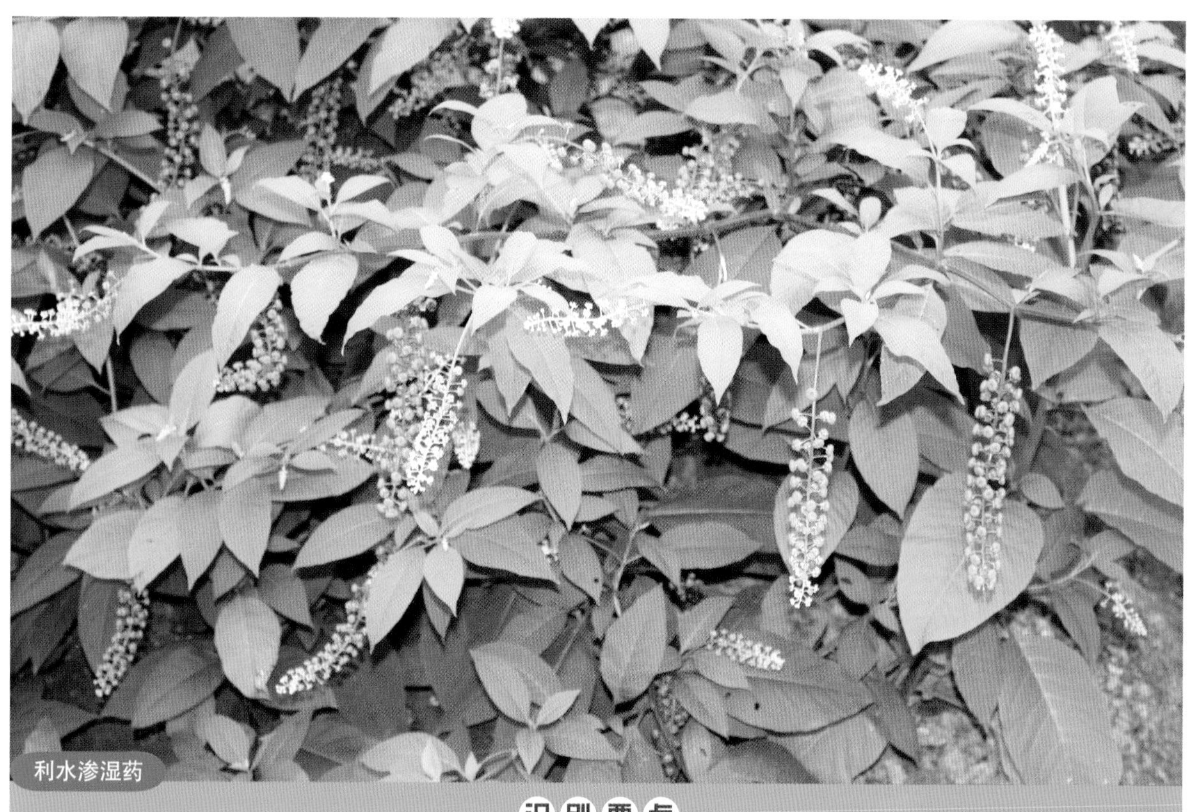

识别要点

①分枝很多，圆形而稍具棱角，嫩枝绿色，老枝带红色。②叶互生，卵状长椭圆形，或长椭圆状披针形。③总状花序顶生或侧生；花着生长于鳞片状的苞片腋内；萼片5，覆瓦状排列，白色或淡粉红色；无花瓣。④浆果球形，成热时红紫色，花萼宿存。

叶下珠

别名：珍珠草、叶后珠、夜合草、夜合珍珠、叶下珍珠、十字珍珠草。
来源：为大戟科一年生草本植物叶下珠*Phyllanthus lariṇaria* L. **的全草或带根全草。**

【生境分布】生长于山坡或路旁。主产于江苏、浙江、福建、湖南、江西、广东。

【采收加工】秋采集全草，去杂质，晒干。

【性味功用】甘、苦，凉。归肝、肺经。清热解毒，平肝，利水。主治肾炎水肿，尿路感染，尿路结石，肠炎痢疾，小儿疳积，黄疸型肝炎。外用治青竹蛇咬伤。内服：煎汤，15～30克；或捣汁。外用：捣敷。

【精选验方】①肠炎腹泻及细菌性痢疾：叶下珠30克，煎服。②夜盲症：叶下珠鲜草30～60克，加鸭肝2～3个同炖汤，熟后，吃鸭肝喝汤。③肝炎：鲜叶下珠30～60克，田螺7个，加鸭肝1个，冰糖60克，水炖服。④肠炎、痢疾、膀胱炎：叶下珠、金银花藤各30克，水煎服，每日1剂，分2～3次服。

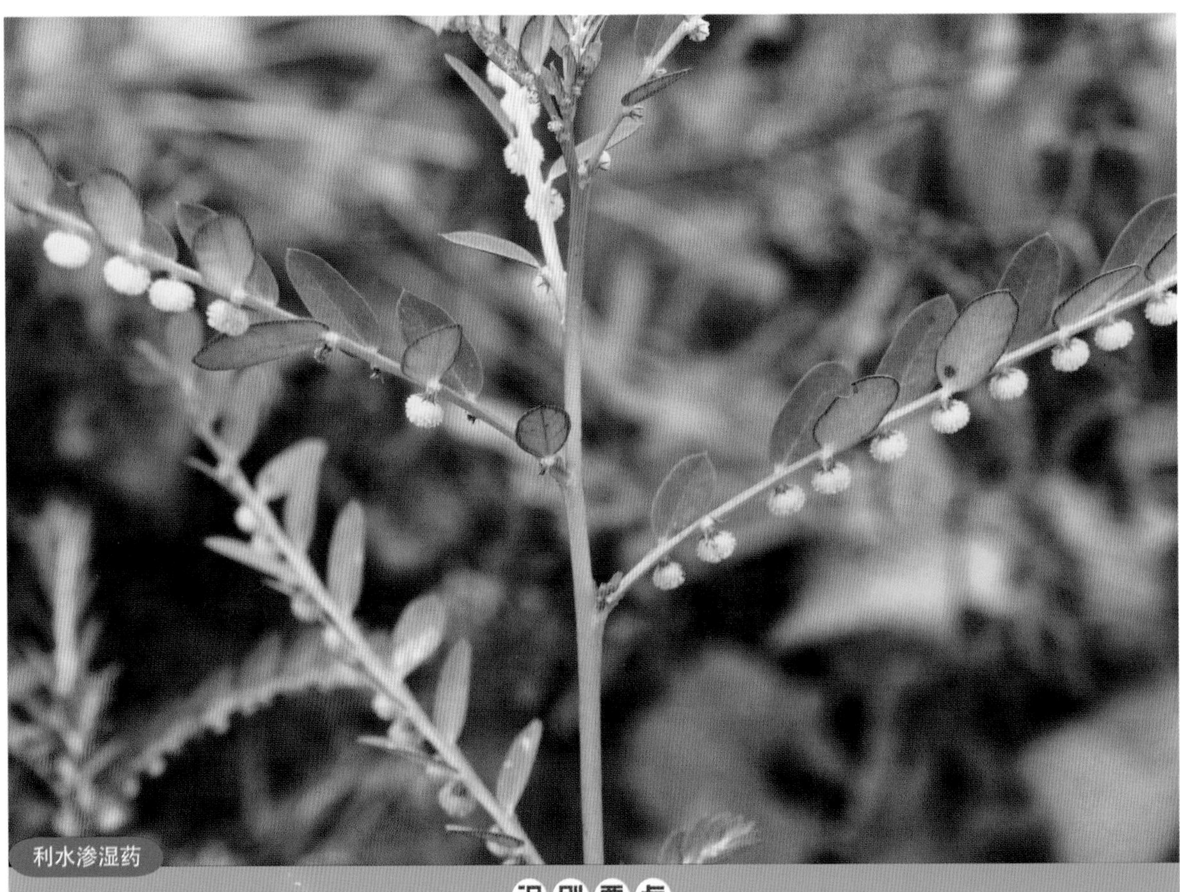

利水渗湿药

识别要点

①茎直立，分枝倾卧而后上升，具翅状纵棱。②叶2列互生，长椭圆形，先端斜或有小凸尖，基部偏斜，两面无毛，几无柄；托叶小，披针形。③花小，单性，雌雄同株，无花瓣；雄花2～3朵簇生长于叶腋，表面有小凸刺或小瘤体。

葎草

别名：䓖草、拉拉秧、五爪龙、拉拉藤、拉狗蛋、割人藤、大叶五爪龙。
来源：为桑科葎草属植物葎草*Humulus scandens*(Lour.)Merr.**的全草。**

【生境分布】生长于沟边、路旁、荒地。分布于我国大部。

【采收加工】夏、秋采收，切段晒干。

【性味功用】甘、苦，寒。归肺、肾经。清热解毒，利尿通淋。主治肺热咳嗽，肺脓肿，虚热烦渴，尿热，水肿，小便不利，湿热泻痢，热毒疮疡，皮肤瘙痒。内服：煎汤，10～15克，鲜品30～60克；或捣汁。外用：捣敷；或煎水熏洗。

【精选验方】①小儿天疱疮：葎草煎水洗，每日1～2次，忌鱼腥发物。②痔疮脱肛：鲜葎草90克，煎水熏洗。③蛇、蝎螫伤：葎草鲜叶一握，雄黄3克，捣烂敷贴。④久痢成疳：葎草干蔓捣筛，量多少，管吹谷道中。⑤皮肤瘙痒：葎草适量，水煎熏洗。

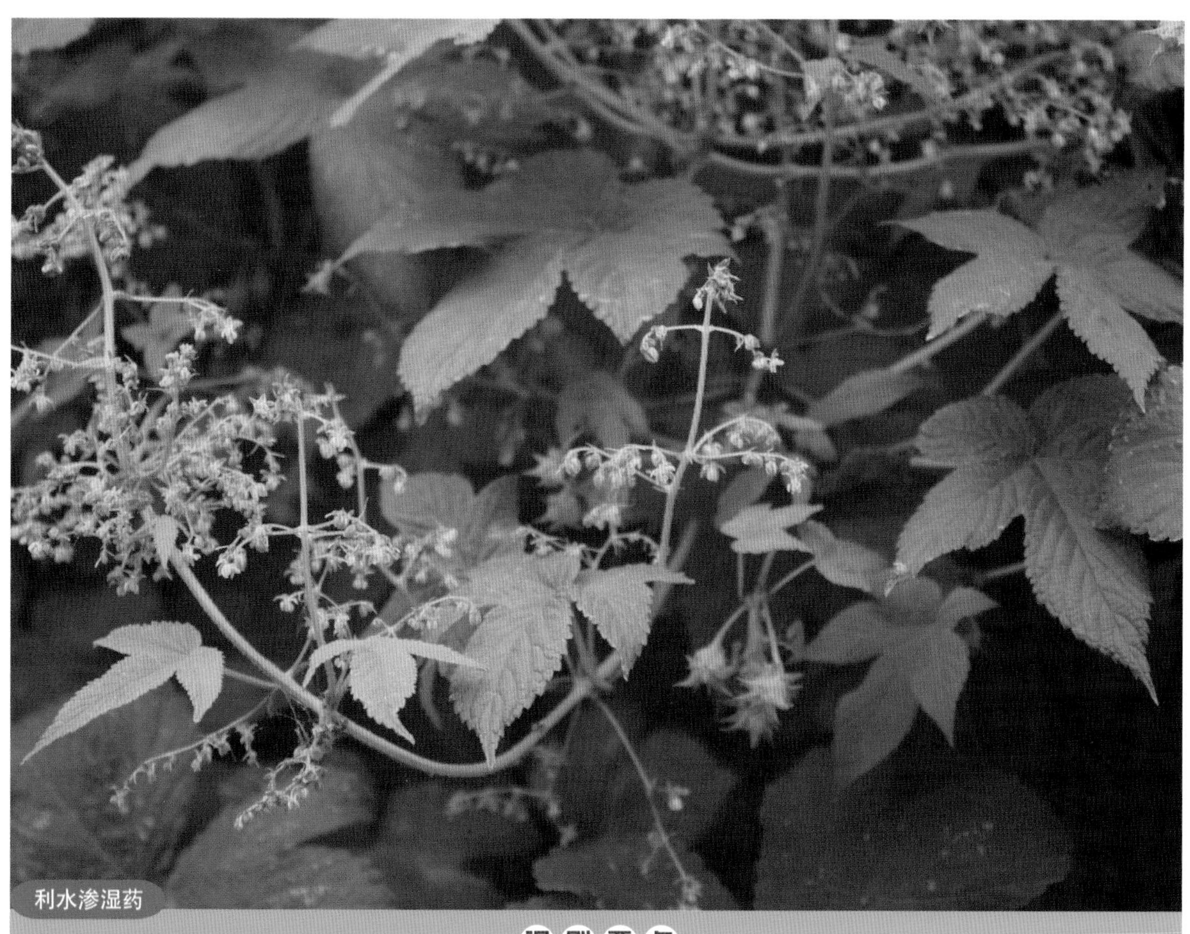

识别要点

①茎长达数米，淡绿色，有纵条棱，茎棱和叶柄上密生短倒向钩刺。②单叶对生；掌状叶5～7深裂，裂片卵形或卵状披针形，边缘有锯齿。③花单性，雌雄异株；雄花序为圆锥花序，雌花序为短穗状花序；雄花小，具花被片5，黄绿色；雌花每2朵具1苞片，苞片卵状披针形，被白色刺毛和黄色小腺点，花被片1，灰白色。

三白草

别名：水木通、白水鸡、三点白。
来源：为三白草科植物三白草*Saururus chinensis*(Lour.)Baill.**的干燥根茎或全草。**

【生境分布】生长在沟旁、沼泽等低湿及近水的地方。主产于河北、山东、安徽、江苏、浙江、广东、湖南、湖北、江西、四川、重庆等地。

【采收加工】根茎秋季采挖。全草全年均可采挖，洗净，晒干。

【性味功用】甘，辛，寒。归肺、膀胱经。清热解毒，利尿消肿。主治小便不利，淋沥涩痛，白带，尿路感染，肾炎水肿。外治疮疡肿毒，湿疹。内服：煎汤，15～30克。外用：捣烂敷患处。

【精选验方】①乳汁不足：鲜三白草根50克，猪前脚1只，水煎，服汤食肉，每日1剂。②妇女白带：鲜三白草根100克，猪瘦肉200克，水煎，服汤食肉，每日1剂。③风湿痹痛：三白草根、牛膝根、白茅根、毛竹根各9～15克，水煎服，红糖、米酒为引。④月经不调、白带过多：三白草根、杜鹃花根各15克，猪肉汤适量。将杜鹃花根和三白草根挖取后洗净。水煎煮数沸后，留汁去渣，对猪肉汤服。

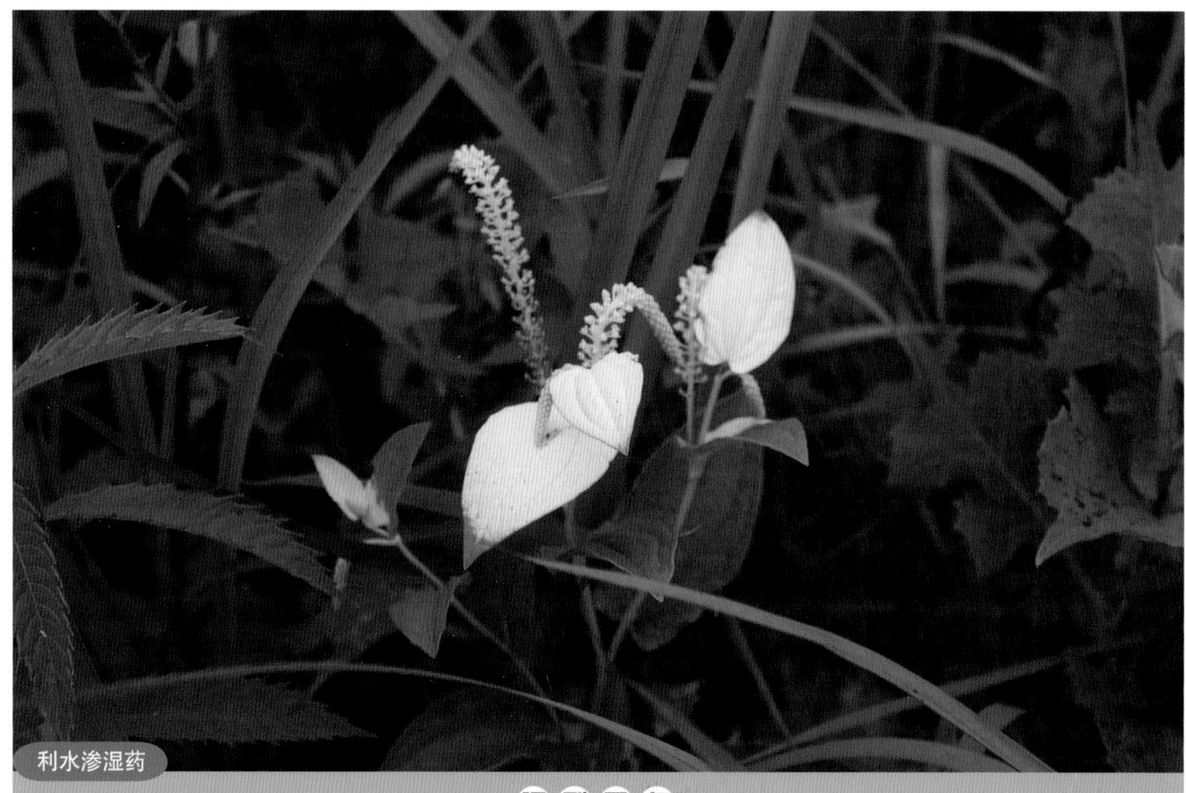

识别要点

①茎直立，粗状，无毛。②单叶互生，纸质，密生腺点；叶片阔卵状披针形，先端尖或渐尖，基部心形，略成耳状或稍偏斜，全缘，两面无毛。③总状花序生长于茎上端与叶对生，白色；总状花梗及花柄被毛；苞片近匙形或倒披针形；花两性，无共被。

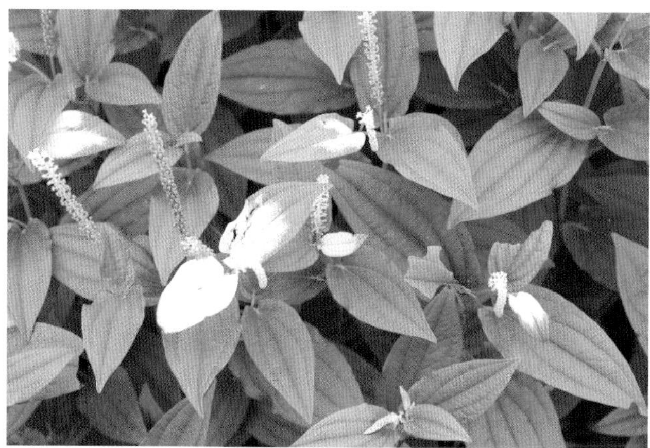
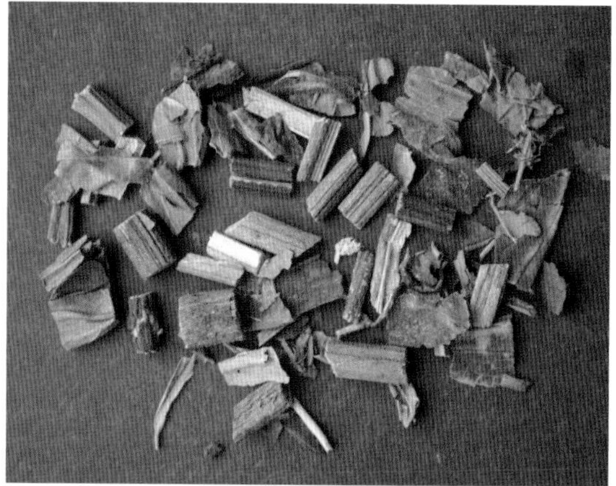
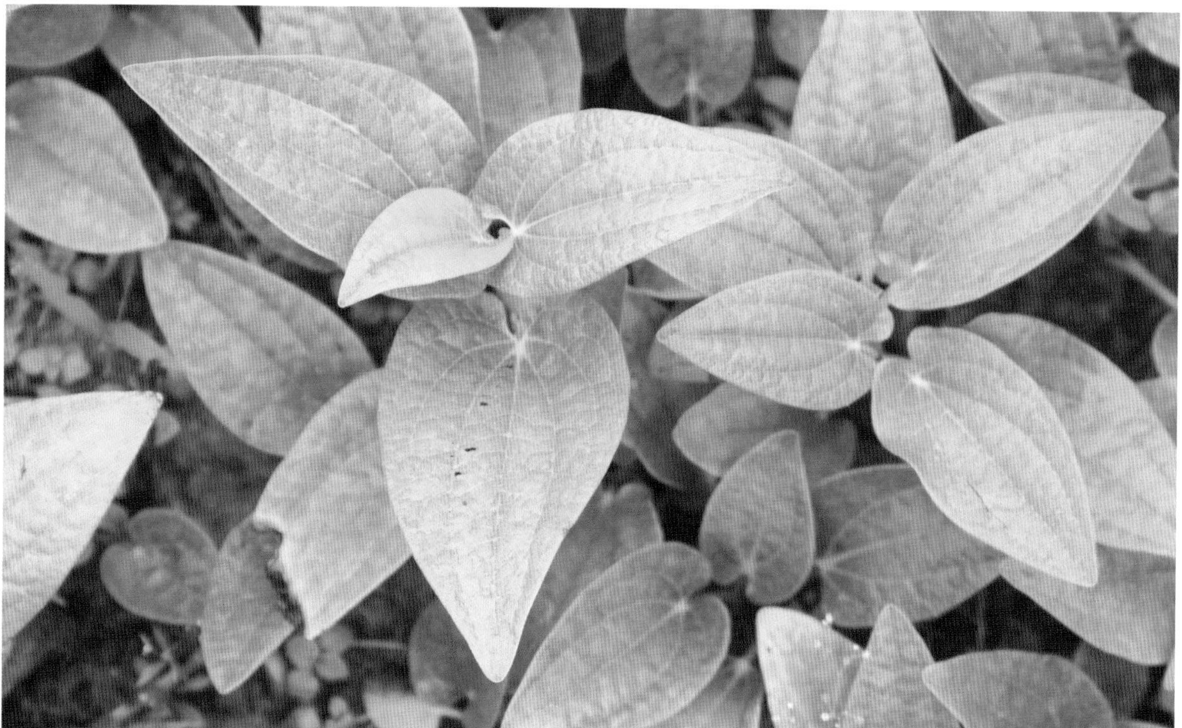
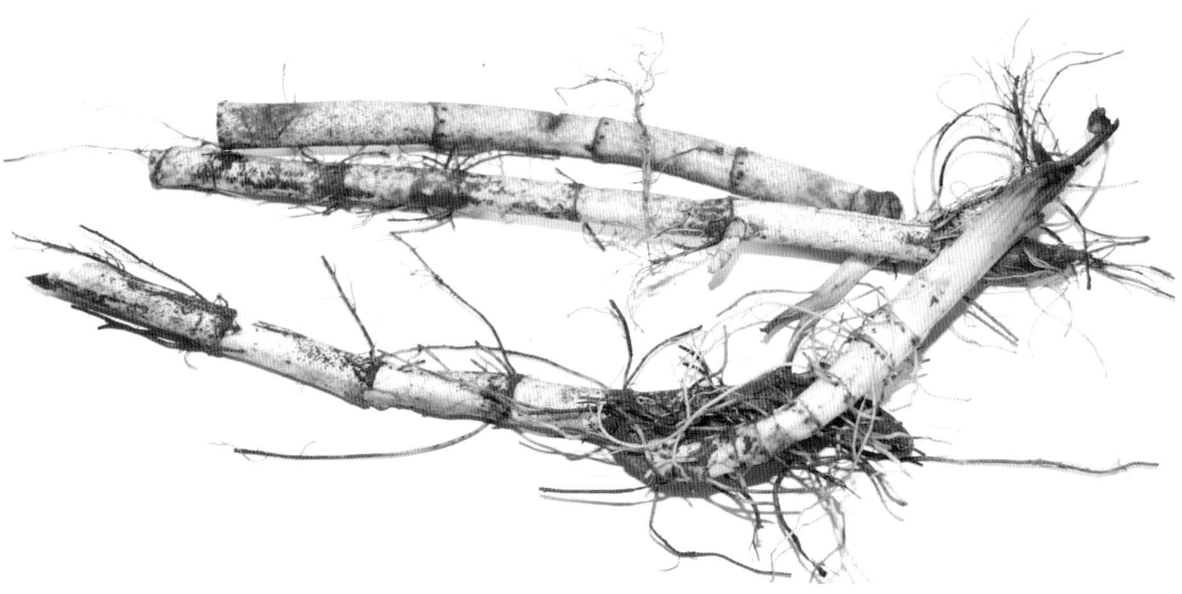

黄蜀葵根

别名：黄蜀葵。
来源：为锦葵科植物黄蜀葵*Abelmoschus manihot*(L.)Medic.**的根。**

【生境分布】生长于山谷草丛、田边或沟旁灌丛间。主产于中南、西南及河北、陕西、山东、浙江、江西、福建等地。

【采收加工】秋季采挖。

【性味功用】甘、苦，寒。归肺、肾、膀胱经。利水，散瘀，消肿，解毒。主治尿路感染，水肿，乳汁不通，腮腺炎，痈肿。内服：煎汤，9～15克；或研末，每次1.5～3克。外用：捣敷；或研末调敷；或煎水外洗。

【精选验方】①尿路感染：黄蜀葵根15克，水煎服。②消疮排脓：黄蜀葵根，捣烂敷。③痔疔、痔疮：黄蜀葵根，煎水洗。④肺热咳嗽：黄蜀葵根15克，水煎，酌加冰糖化服。⑤乳汁不足：黄蜀葵根15克，煮黄豆或猪腿服。

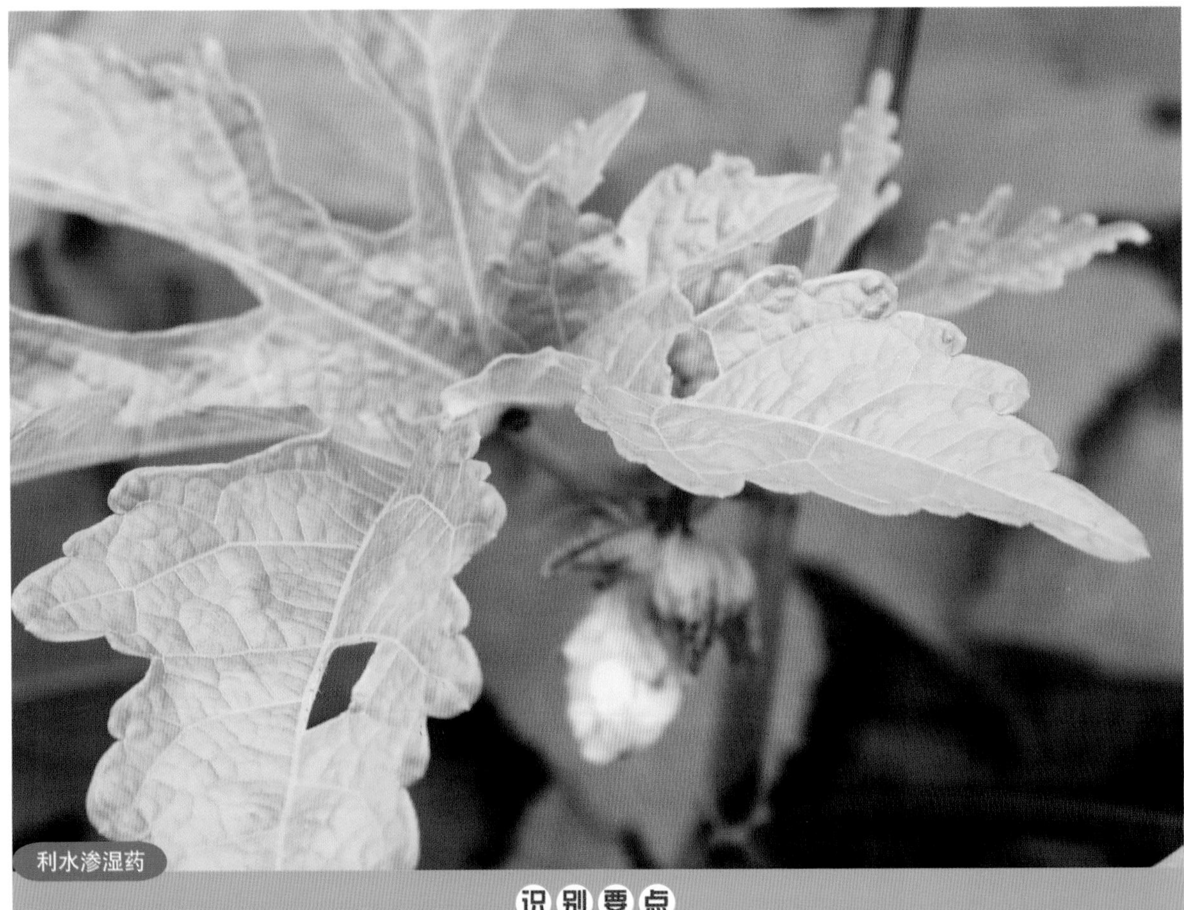

识别要点

①疏被长硬毛。②叶互生；叶掌状5～9深裂，裂片长圆状披针形，两面疏被长硬毛，边缘具粗钝锯齿。③花单生长于枝端叶腋；小苞片4～5，卵状披针形；花大，淡黄色，内面基部紫色。

紫茉莉根

别名：白花参、水粉头、粉果根、花粉头、粉子头、白粉根、白粉角、胭脂花头、入地老鼠。
来源：为紫茉莉科植物紫茉莉*Radix Mirabilis* Jalapae的根。

【生境分布】生长于水沟边、房前屋后墙脚下或庭园中，常栽培。主产于全国各地。

【采收加工】秋、冬挖取块根，洗净泥沙，晒干。

【性味功用】甘、淡，微寒。清热利湿，解毒活血，利水。主治尿热，尿浊，水肿，赤白带下，关节肿痛，痈疮肿毒，乳腺炎，跌打损伤。内服：煎汤，15～30克。外用：鲜品捣敷。

【精选验方】①痈疽背疮：紫茉莉鲜根一株，去皮洗净，加红糖少许，共捣烂，敷患处，每日2次。②白带：紫茉莉花根30克，白木槿、白芍各15克，炖肉吃。③红崩：鲜紫茉莉根60克，红鸡冠花根、头晕药各30克，兔耳风15克，炖猪脚吃。④急性关节炎：鲜紫茉莉根60克，水煎服，体热加豆腐，体寒加猪脚。

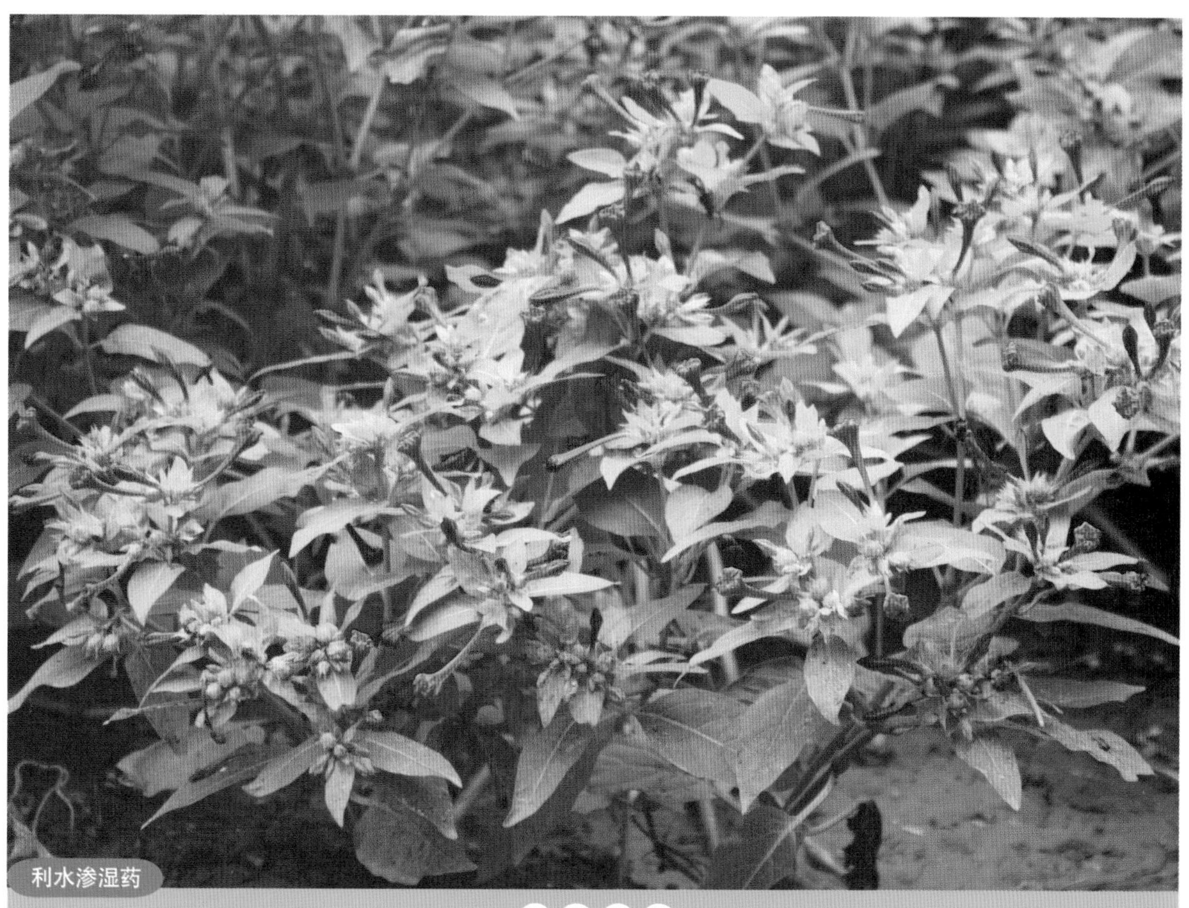

识别要点

①茎直立，多分枝，圆柱形，节膨大。②叶对生，叶片纸质，卵形或卵状三角形，先端锐尖，基部截形或稍心形，全缘。③花1至数朵，顶生，集成聚伞花序；每花基部有一萼状总苞，绿色，5裂；花两性，单被，红色、粉红色、白色或黄色。

金丝草

别名：黄毛草、金丝茅、笔子草、笔尾草、猫尾草、竹蒿草。
来源：为禾本科金丝草属植物金丝草*Pogonatherum crinitum* (Thunb.)Kunth的全草。

【生境分布】生长于河边、墙隙、山坡和潮湿田圩。主产于浙江、江西、福建、台湾、湖南、广东、广西、四川、重庆、云南等地。

【采收加工】全年可采，洗净，晒干备用。

【性味功用】甘、淡，凉。清热，解暑，利尿。主治感冒高热，中暑，尿路感染，肾炎水肿，黄疸型肝炎，糖尿病，小儿久热不退。内服：煎汤，9～15克；鲜品可用至30～60克。外用：煎汤熏洗；或研末调敷。

【精选验方】①急性黄疸型肝炎：鲜金丝草、白茅根各30克，绵茵陈、积雪草各15克，水煎服。②急性肾炎：鲜金丝草30克，大蓟根、蒲公英各15克，水煎服。③尿道炎：鲜金丝草、紫花地丁、马苋菜、猫须草各30克，水煎服。④糖尿病：鲜金丝草、马齿苋各30克，石枣肉、淮山药各10克，水煎服。⑤小便不通：鲜金丝草、车前草各30克，木通9克，制香附10克，水煎服。

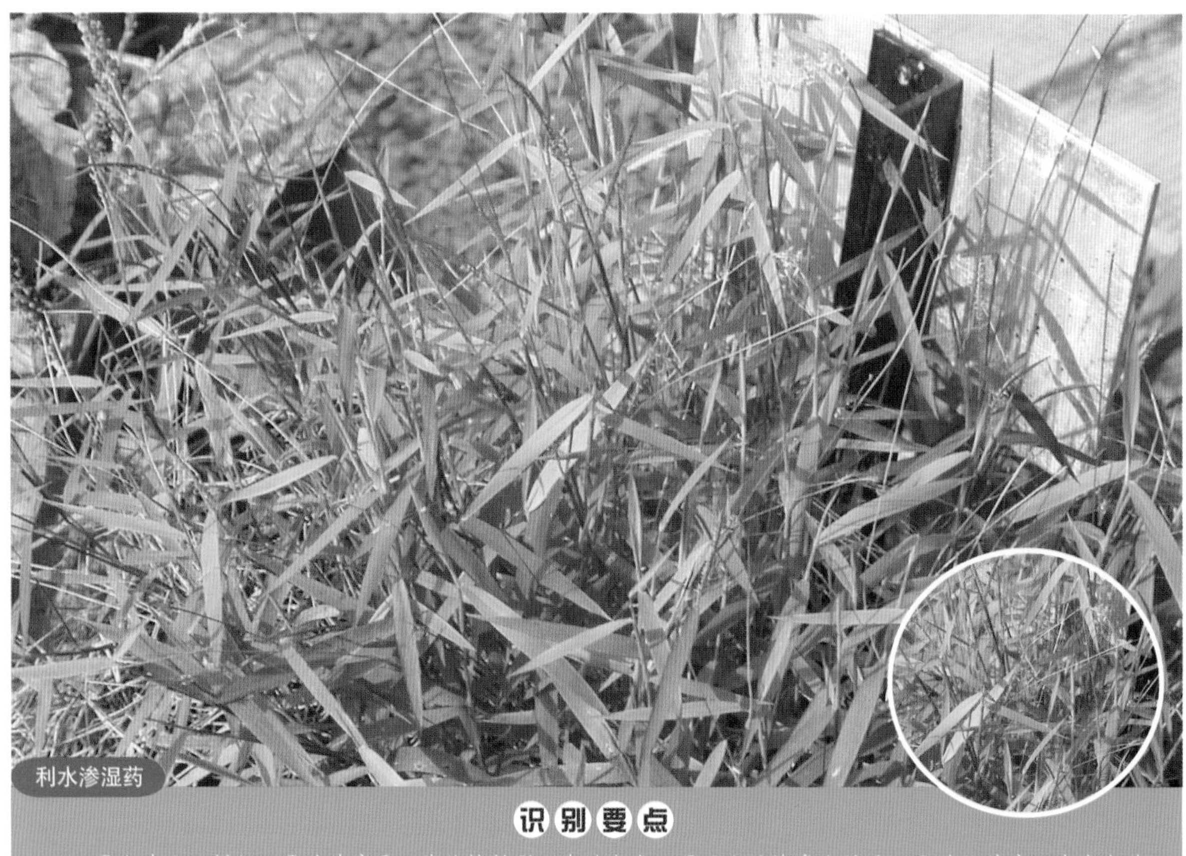

利水渗湿药

识别要点

①秆直立，纤细。②叶片扁平，线状披针形，先端渐尖，两面和边缘多少被毛。③穗状花序，密生金黄色柔软长芒，形似猫尾。

水芹

别名：楚葵、水蕲、水英、芹菜、马芹、河芹、小叶芹、水芹菜、野芹菜。
来源：为伞形科水芹菜属植物水芹*Oenanthe javanica*(Blume)DC.的全草。

【生境分布】生长于浅水低洼湿地或池沼、水沟中。分布于河南、江苏、浙江、安徽、江西、湖北、湖南、四川、重庆、广东、广西、福建、台湾等地。

【采收加工】9～10月采割地上部分，洗净，鲜用或晒干。

【性味功用】辛、甘，凉。归肺、胃经。清热，利水。主治暴热烦渴，黄疸，水肿，尿路感染，带下，淋巴结炎，腮腺炎。内服：煎汤，30～60克；或捣汁。外用：捣蛋清；或捣汁涂。

【精选验方】①小儿发热，月余不凉：水芹、大麦芽、车前子各适量，水煎服。②尿痛：水芹白根，去叶捣汁，井水和服。③腮腺炎：水芹捣烂，加茶油敷患处。④小儿霍乱吐痢：水芹叶细切，煮熟汁饮。⑤尿血：水芹捣汁服。

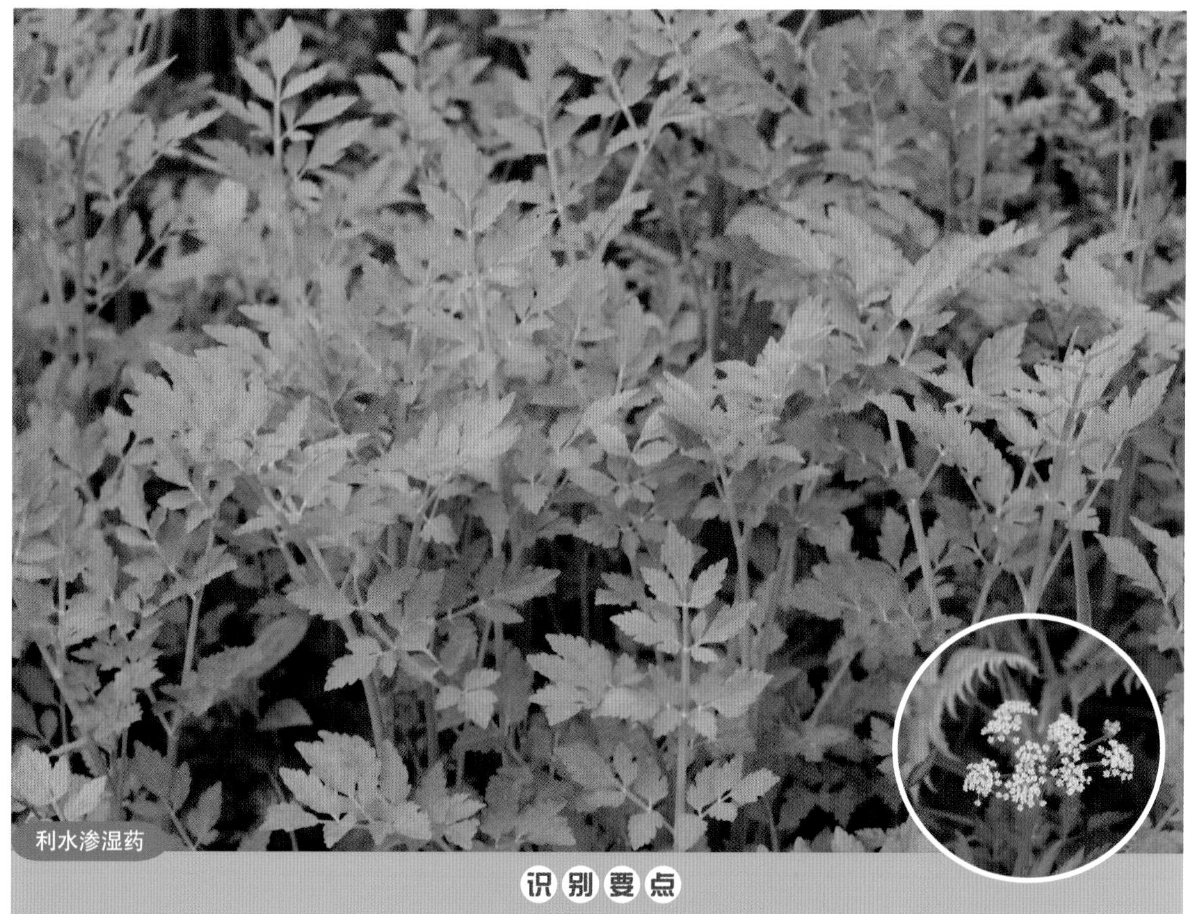

识别要点

①茎直立或基部匍匐，节上生根。②基生叶基部有叶鞘；叶片轮廓三角形或三角状卵形，1～2回羽状分裂，茎上部叶无柄，叶较小。③复伞形花序顶生；小总苞片2～8，线形；花瓣白色，倒卵形。

阳桃叶

别名：羊桃、三廉、杨桃、山敛、三敛子、五敛子、五棱子。
来源：为酢浆草科植物阳桃*Averrhoa carambola* L.**的叶。**

【生境分布】多栽培于园林或村旁。主产于福建、台湾、广东、海南、广西、云南等地。

【采收加工】全年均可采收，鲜用或晒干。

【性味功用】苦、寒，涩。归肝、脾经。祛风利湿，清热解毒，止痛。主治风热感冒，小便不利，产后浮肿，痈疽肿毒，漆疮，跌打肿痛。内服：煎汤，15～30克。外用：鲜品捣烂敷、绞汁涂或煎水洗。

【精选验方】①热渴、小便短涩：阳桃鲜叶30克，煎汤代茶服。②痈疽肿毒：阳桃鲜叶捣烂调米泔敷。③顽癣疥疮：阳桃鲜叶煎汤，趁温洗患处。④蜘蛛、毒蛇咬伤：阳桃鲜叶捣烂绞汁搽患处。

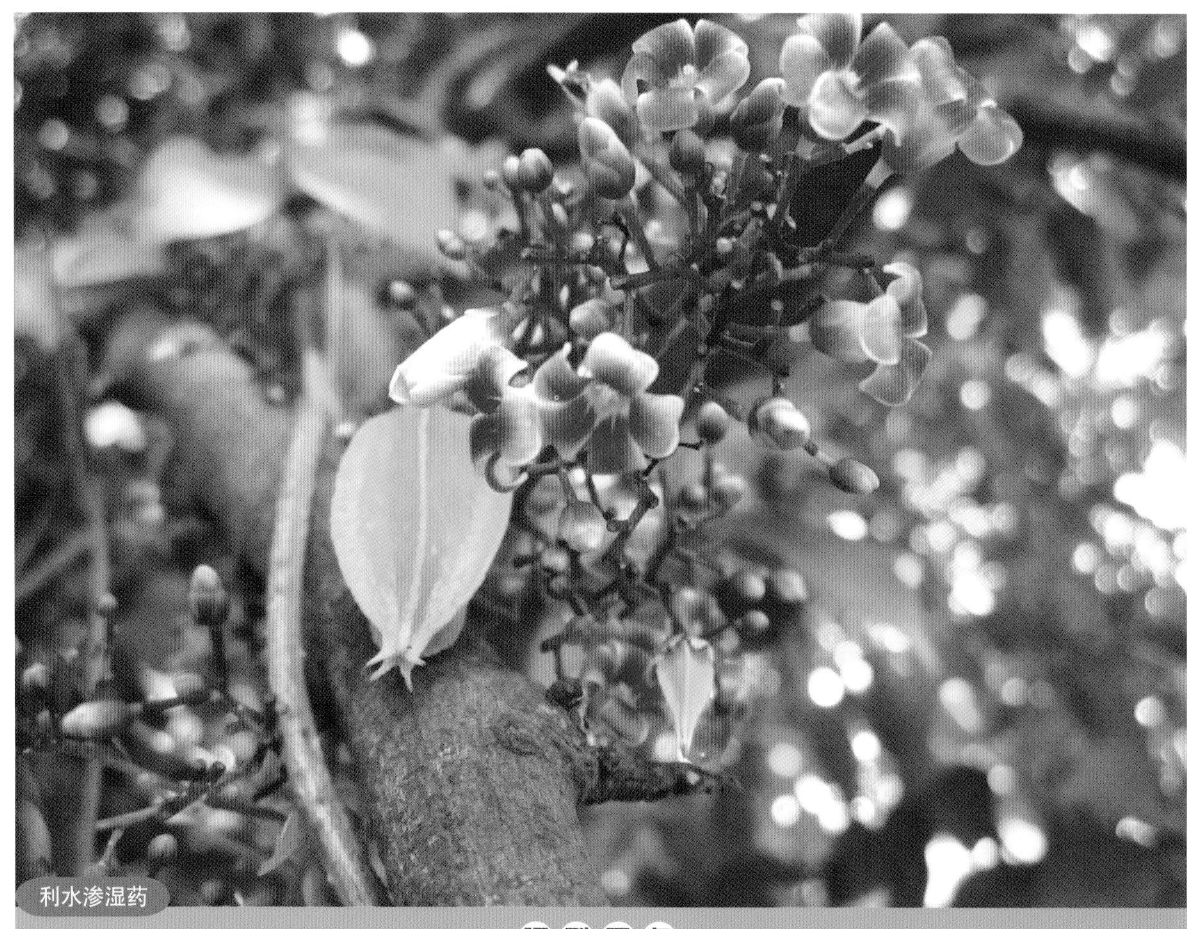

利水渗湿药

识别要点

①幼枝被柔毛及小皮孔。②奇数羽状复叶；总叶柄及叶轴被毛，具小叶5～11枚；小叶卵形至椭圆形。③圆锥花序生长于叶腋或老枝上；花萼5，红紫色，覆瓦状排列；花冠近钟形，白色至淡紫色，花瓣倒卵形，旋转状排列。

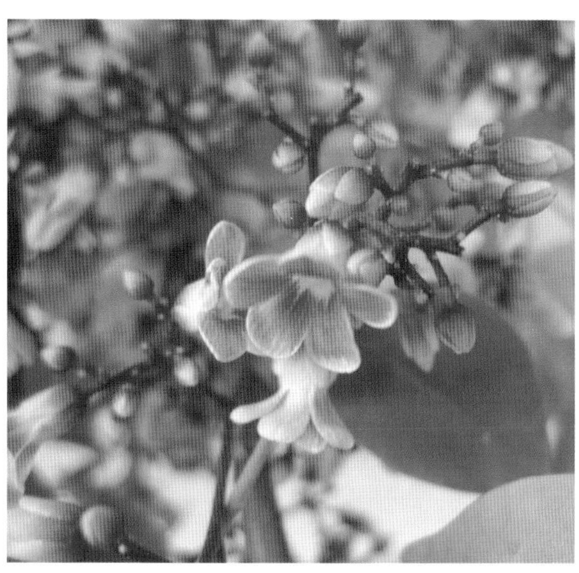

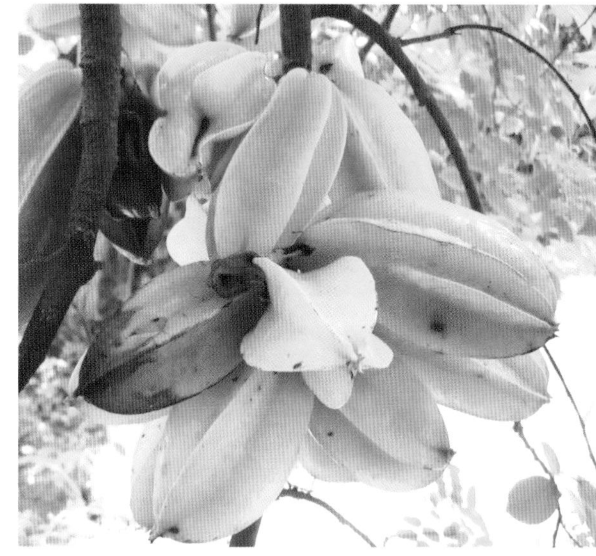

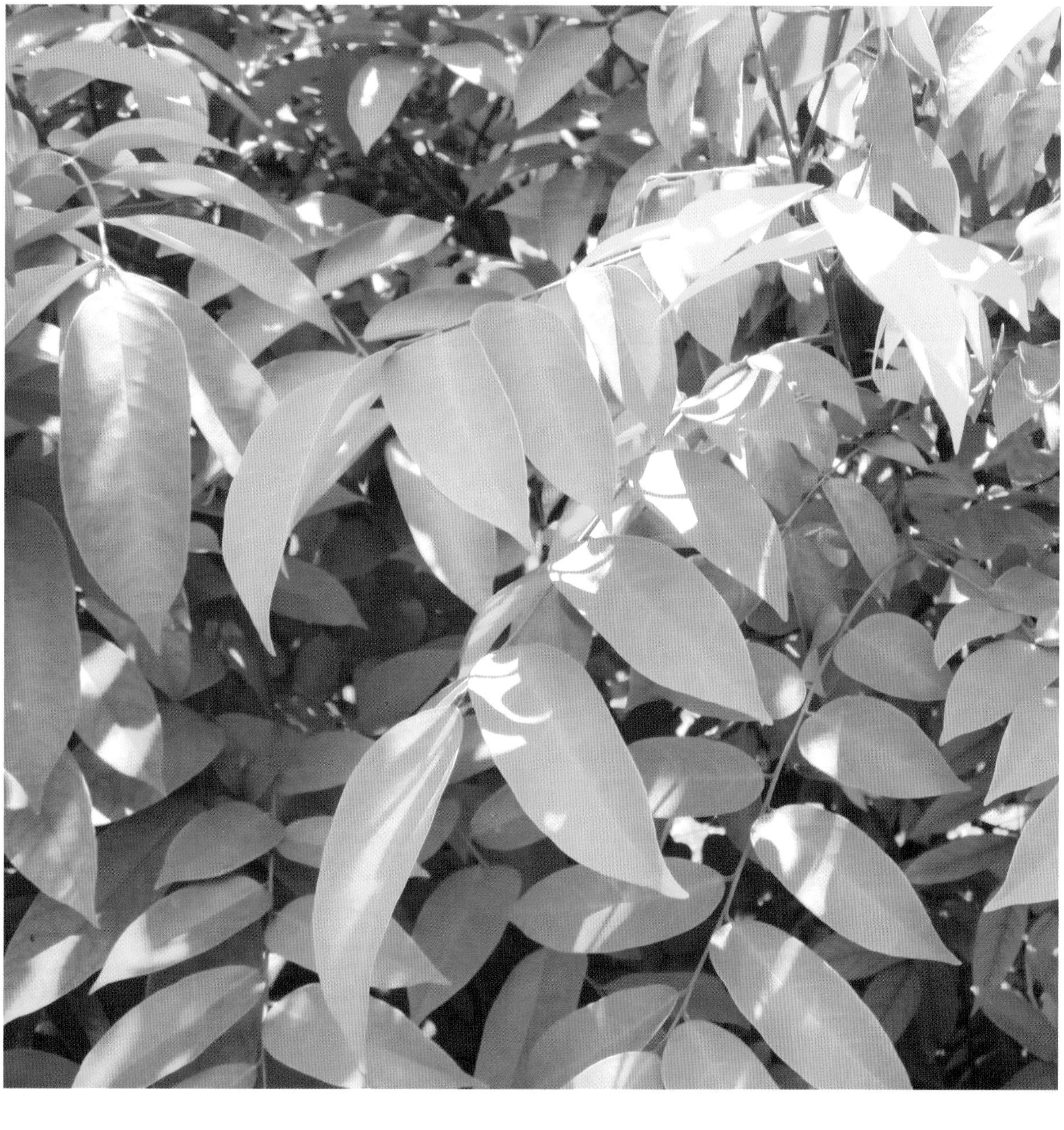

萱草根

别名：藜芦、黄花菜根。
来源：为百合科植物萱草*Hemerocallis fulva* L. **的根。**

【生境分布】生长于山地湿润处。主产于湖南、福建、江西、浙江。

【采收加工】夏、秋挖根，除去残茎、须根，洗净，晒干。

【性味功用】甘，凉。清热利尿，凉血止血。主治小便不利，尿血，膀胱炎，乳汁缺乏，月经不调，便血等。内服：煎汤，6～9克。外用：捣敷。

【精选验方】①乳腺炎肿痛：萱草根（鲜者）捣烂，外用作罨包剂。②大便后血：萱草根和生姜，油炒，酒冲服。③黄疸：鲜萱草根20克（洗净），母鸡1只（去头脚与内脏），水炖3小时服，1～2日服1次。④全身水肿：萱草叶晒干为末，每次5克，米汤送服。

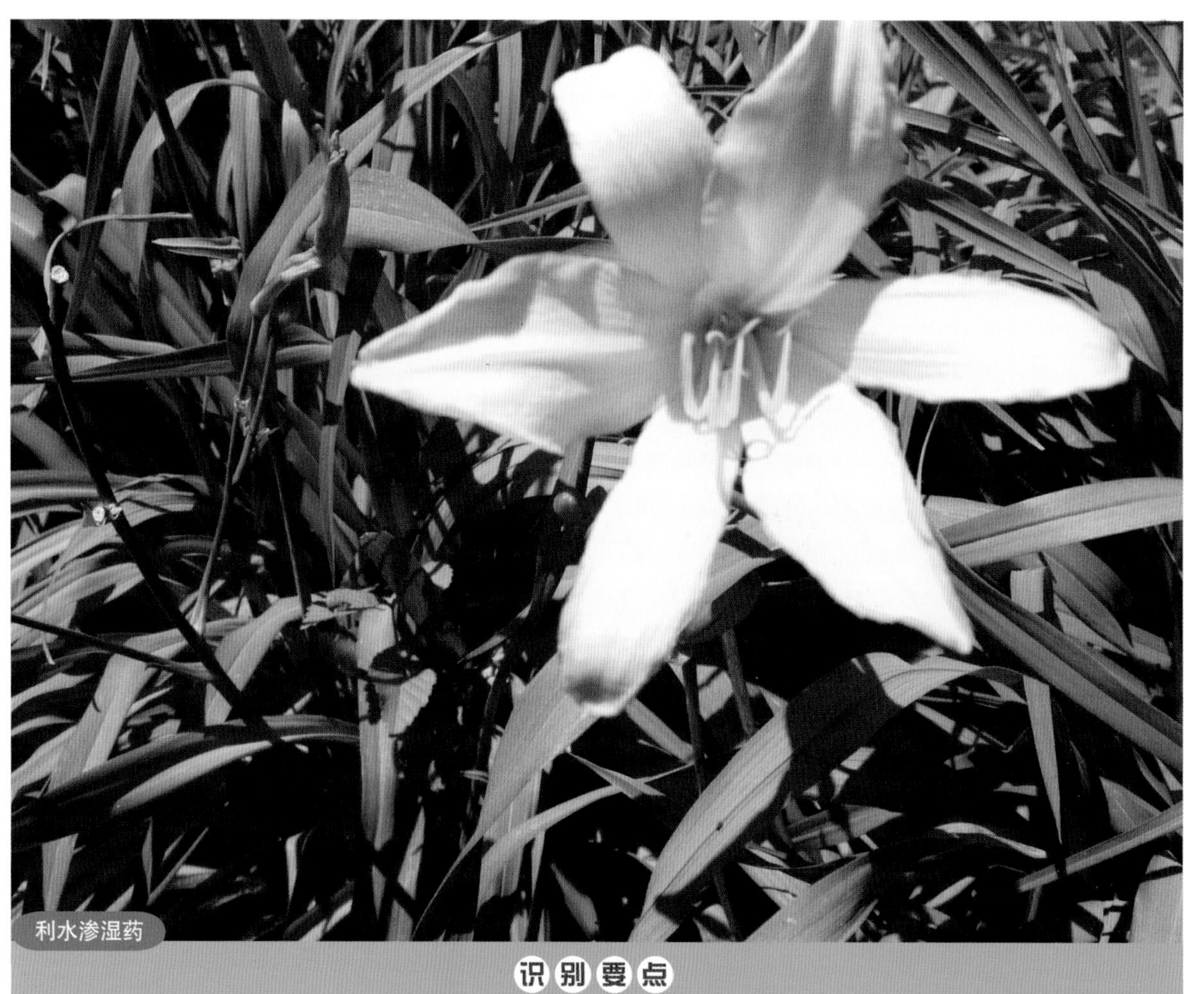

识别要点

①根状茎粗短，具肉质纺锤状块根。②叶基生，条状披针形，背面被白粉。③圆锥花序顶生，具花5～6朵；苞片小，披针形；花被橙色或橙红色，下部成管，上部裂片6，2轮，内轮裂片较外轮宽，中部有暗红色“八”形斑纹，边缘稍作波状；雄蕊6，花丝长，着生于花被喉部；子房上位。

蕹菜

别名：蕹、瓮菜、藤藤菜、空心菜、无心菜、空筒菜、水雍菜。
来源：为旋花科植物蕹菜*Ipomoea aquatica* Forsk. [I. reptans (L.)Poir.]**的茎和叶。**

【生境分布】生长于湿地或水田中。我国长江以南各地均有栽培。

【采收加工】夏、秋采收，多鲜用。

【性味功用】甘，寒。归肠、胃经。凉血止血，解毒，通便。主治食物中毒，小便不利，尿血，鼻出血，咯血。外用治疮疡肿毒。内服：煎汤，60～120克；或捣汁。外用：捣敷。

【精选验方】①鼻血不止：蕹菜数根，和糖捣烂，冲入沸水服。②尿血、便血：鲜蕹菜洗净，捣烂取汁，和蜂蜜酌量服之。③蜈蚣咬伤：鲜蕹菜，盐少许，共搓烂，擦患处。④出斑：蕹菜、野芋、雄黄、朱砂各适量，同捣烂，敷胸前。⑤囊痈：蕹菜捣烂，与蜜糖和匀敷患处。⑥皮肤湿痒：鲜蕹菜，水煎数沸，候微温洗患部，每日洗1次。⑦蛇咬伤：蕹菜洗净捣烂，取汁约半碗和酒服，渣涂患处。

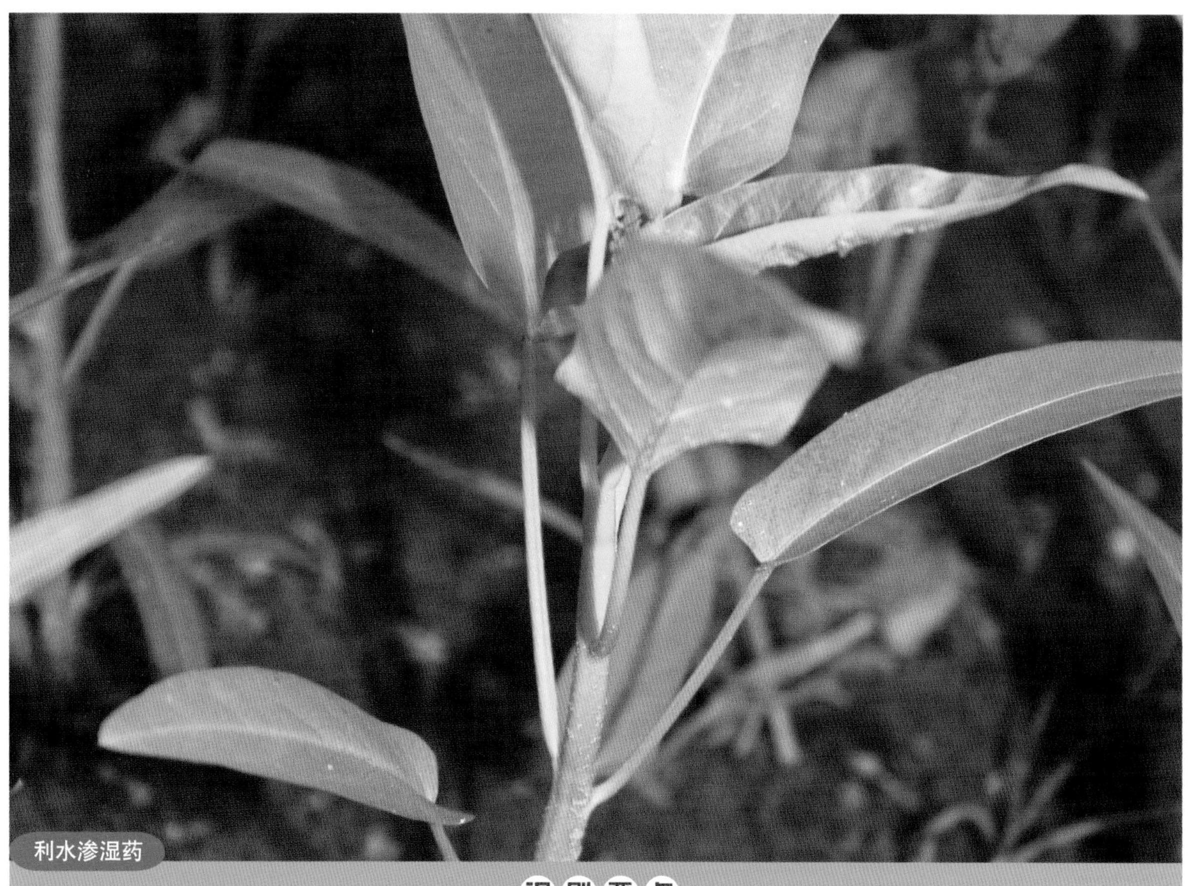

识别要点

①茎中空，匍匐。②叶互生，矩圆状卵形或椭圆状矩圆形，先端短尖或钝，基部截形、心形或戟形，边缘全缘或波状。

桐 皮

别名：白桐皮、桐木皮、水桐树皮。
来源：为玄参科植物泡桐*Paulownia fortunei*(Seem.)Hemsl.等的树皮。

【生境分布】多为栽培。主产于山东、浙江、福建、台湾、湖南、云南、贵州、广西、广东等地。

【采收加工】春或初夏剥取树皮，晒干。

【性味功用】归心、肝、肾经。主治痔疮，尿路感染，丹毒，跌打损伤。内服：煎汤，15～30克。外用：捣敷或煎汁涂。

【精选验方】①伤寒发热，谵妄：桐皮削去上黑者，细擘之，长断，令四寸一束，以酒500毫升，水1000毫升，煮取1000毫升，去渣，顿服之，当吐下青、黄汁数升。②跌打损伤：桐树皮（去青留白），醋炒捣敷。

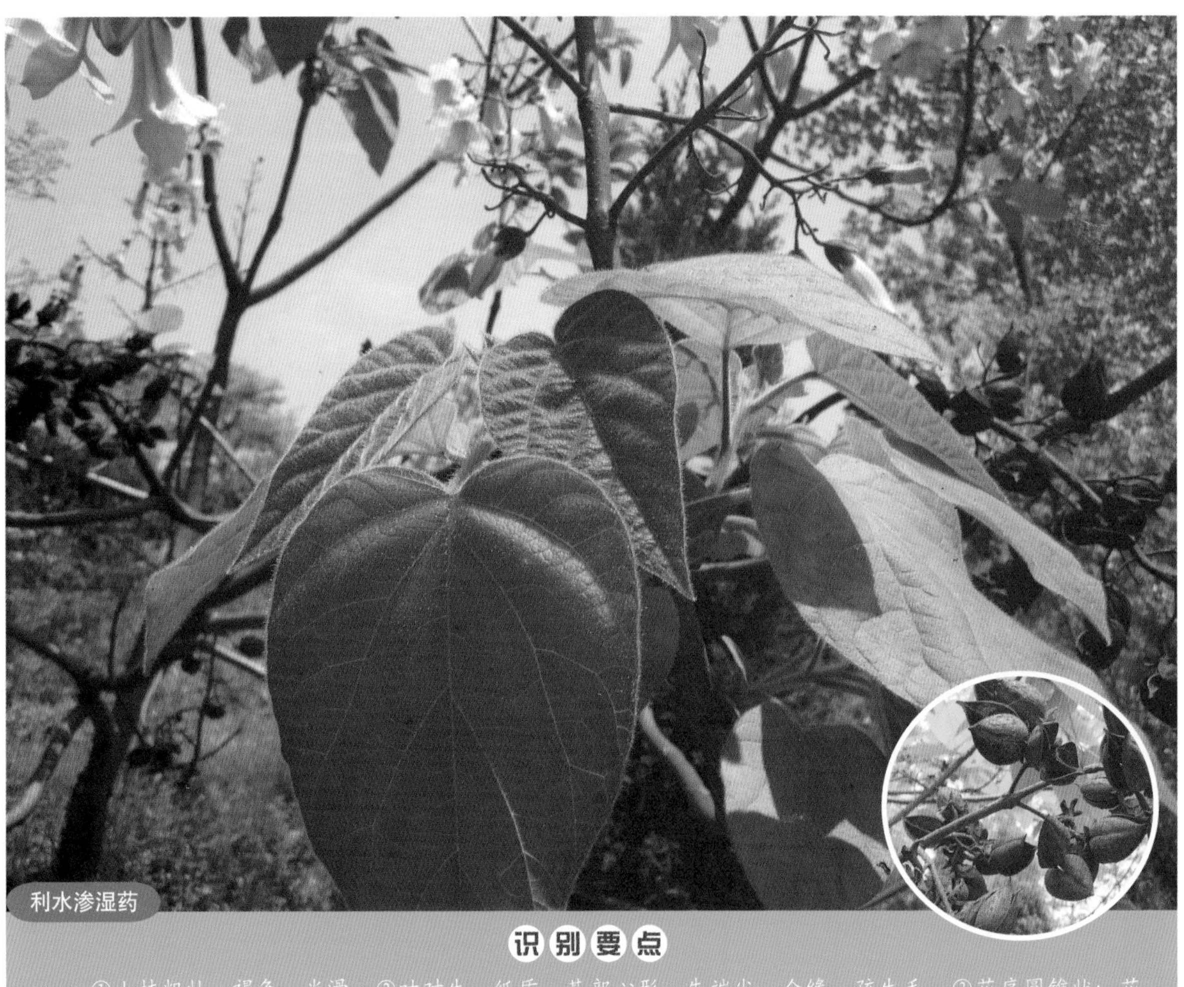

利水渗湿药

识别要点

①小枝粗壮，褐色，光滑。②叶对生，纸质，基部心形，先端尖，全缘，疏生毛。③花序圆锥状；花大；花萼5深裂；花冠白色，内面有紫色斑点。④蒴果长圆形。

问　荆

别名：马草、接续草、笔头菜、节节草。
来源：为木贼科木贼属植物问荆*Equisetum arvense* L.**的全草。**

【生境分布】生长于溪边或阴谷。主产于江西、安徽、贵州、四川、重庆、西藏、新疆、陕西、山东、河北及东北等地。

【采收加工】夏、秋采割，晒干。

【性味功用】苦，平。利尿，止血。主治小便不利，鼻出血，月经过多。内服：煎汤，3～9克；鲜者30～60克。外用：捣敷或研末调敷。

【精选验方】①咳嗽气急：问荆6克，地骷髅21克，水煎服。②尿急：鲜问荆30克，冰糖为引，水煎服。③腰痛：鲜问荆60克，豆腐2块，水煎服。④刀伤：问荆烧灰存性，撒伤口。⑤跌打损伤，骨整复后：鲜问荆一握，加红糖捣烂外敷。

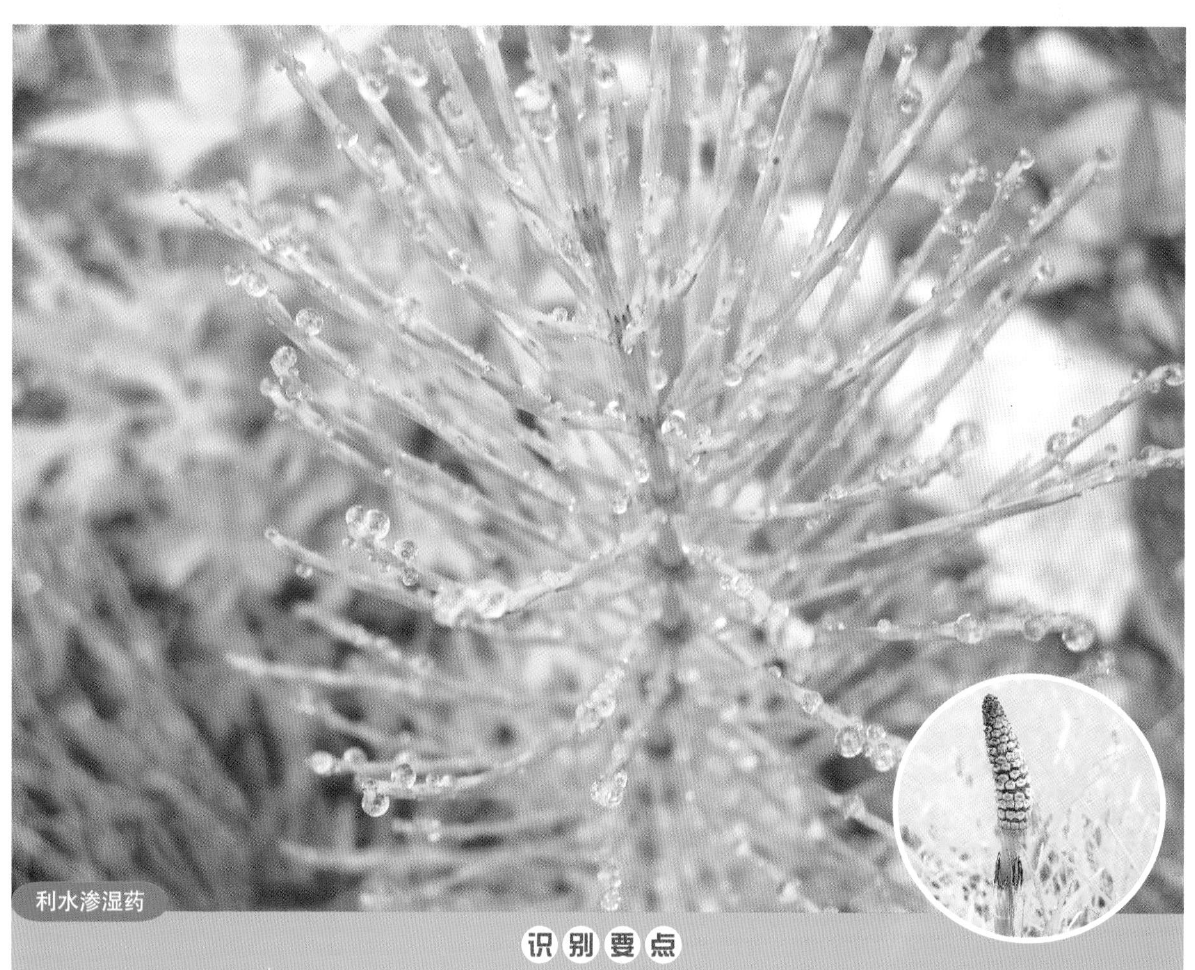

利水渗湿药

识别要点

①营养茎在孢子茎枯萎后生出，有棱脊。②叶退化，下部联合成鞘，鞘齿披针形，黑色，边缘灰白色，膜质；分枝轮生，中实，单一或再分枝。③孢子囊穗5～6月抽出，顶生，钝头；孢子叶六角形，盾状着生，螺旋排列，边缘着生长形孢子囊。

美人蕉根

别名：白姜、观音姜、状元红、小芭蕉头。
来源：为美人蕉科植物美人蕉*Canna indica* L. 的根茎。

【生境分布】生长于湿润草地。原产于印度，全国各地普遍栽植。

【采收加工】全年可采，挖得后去净茎叶，晒干或鲜用。

【性味功用】甘、微苦，涩，凉。归心、小肠、肝经。清热解毒，调经，利水。主治月经不调，带下，黄疸，痢疾，疮疡肿毒。内服：煎汤，6～15克，鲜品30～120克。外用：捣敷。

【精选验方】①红崩：美人蕉、映山红各适量，炖鸡服。②红崩、白带、虚火牙痛：美人蕉头、糯米各适量，炖鸡服。③白带：美人蕉、小过路黄各适量，炖鸡服。④小儿肚胀发烧：美人蕉花叶、过路黄各等份，生捣绒，炒热，包肚子。

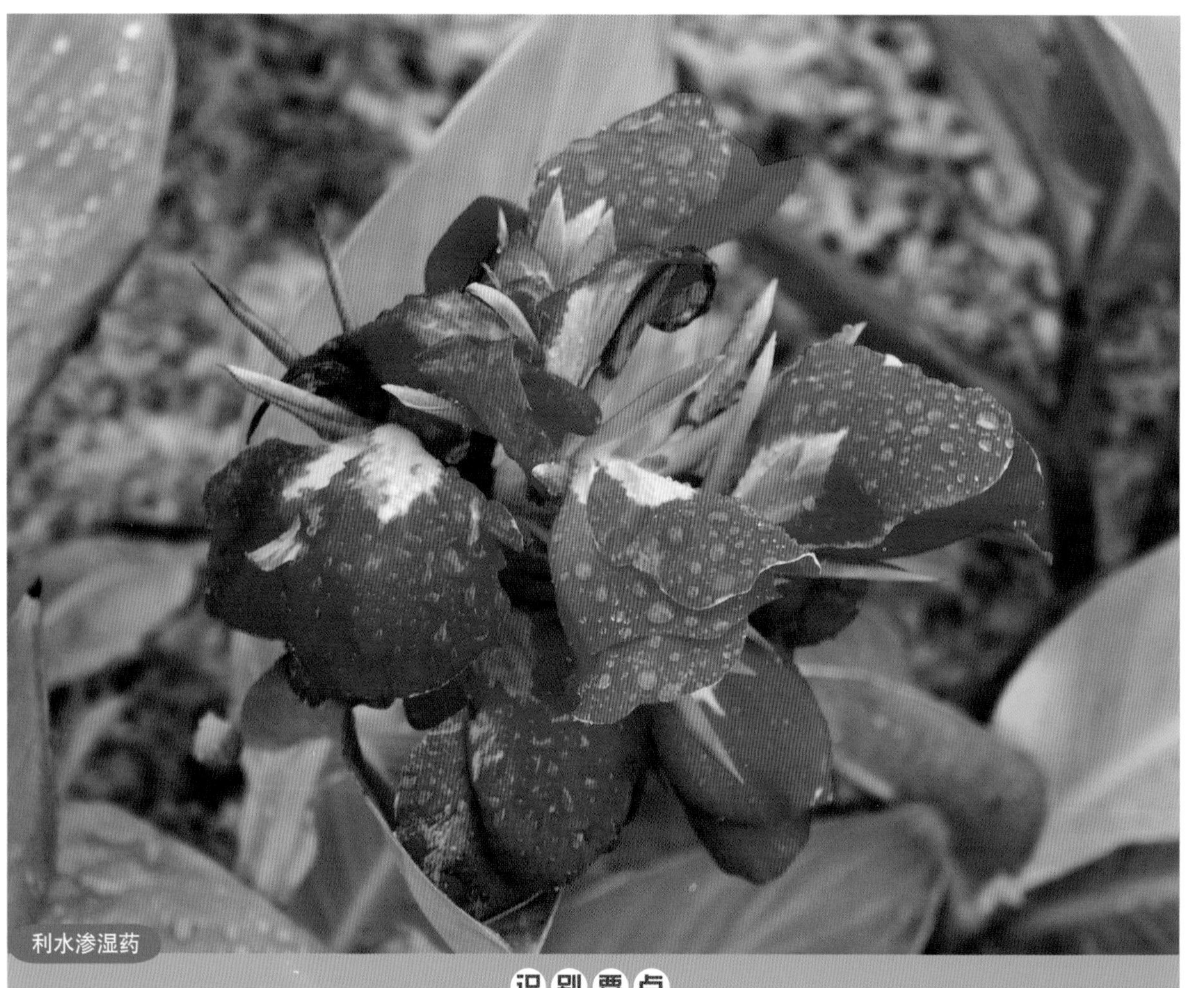

识别要点

①全株绿色无毛，被蜡质白粉。具块状根茎。地上枝丛生。②单叶互生；具鞘状的叶柄；叶片卵状长圆形，先端尖，全缘或微波状，基部阔楔形至圆形。③总状花序，花单生或对生；每花具1苞片，苞片卵形；萼片3，绿白色，先端带红色；花冠大多红色。

马蹄金

别名：金锁匙、铜钱草、黄疸草、荷苞草、肉馄饨草、小金钱草、小马蹄金。
来源：为旋花科多年生草本植物马蹄金*Dichondra repens* Forst.的全草。

【生境分布】生长于山坡草地、路旁或沟边。主产于四川、重庆、浙江、福建、广西、湖南等地。

【采收加工】4～6月采收，晒干，去净泥杂。

【性味功用】苦、辛，凉。归肺、肝经。清热解毒，利水，活血。主治黄疸，痢疾，尿路结石，水肿。外用治疗疮肿毒，跌打损伤，毒蛇咬伤。内服：煎汤，6～15克，鲜品30～60克。外用：捣敷或捣汁滴眼。

【精选验方】①急性无黄疸型传染性肝炎：马蹄金、天胡荽鲜全草各30克，猪瘦肉120克，加水炖服，吃肉喝汤。②急性黄疸型传染性肝炎：马蹄金、鸡骨草各30克，山栀子、车前草各15克，水煎服。③急性中耳炎：马蹄金15克，紫花地丁、爵床各9克，水煎服。④中暑腹痛：鲜马蹄金50克，捣汁冲开水服。⑤尿血：鲜马蹄金60克，冰糖20克，水炖服。

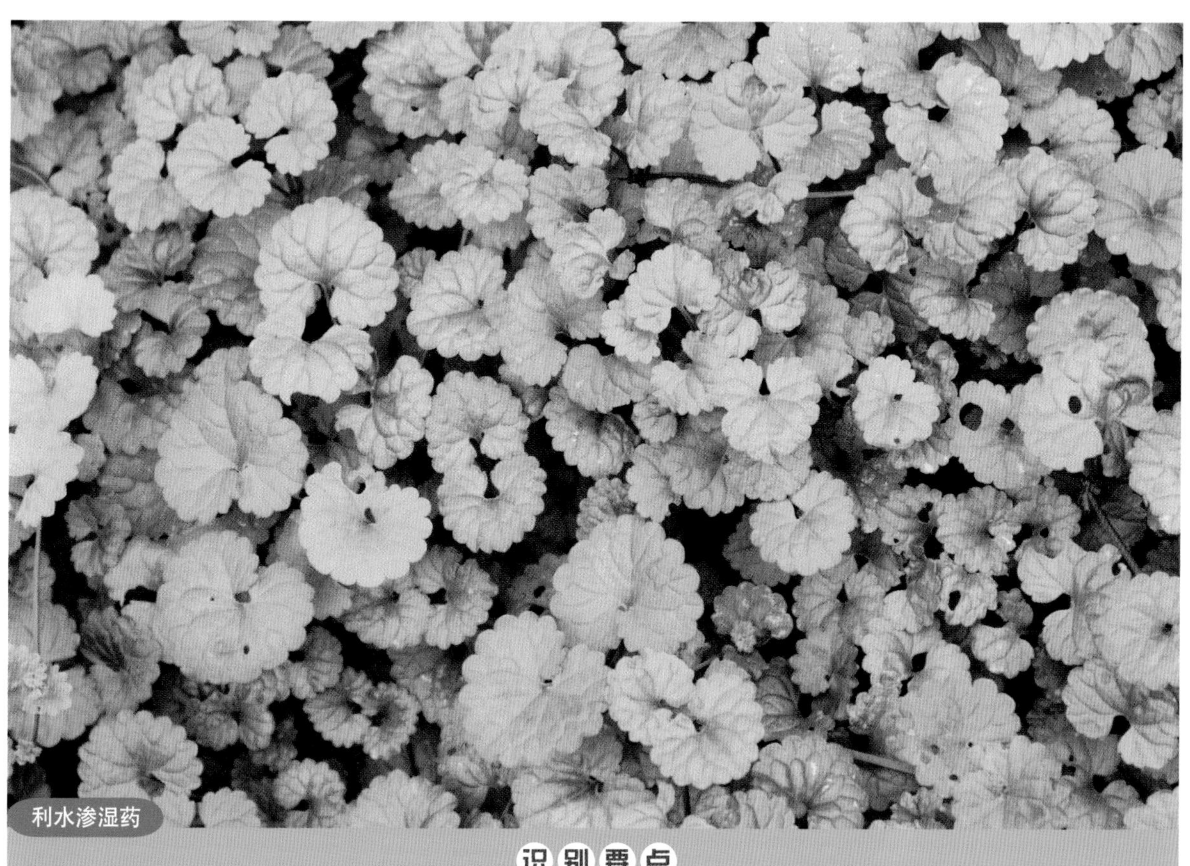

利水渗湿药

识别要点

①茎多数，纤细，丛生，匍匐地面，节着地可生出不定根，通常被丁字形着生的毛。②单叶互生，具柄，被疏柔毛；叶片圆形或肾形，先端圆形，有时微凹，基部深心形，形似马蹄。

吐烟花

别名：吐烟草。
来源：为荨麻科植物吐烟花*Pellionia repens*(Lour.)Merr.的全草。

【生境分布】生长于山沟阴湿的岩石上。主产于广东、云南等地。

【采收加工】全年可采，鲜用或蒸后晒干。

【性味功用】甘、微涩，凉。归肝、心、脾经。清热利湿，宁心安神。主治湿热黄疸，腹水，失眠，健忘，过敏性皮炎，下肢溃疡，疮疖肿毒。内服：煎汤，6～15克，鲜品30～60克。外用：鲜品捣敷；或煎水外洗。

【精选验方】①急、慢性肝炎，神经衰弱：吐烟花6～15克，煎水服。②过敏性皮炎：吐烟花煎水洗。③下肢溃疡及疖肿：吐烟花鲜者捣烂外敷。

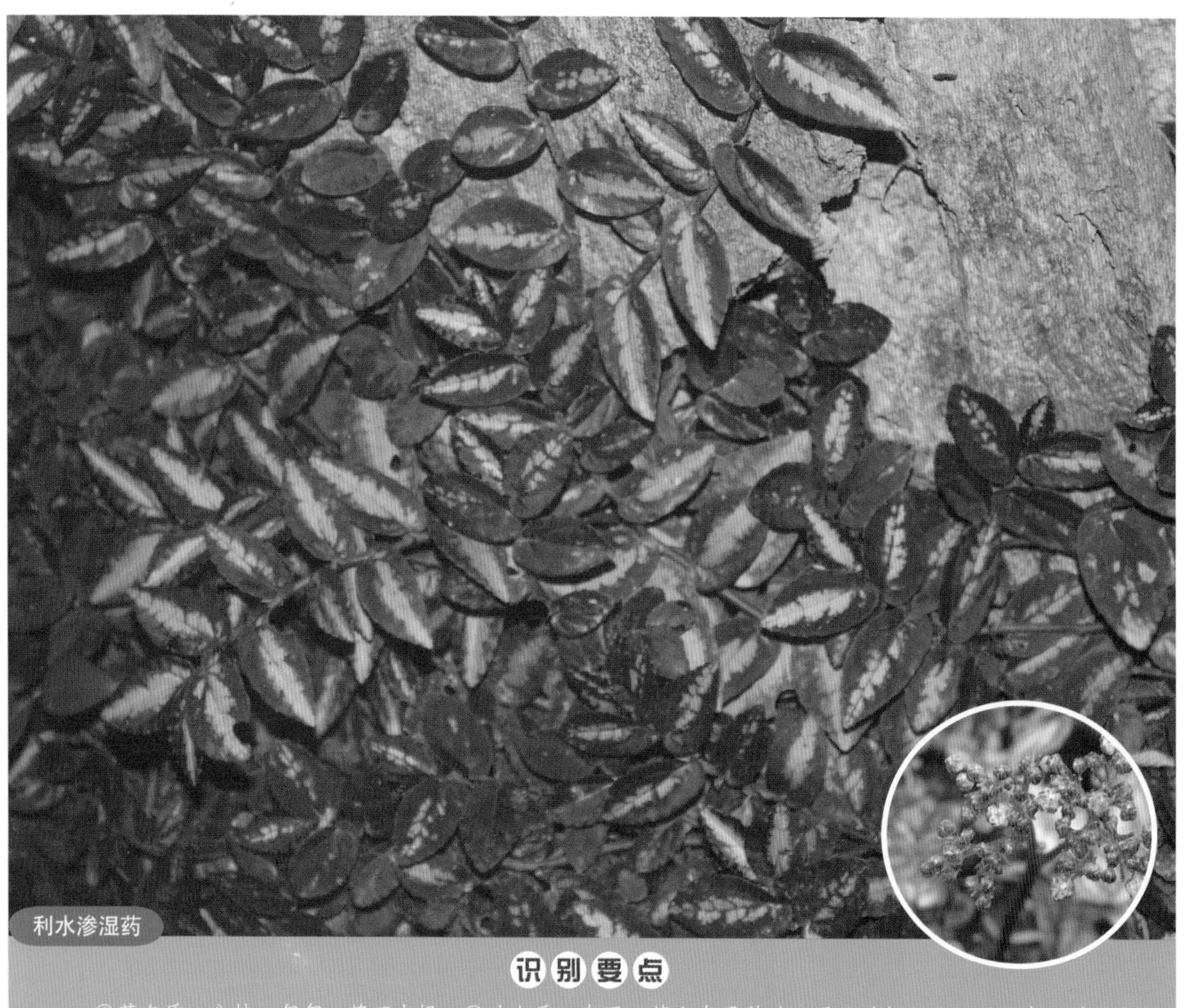

识别要点

①茎肉质，分枝，匍匐，节下生根。②叶肉质，在同一节上有两种叶，退化叶极细小，几无柄，线状倒卵形。正常叶较大，密被短柔毛，叶片近圆形、椭圆形或卵形。③花腋生，白色带红，伞形花序。

兖州卷柏

别名：金不换、金扁柏、金扁桃、石养草、田鸡爪。
来源：为卷柏科植物兖州卷柏*Selaginella involvens*(Sw.) Spring**的全草。**

【生境分布】生长于林下、山谷、路边、沟中等阴处石岩上。主产于西南、华南、浙江、江西、湖北至陕西等地。

【采收加工】全年均可采收，晒干或鲜用。

【性味功用】淡、微苦、凉。归肺、肝、心、脾经。清热利湿，止咳，止血，解毒。主治湿热黄疸，痢疾，水肿，腹水，尿路感染，痰湿咳嗽，咯血，吐血，便血，崩漏，外伤出血，乳腺炎，淋巴结炎，痔疮，烫伤。内服：煎汤，15～30克。外用：研末调敷；或鲜品捣敷。

【精选验方】①咳血、崩漏：兖州卷柏21～30克，水煎服。②劳累过度、咳嗽吐血：兖州卷柏45克，合青皮鸭蛋煮熟，去渣取汤，配鸭蛋服。③哮喘：兖州卷柏30～60克，冲开水炖冰糖服，每日2次。④痰嗽哮喘：金花草45克，马鞭草15克，冰糖30克，水煎服。⑤黄疸：鲜兖州卷柏60～120克（或干品30克），黄酒2茶匙，酌加开水炖1小时，每日2次候温分服。

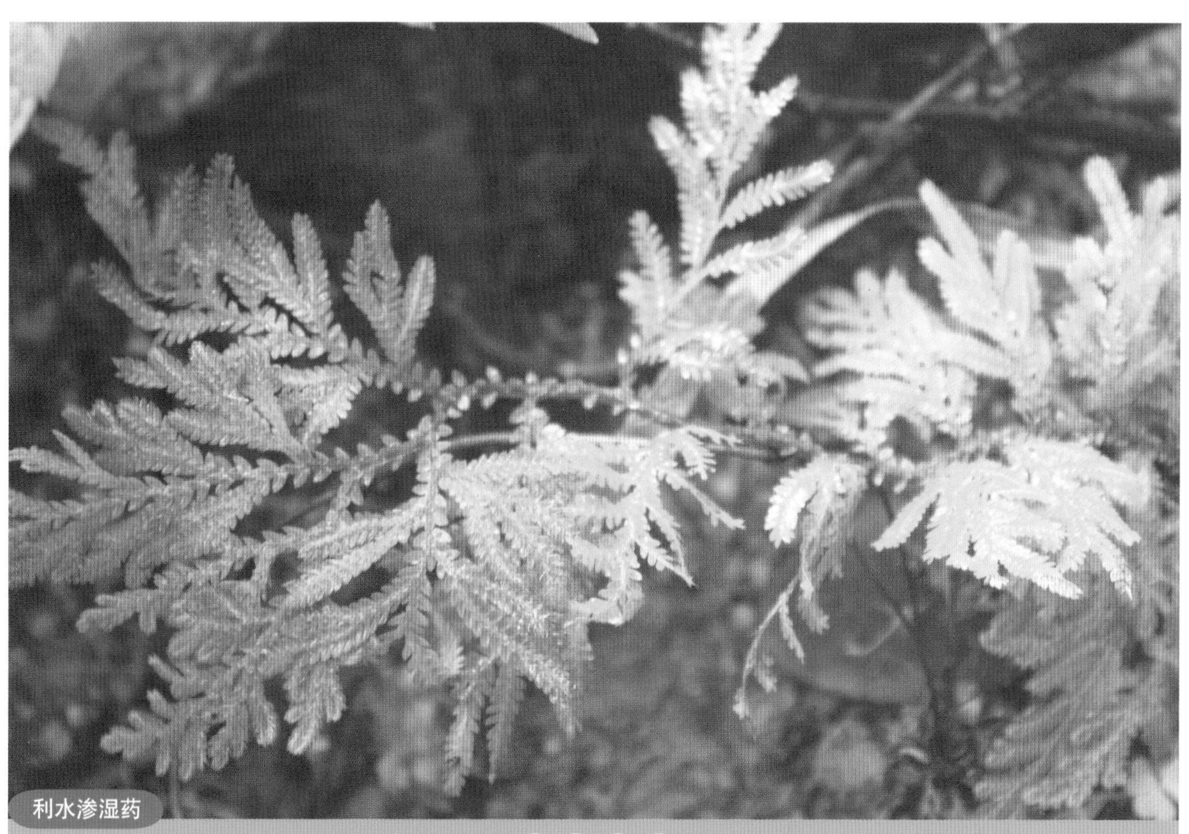

利水渗湿药

识别要点

①主茎直立，下部不分枝的部分圆柱形，稻秆色。②叶覆瓦状贴着，卵状矩圆形，渐尖，基部心形；上部3回羽状分枝；叶较密，异型，排成4行。

翠云草

别名：剑柏、蓝地柏、伸脚草、地柏叶、绿绒草、烂皮蛇。
来源：为卷柏科卷柏属植物翠云草*Selaginella uncinata* (Desv.)Spring**的全草。**

【生境分布】生长于山谷林下或溪边阴湿处以及岩洞石缝内。主产于华东、中南、西南各地。

【采收加工】全年均可采收，洗净，鲜用或晒干。

【性味功用】淡、微苦，凉。清热利湿，解毒，止血。主治黄疸，痢疾，泄泻，水肿，尿路感染，筋骨痹痛，吐血，咳血，便血，外伤出血，痔漏，烫火伤，虫蛇咬伤。内服：煎汤，10～30克。外用：晒干或炒炭存性，研末调敷；或鲜品捣敷。

【精选验方】①黄疸：翠云草30～50克，水煎服。②咳嗽：翠云草30克，羊奶奶叶20克，水煎服。③刀伤出血：翠云草鲜品适量，捣烂外包。④黄蜂螫伤：翠云草捣烂外敷。

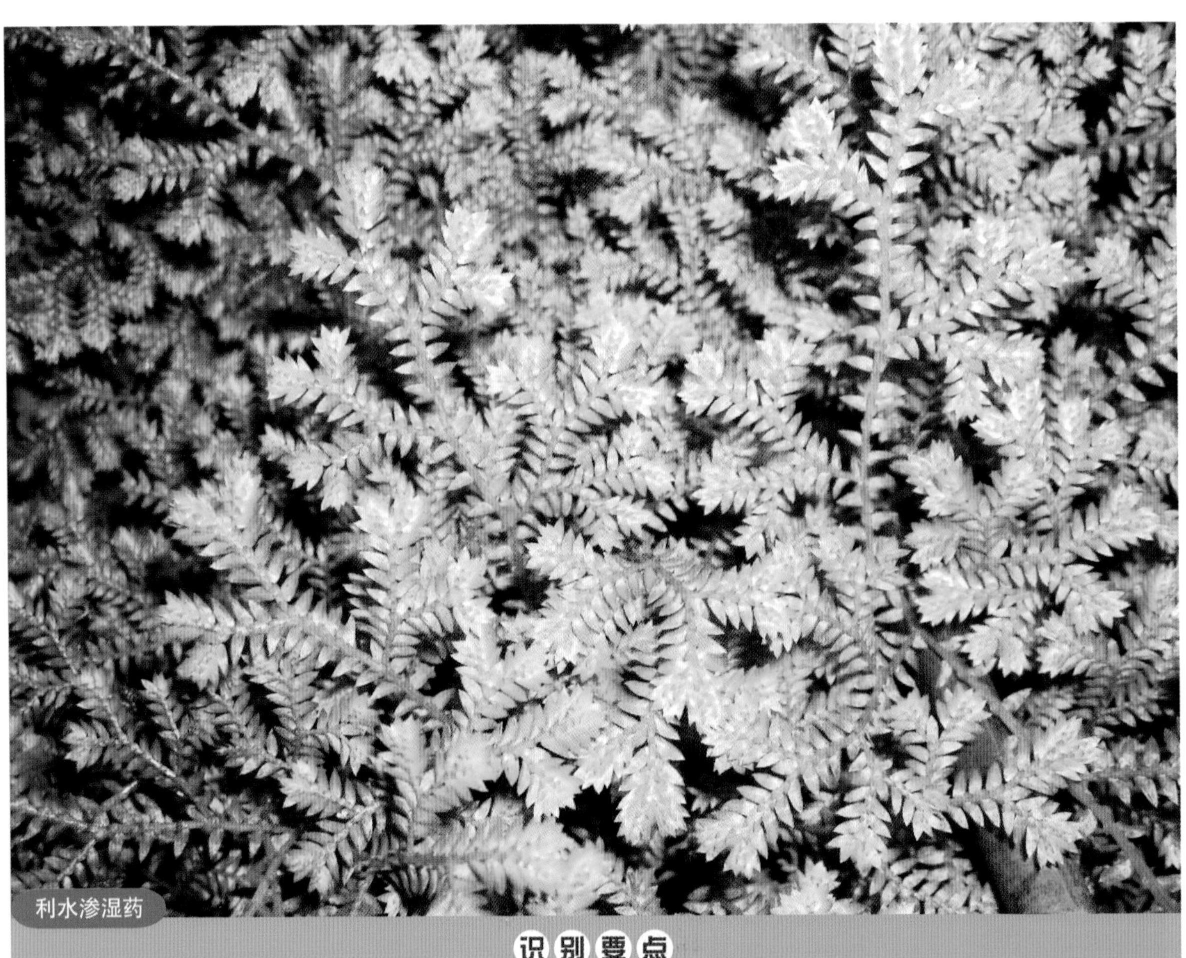

识别要点

①主茎伏地蔓生，有细纵沟，侧枝疏生并多次分叉，分枝处常生不定根。②叶二型，在枝两侧及中间各2行；侧叶卵形，基部偏斜心形，先端尖，边缘全缘，或有小齿；中叶质薄，斜卵状披针形，基部偏斜心形，淡绿色，先端渐尖，边缘全缘或有小齿，嫩叶上面呈翠蓝色。

猕猴桃根

别名：洋桃根。
来源：为猕猴桃科植物猕猴桃*Actinidia chinensis* Planch.**的根或根皮**。

【生境分布】生长于山地林间或灌丛中。主产于中南及陕西、江苏、安徽、浙江、江西、福建、台湾、四川、重庆、贵州、云南等地。

【采收加工】全年均可采，洗净，切段，晒干或鲜用。

【性味功用】甘、涩，凉。小毒。归心、肾、肝、脾经。清热解毒，祛风利湿，活血消肿。主治肝炎，痢疾，消化不良，尿浊，带下，风湿关节痛，水肿，跌打损伤，疮疖，结核，胃肠道肿瘤及乳腺癌。内服：煎汤，30～60克。外用：捣敷。

【精选验方】①急性肝炎：猕猴桃根120克，红枣12枚，水煎当茶饮。②水肿：猕猴桃根9～15克，水煎服。③消化不良、呕吐：猕猴桃根15～30克，水煎服。④跌打损伤：猕猴桃鲜根白皮，加酒糟或白酒捣烂烘热，外敷伤处；同时用根60～90克，水煎服。

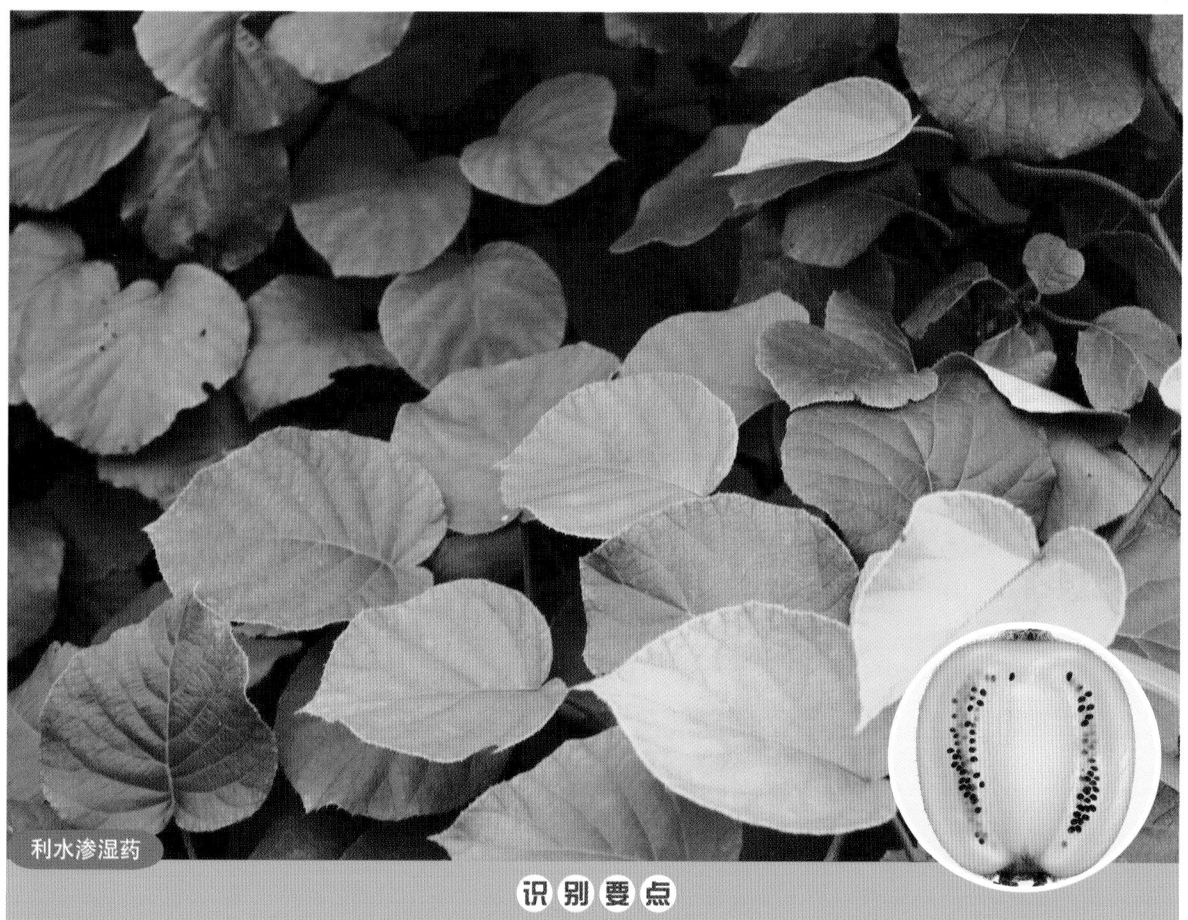

识别要点

①幼枝赤色，同叶柄密生灰棕色柔毛，老枝无毛；髓大，白色，片状。②单叶互生；有叶柄；叶片纸质，圆形、卵圆形或倒卵形，边缘有刺毛状齿。③花单生或数朵聚生长于叶腋；单性花，花瓣5，稀4，或多至6～7片。④浆果卵圆形或长圆形，密生棕色长毛。

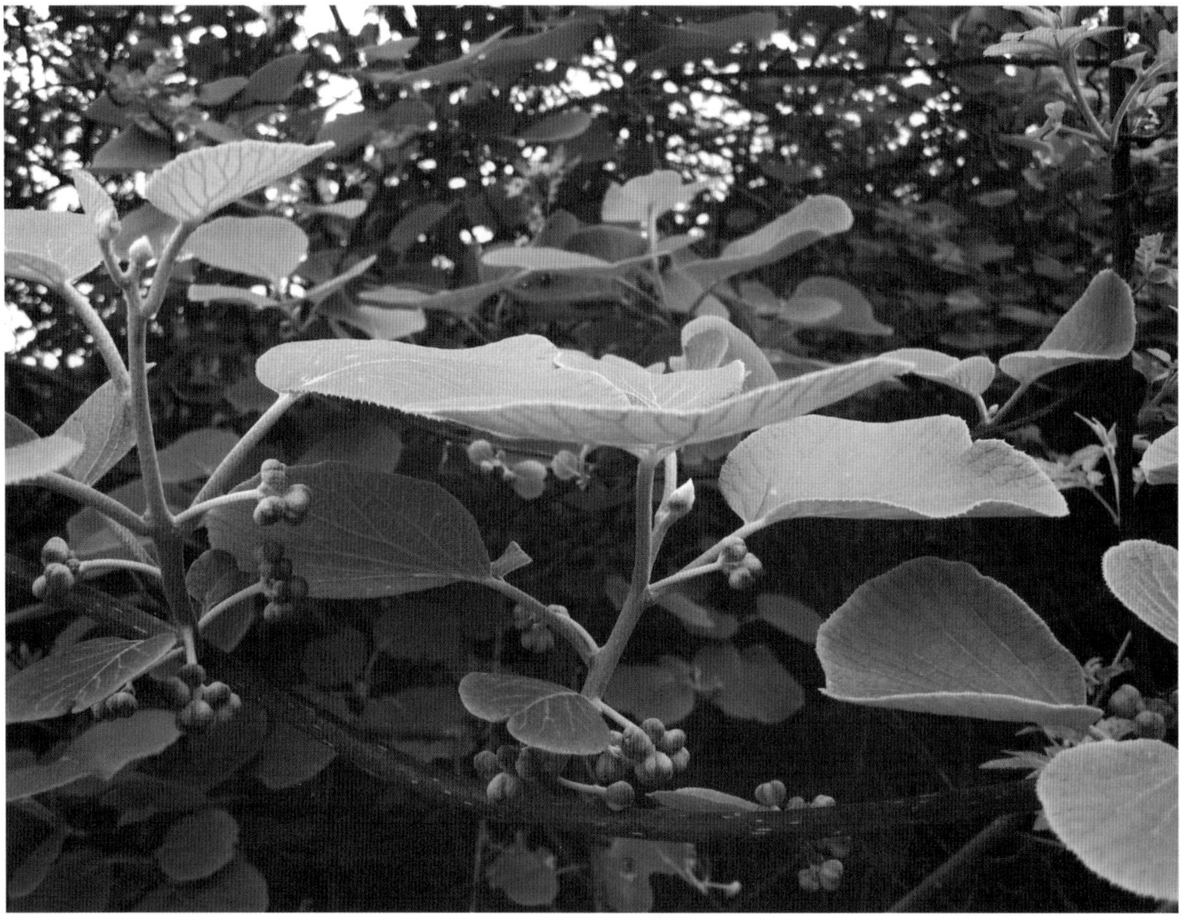

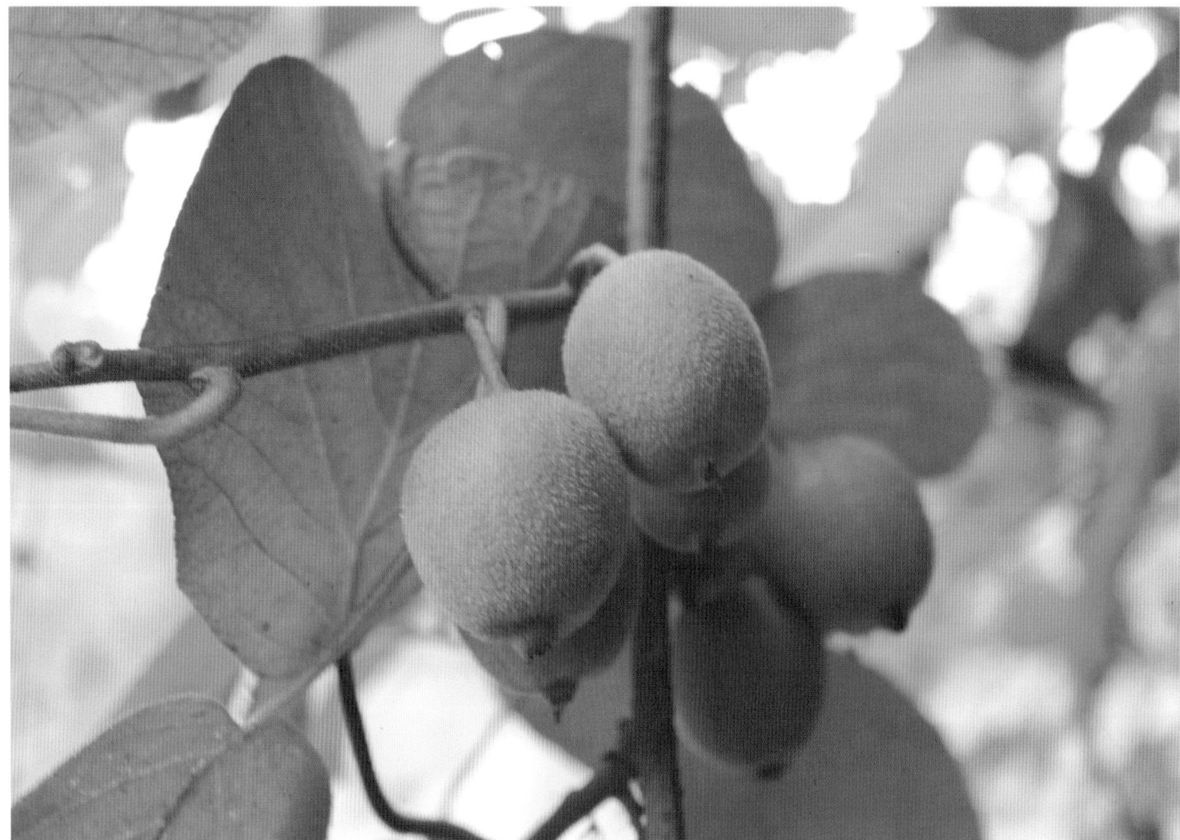

荷莲豆

别名：野雪豆、月亮草、除风草、眼睛草、青蛇儿、龙鳞草、野豌豆草、荷莲豆菜、野豌豆尖。
来源：为石竹科植物荷莲豆*Drymaria diandra*(L.)Willd.**的全草。**

【生境分布】生长于山野阴湿地带。主产于西南、华南及福建、台湾等地。

【采收加工】夏季采全草，晒干或鲜用。

【性味功用】苦，凉。归肝、胃、膀胱经。清热利湿，活血解毒。主治黄疸，水肿，疟疾，惊风，风湿脚气，疮痈疖毒，小儿疳积，目翳，胬肉。内服：煎汤，6～9克，鲜品15～30克；或泡酒；或绞汁。外用：鲜品捣敷。

【精选验方】①黄疸：荷莲豆、金针花各30克，煎水服。②风湿脚气：荷莲豆30克，泡酒服。③痞块：荷莲豆捣烂，炒热包患处。

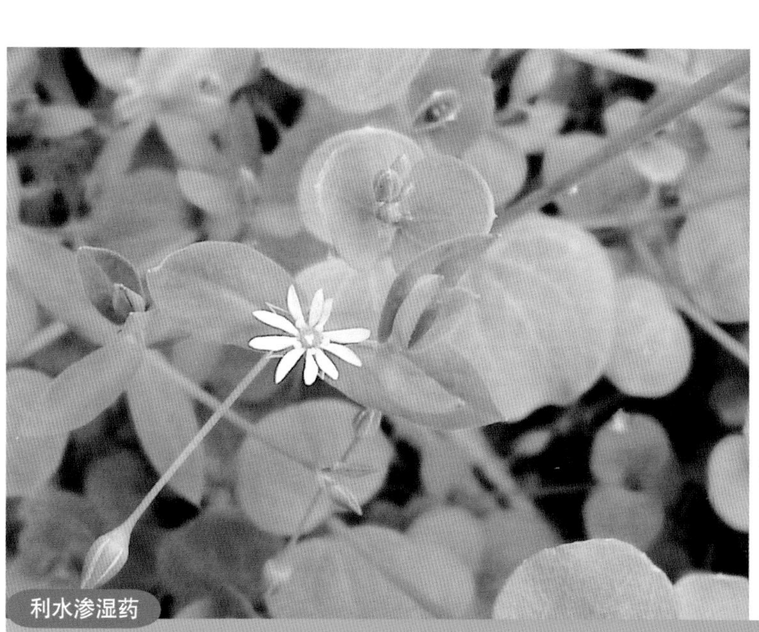

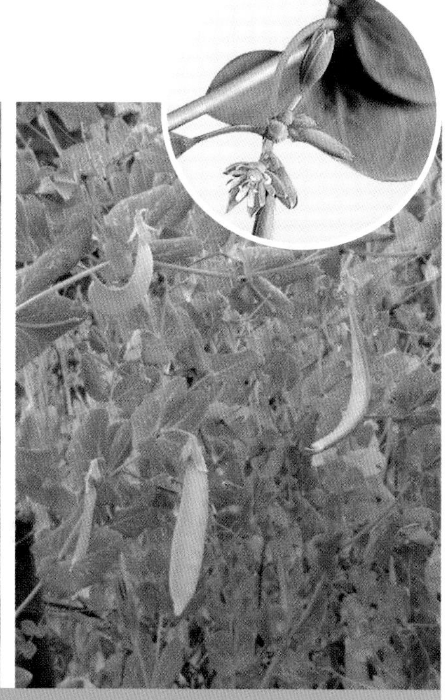

识别要点

①茎光滑，近基部分枝，枝柔弱。②单叶对生，膜质；叶柄短；托叶刚毛状；叶片卵圆形至圆形。③花呈顶生或腋生的聚伞花序；花小，绿色，花梗纤细，有短柔毛；花瓣5，先端2裂，裂片狭，短于萼片；雄蕊3～5，与萼片对生；花柱短，柱头2裂，基部联合。④蒴果卵圆形，2～3瓣裂。

铁线莲

别名：山木通。
来源：为毛茛科铁线莲属植物铁线莲*Clematis florida* Thunb.的根或全草。

【生境分布】野生或栽培。分布于山东、湖北、浙江、福建等地。

【采收加工】全草7～8月收，切段，鲜用或晒干。根秋冬季挖，洗净泥土，晒干。

【性味功用】苦、微辛，温。有小毒。归肝、脾、肾经。利尿，通络，理气通便，解毒。主治风湿性关节炎，小便不利，闭经，便秘腹胀，风火牙痛，眼起星翳，虫蛇咬伤，黄疸。内服：煎汤，15～30克；研末吞服，3～5克。外用：鲜草加酒或盐捣烂敷。

【精选验方】①虫蛇咬伤：铁线莲全草，捣烂，敷患处。②风火牙痛：鲜铁线莲根，加盐捣烂，敷患处。③眼起星翳：鲜铁线莲根，捣烂，塞鼻孔，左目塞右孔，右目塞左孔。

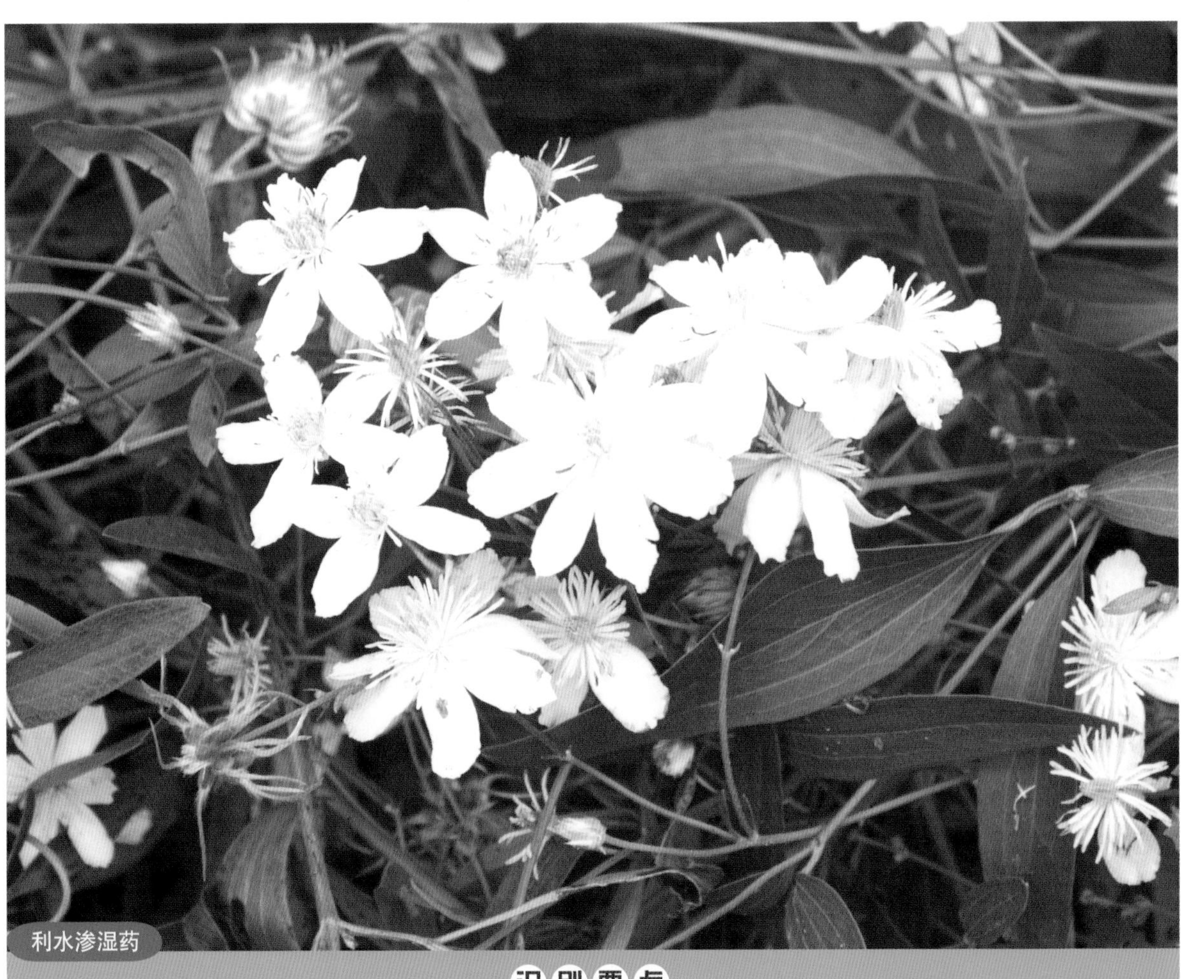

利水渗湿药

识别要点

①蔓茎瘦长，达4米许，质硬，全体有稀疏短毛。②叶对生，有柄，1或2回3出复叶；叶柄能卷缘它物；小叶卵形或卵状披针形，全缘，或2～3缺刻。③花梗生长于叶腋，中部生对生的苞叶；梗顶开大型白色花；萼4～6片，卵形，锐头，边缘微呈波状，中央有三粗纵脉，外面的中央纵脉带紫色，并有短毛；无花瓣。

溪黄草

别名：熊胆草、山熊胆、风血草、黄汁草。
来源：为唇形科香茶菜属植物线纹香茶菜_Rabdosia lophanthoides_ (Ham. ex D. Don)Hara**的全草。**

【生境分布】生长于溪边、沟旁或山谷湿润处。分布于我国中部、南部和西南部。

【采收加工】夏秋采收，晒干；鲜品随时可采。

【性味功用】苦，寒。归肝、胆、大肠经。清热解毒，利湿退黄，散瘀消肿。主治湿热黄疸，胆囊炎，泄泻，疮肿，跌打伤痛。内服：煎汤，15～30克。外用：捣敷；或研末搽。

【精选验方】①急性黄疸型肝炎：溪黄草、酢浆草、铁线草各适量，水煎服。②急性胆囊炎伴黄疸者：溪黄草、田基黄、茵陈蒿、鸡骨草、车前草各适量，水煎服。③湿热下痢：溪黄草鲜叶，捣汁冲服；或溪黄草、天香炉、野牡丹各适量，水煎服。④少尿无尿：鲜溪黄草60克，鲜石韦、鲜车前草各30克，水煎服。

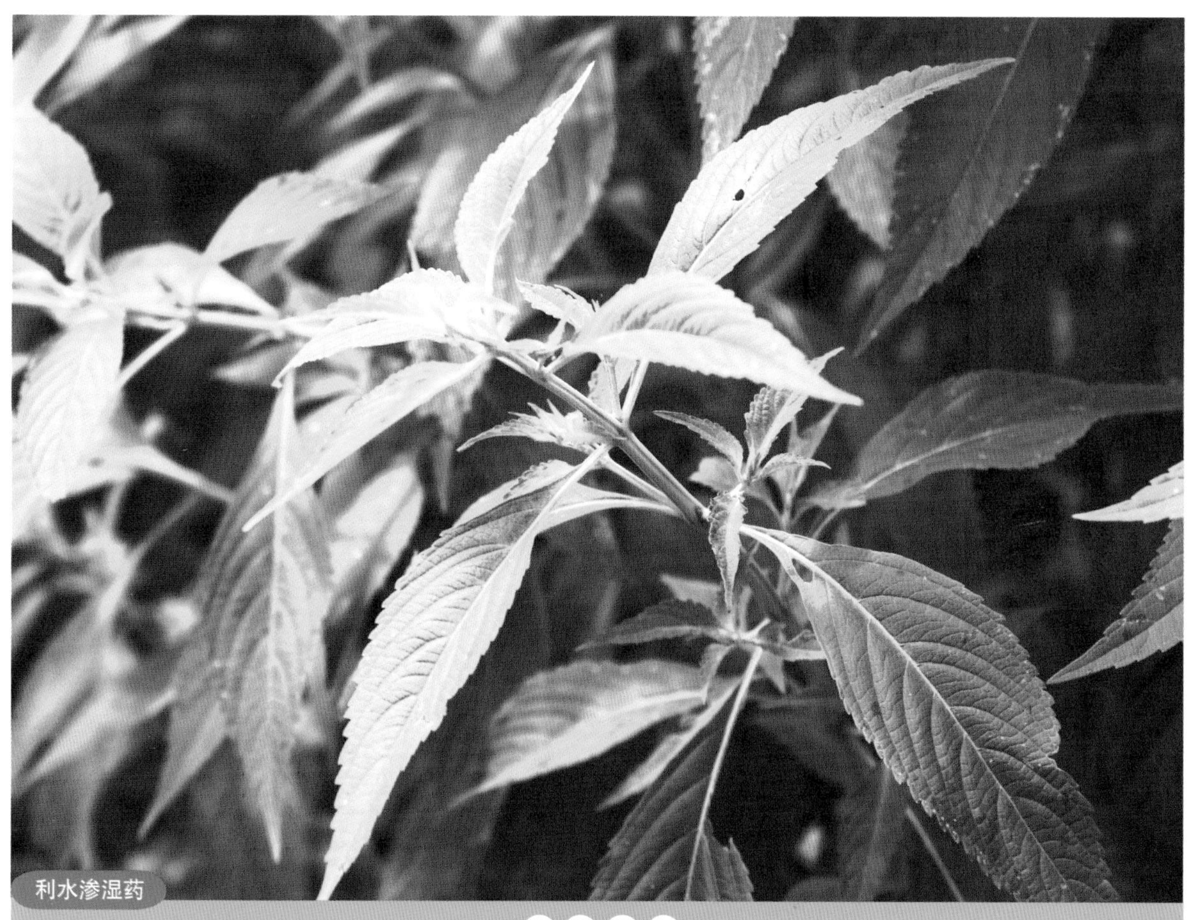

识别要点

①茎直立，四方形，分枝，稍被毛。②叶对生，纸质；卵形至卵状椭圆形，先端短尖，基部阔楔形，边缘具粗锯齿，上面被稀疏的短细毛，下面近无毛，有红褐色的腺点；具柄。

积雪草

别名：崩大碗、马蹄草、雷公根、蚶壳草、铜钱草、落得打。
来源：为伞形科植物积雪草*Centella asiatica*(L.)Urb. **的干燥全草。**

【生境分布】生长于阴湿草地、田边、沟边。主产于西南及陕西、江苏、安徽、浙江、江西、福建、台湾、湖北、湖南、广东、广西等地。

【采收加工】夏、秋二季采收，除去泥沙，晒干。

【性味功用】苦、辛，寒。归肝、脾、肾经。清热利湿，解毒消肿。主治湿热黄疸，中暑腹泻，尿石尿血，痈肿疮毒，跌打损伤。内服：煎汤，15～30克。

【精选验方】①湿热黄疸：鲜积雪草、冰糖各30克，水煎服。②中暑腹泻：积雪草鲜叶搓成小团，嚼细开水吞服一、二团。③尿结石：鲜积雪草30克，第二次的淘米水煎服。④尿血：积雪草头、草益根各一把，捣烂绞汁和冰糖30克，一次炖服。⑤小便不通：鲜积雪草30克，捣烂贴肚脐，小便通即去药。⑥麻疹：鲜积雪草30～60克，水煎服。

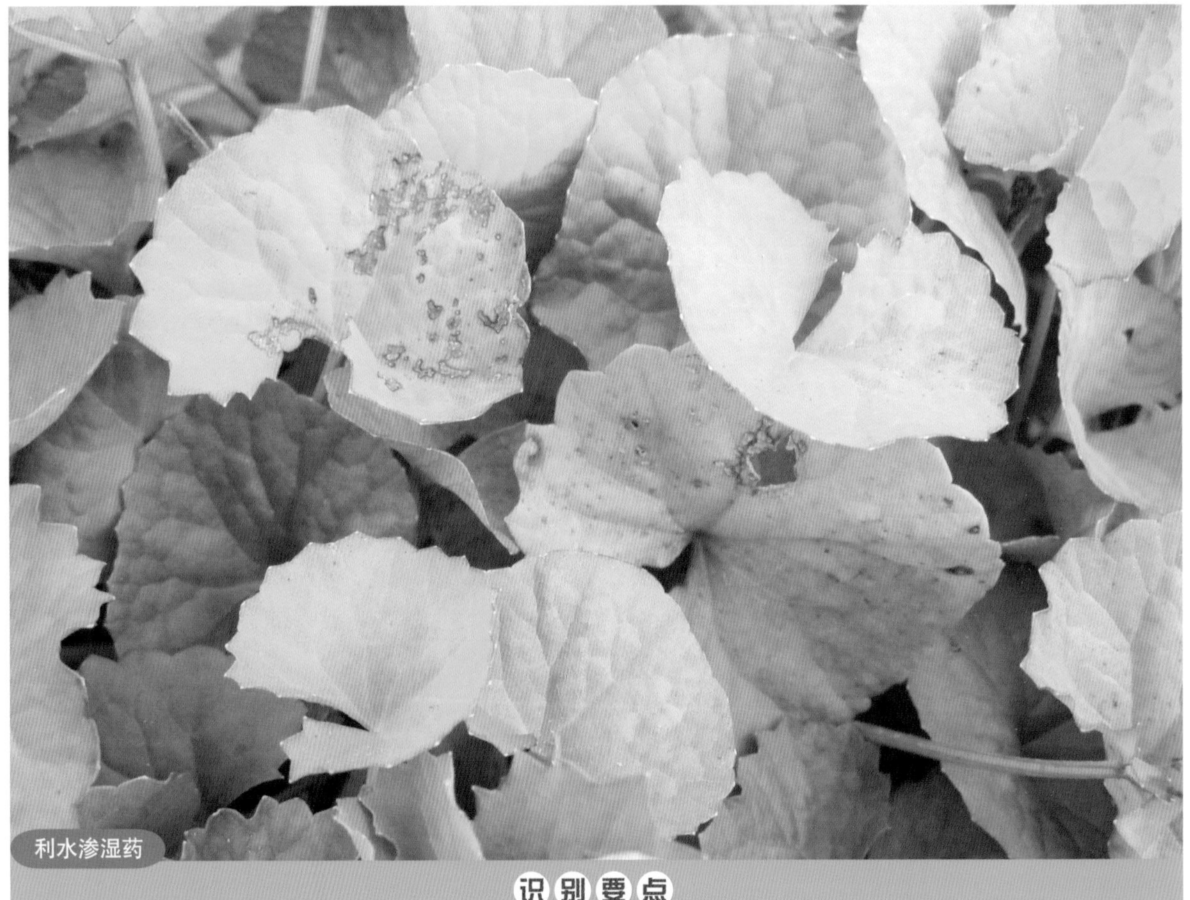

利水渗湿药

识别要点

①茎光滑或稍被疏毛，节上生根。②单叶互生，叶片圆形或肾形，边缘有钝齿，上面光滑，下面有细毛；叶有长柄。

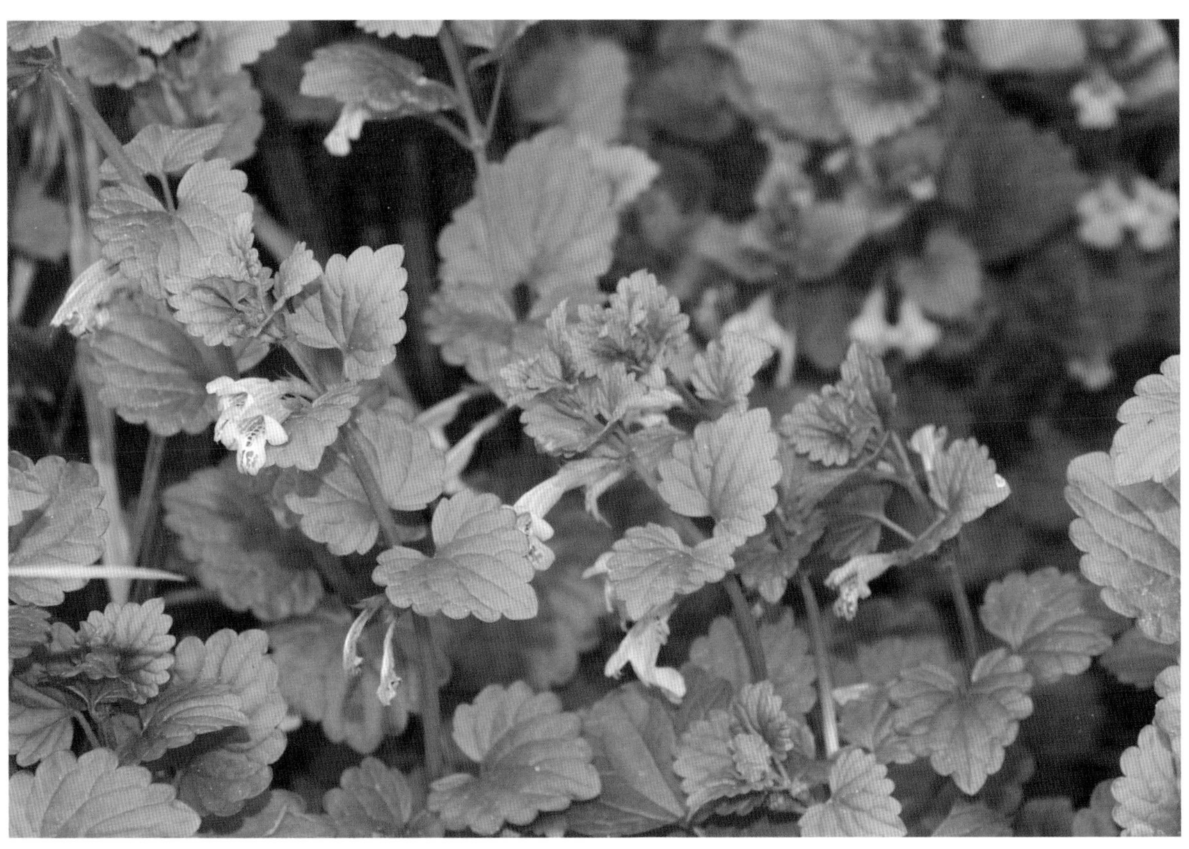

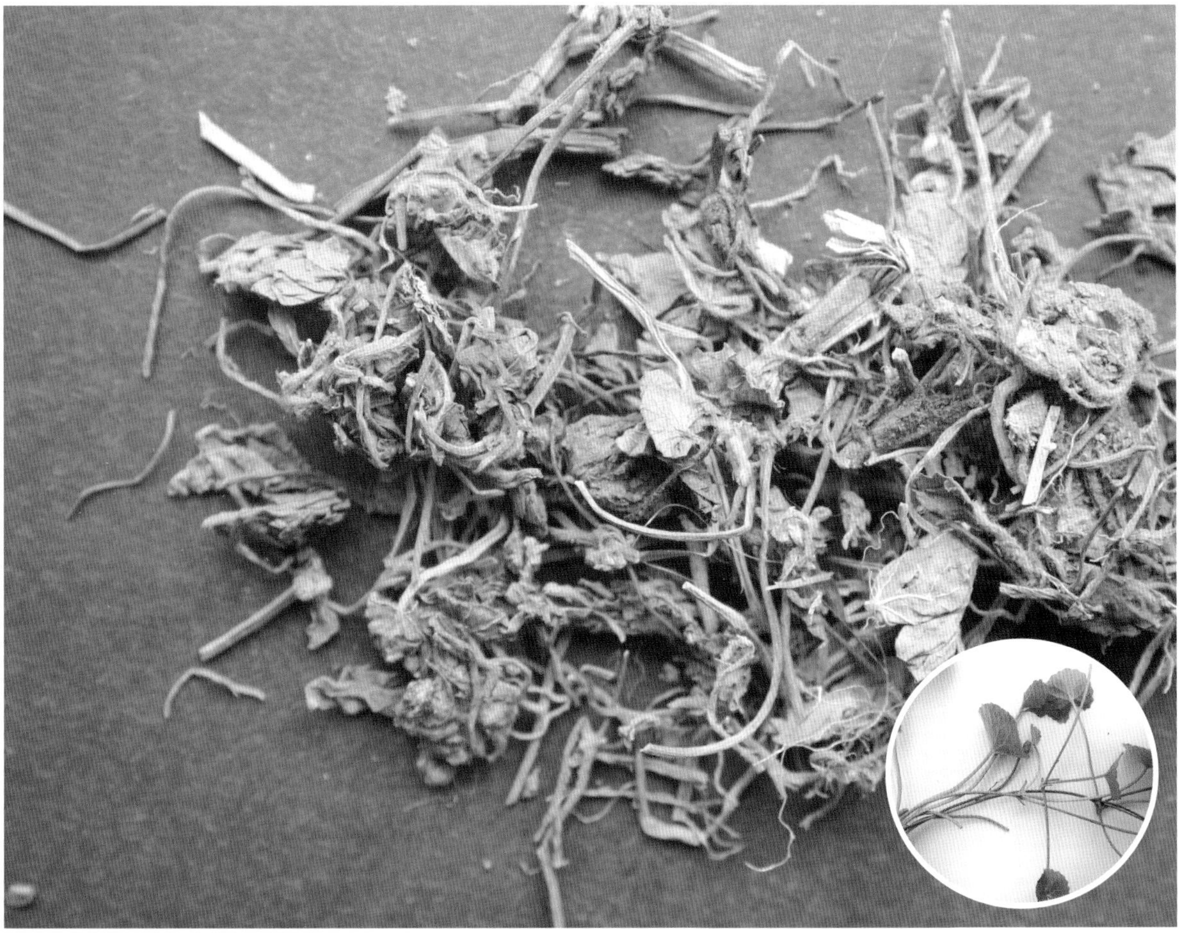

六月雪

别名：白马骨、天星木、满天星、路边姜、鸡骨柴。
来源：为茜草科六月雪属植物六月雪*Serissa serissoides* (DC.)Druce**的全株。**

【生境分布】多野生天山林之间、溪边岩畔。也有栽培。主产于我国的江苏、浙江、江西、广东等东南及中部各地。

【采收加工】全年可采。洗净鲜用或切段晒干。

【性味功用】淡、微辛，凉。健脾利湿，舒肝活血。主治小儿疳积，急慢性肝炎，闭经，白带，风湿腰痛。内服：煎汤，15～30克。

【精选验方】①通经：六月雪、仙鹤草、槐花各9～12克，牡丹皮6～9克，水煎，冲黄酒、红糖，经行时早、晚空腹服。②肝炎：六月雪根60克，白茅根、山楂根各30克，水煎服，每日1剂，每10日为1个疗程。

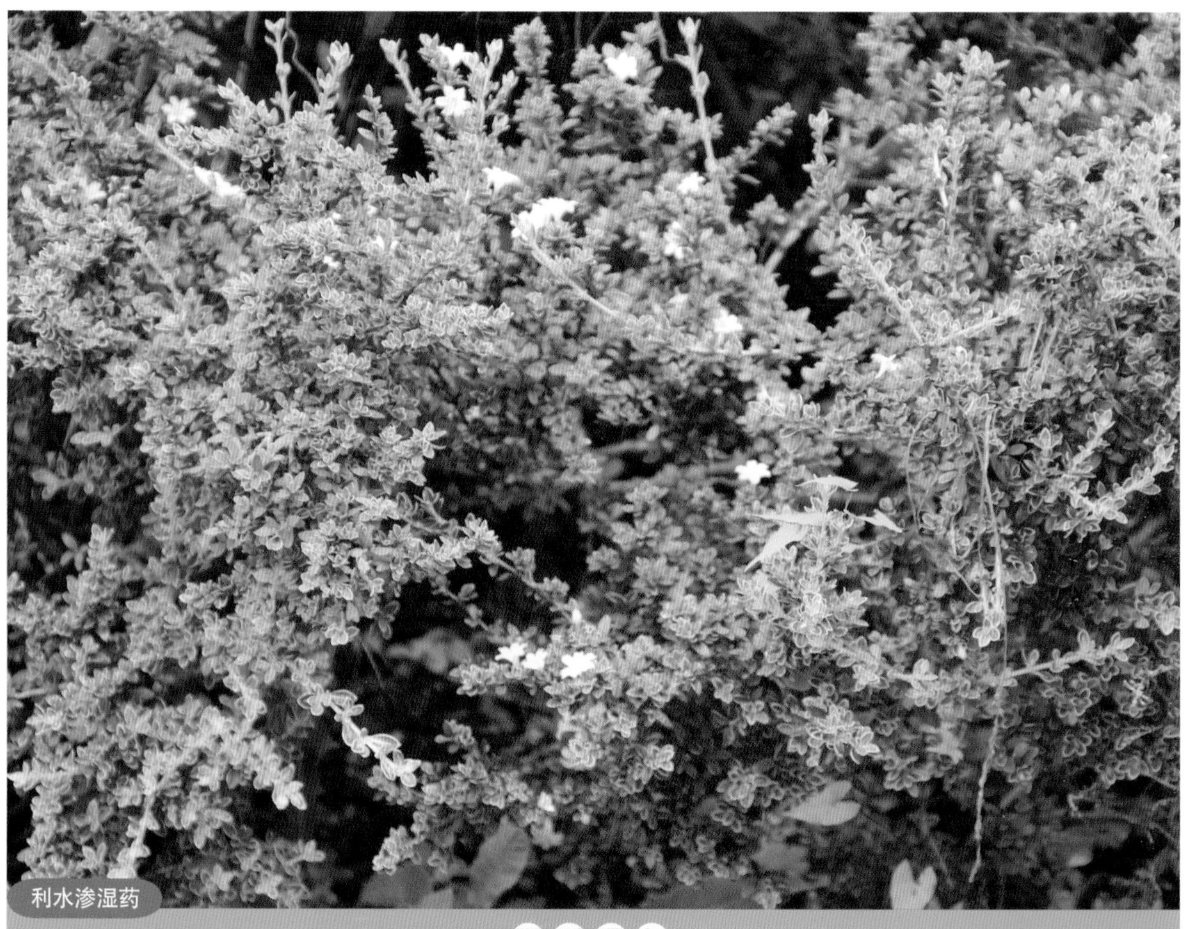

利水渗湿药

识别要点

①枝粗壮，灰白色或青灰色，嫩枝有微毛，揉之有臭味。②叶对生或丛生于短枝上，近革质，倒卵形，椭圆形或倒披针形。③8月开白色小花。

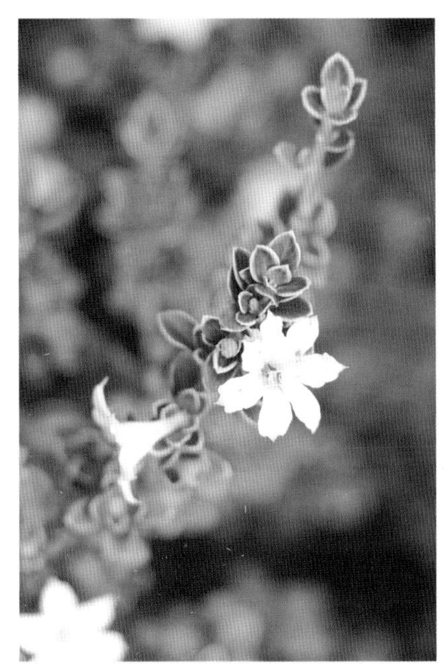

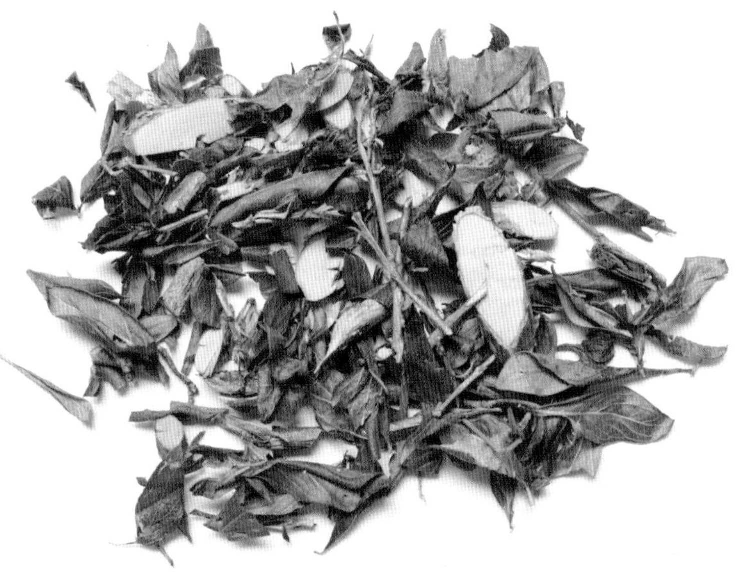

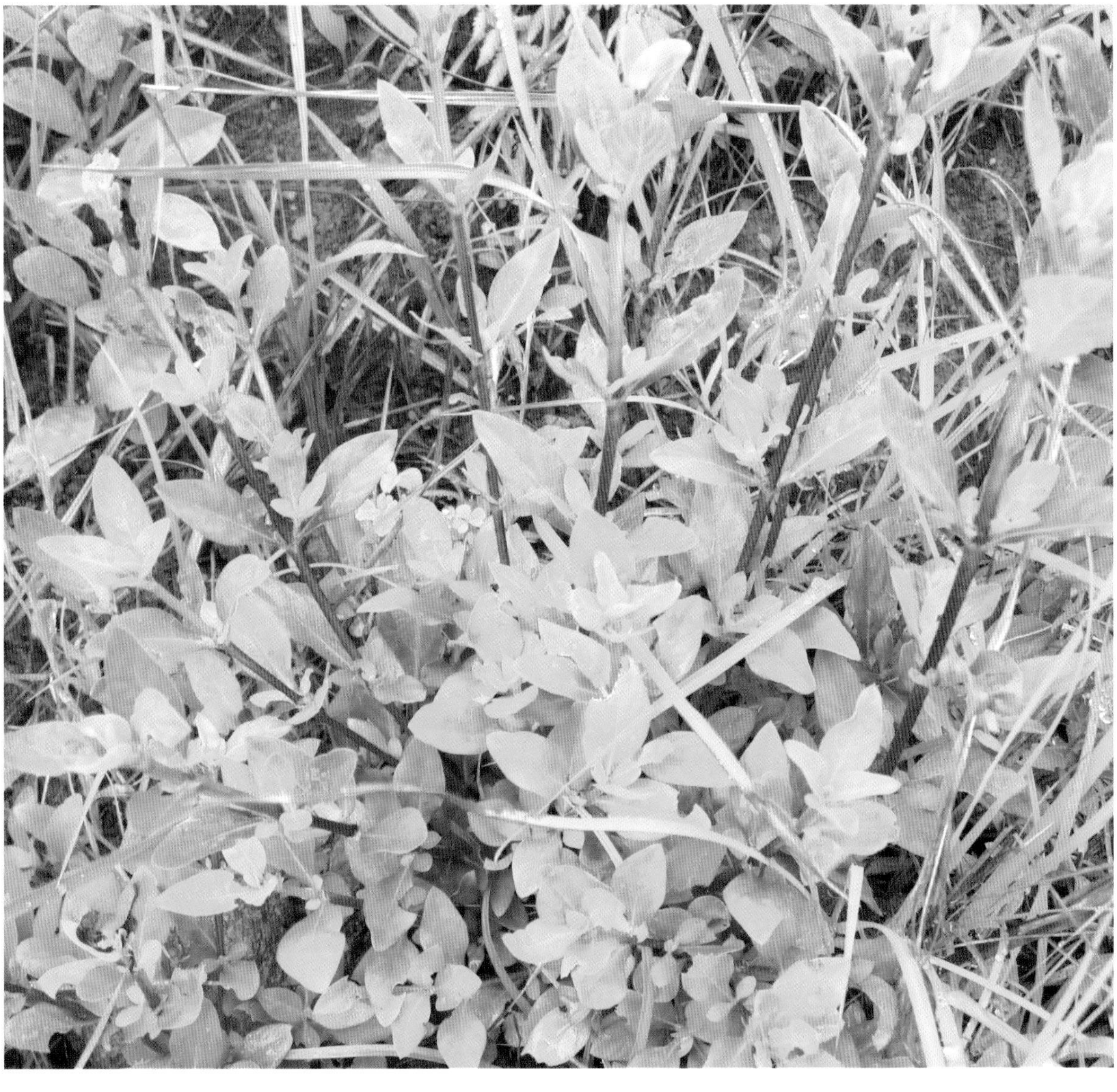

卷丹

别名：虎皮百合。
来源：为百合科植物卷丹*Lilium tigrinum* Ker-Gawl.的鳞茎。

【生境分布】生长于山坡草地、林缘路旁，或有栽培。主产于河北、山西、甘肃、青海、河南、山东及长江以南各地。

【采收加工】7～9月植物枯萎时挖取鳞茎，除去地上部分，洗净，剥取鳞叶，置沸水中稍烫后，晒干、烘干或硫磺熏后晒干。

【性味功用】微苦，平。养阴润肺，清心安神，利水。主治阴虚久咳，痰中带血，虚烦惊悸，失眠多梦，精神恍惚。内服：煎汤，4.5～9克。

【精选验方】①阴虚久咳、痰中带血：卷丹鳞茎、款冬花各等份，研末，每次5克，姜汤咽下。②肺病吐血：鲜卷丹鳞茎捣汁，和水饮之，亦可煮食。③神经衰弱，心烦失眠：鲜卷丹鳞茎、酸枣仁各15克，远志9克，水煎服。

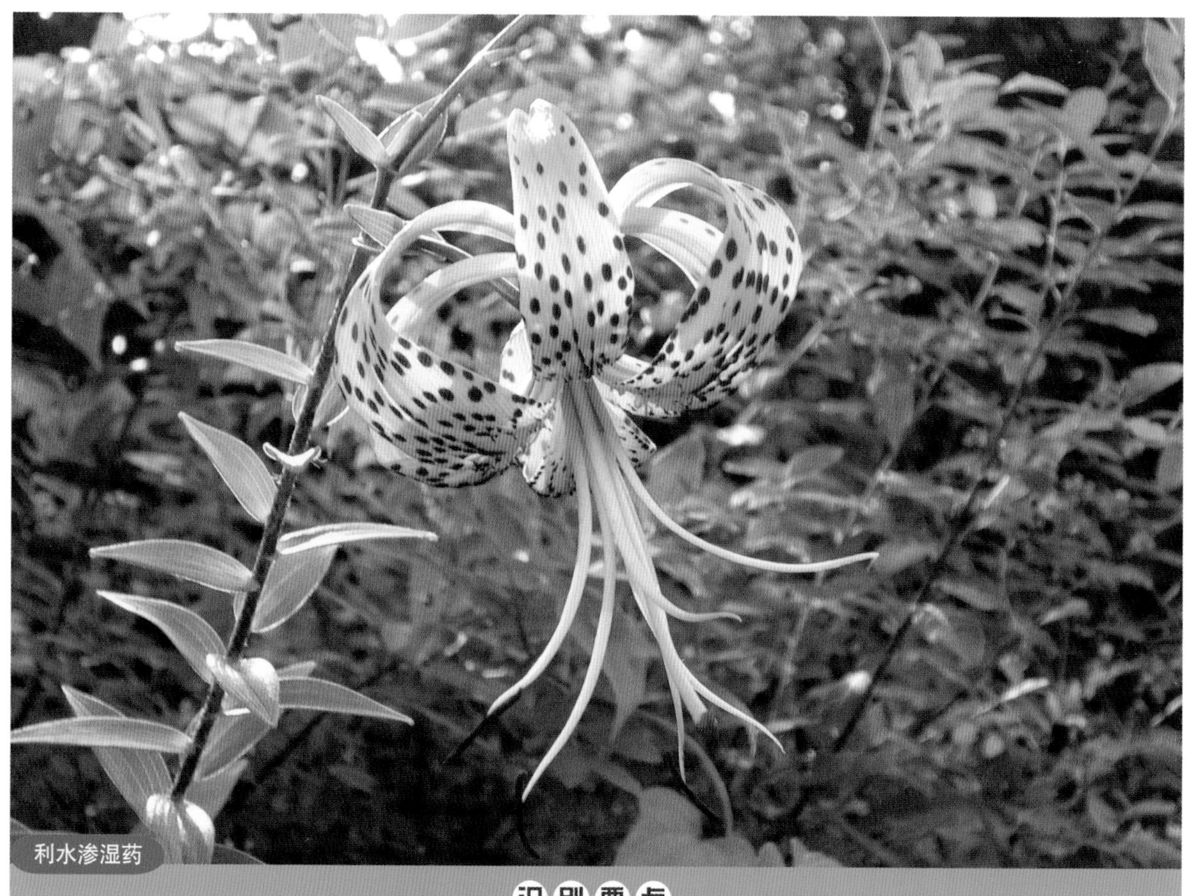

利水渗湿药

识别要点

①鳞茎宽卵状扁球形，白色，鳞片叶宽卵形。茎直立，常带紫色条纹，具白色毛。②叶互生，长圆状披针形或披针形，两面近无毛。叶缘具乳头状突起，上部叶腋具珠芽。③花3～6朵或更多，苞片叶状，卵状披针形；花下垂，花被片披针形，反卷，橙红色，具紫黑色斑点。

过路黄

别名：金钱草、对座草、大叶金钱草、对叶金钱草。
来源：为报春花科植物过路黄 Lysimachia christinae Hance**的干燥全草。**

【生境分布】生长于山坡路旁、沟边以及林缘阴湿处。主产于四川、山西、陕西、云南、贵州等地。

【采收加工】夏、秋二季采收，除去杂质，晒干。

【性味功用】甘、咸，微寒。归肝、胆、肾、膀胱经。清利湿热，通淋，消肿。主治尿热，尿涩作痛，黄疸尿赤，痈肿疔疮，毒蛇咬伤，肝胆结石，尿路结石。内服：煎汤，15～60克。外用：煎汤外洗。

【精选验方】①小便不利：过路黄、车前草、龙须草各25克，水煎服。②热淋：过路黄30克，黄芩、车前草各15克，甘草5克，水煎服，每日3次。③胆结石：过路黄、茵陈、海金沙各30克，郁金15克，枳壳、木香各12克，大黄10～15克（后下），栀子、芒硝各10克，水煎服。④泌尿系结石：鲜过路黄120克，水煎服。⑤湿疹、稻田性皮炎、瘙痒：过路黄60克，煎汤外洗。

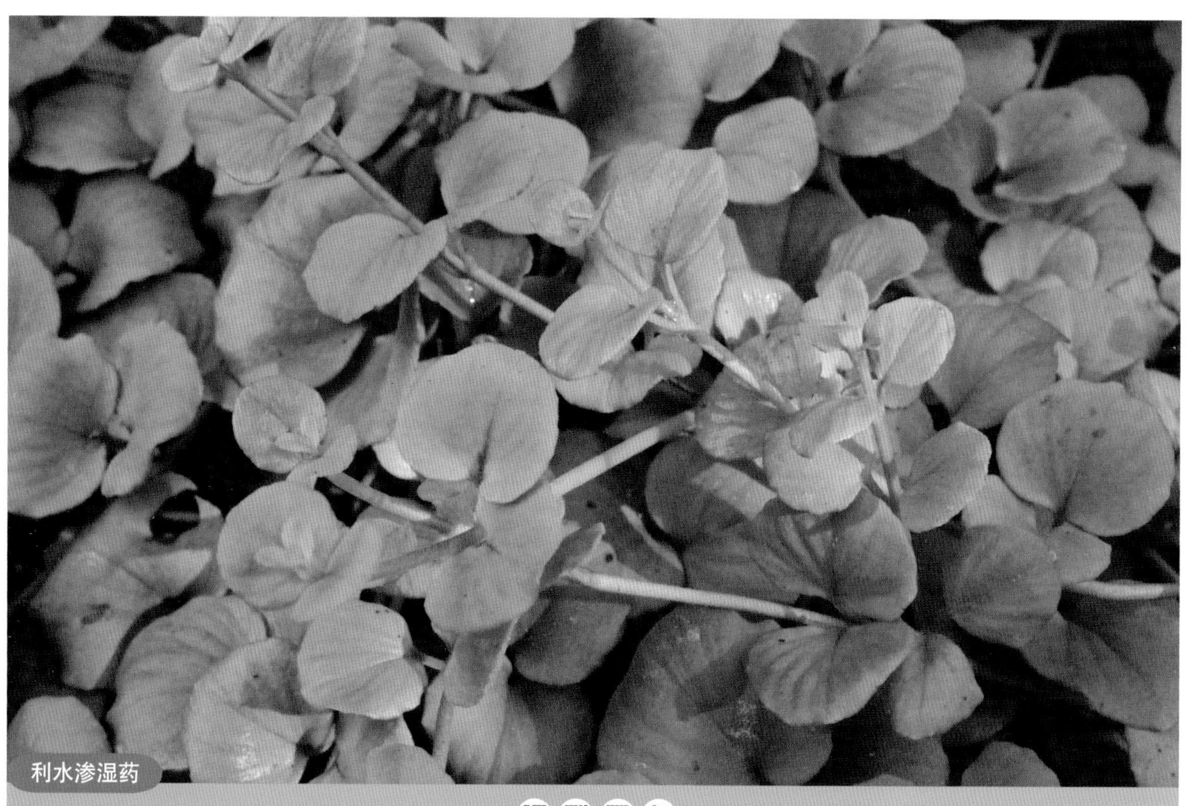

利水渗湿药

识别要点

①茎细长，绿色或带紫红色，匍匐地面生长。②叶片、花萼、花冠及果实均具点状及条纹状的黑色腺体。单叶对生，叶片心脏形或卵形，全缘，仅主脉明显。③花黄色，成对腋生。

铃兰

别名：草玉铃、小芦铃、香水花、鹿铃、君影草、草寸香。
来源：为百合科多年生草本植物铃兰*Convallaria keiskei* Miq. **的全草。**

【生境分布】生长于山地阴湿地带之林下或林缘灌丛。主产于东北、河北、山东、河南、陕西等地。以东北产者为佳。

【采收加工】6月花开时采收，除去杂质，晒干。

【性味功用】甘、苦，温。有毒。归肝、肾、膀胱经。温阳利水，活血祛风。主治充血性心衰，崩漏带下，跌打损伤。外用治疗疮肿毒。内服：煎汤，3～9克；或研末冲服，每次0.6克，每日1～2次。外用：煎水洗；或调敷。

【精选验方】①丹毒：铃兰30克，煎水洗。②紫癜：铃兰适量，烧灰研粉，菜油调涂。③跌打损伤：铃兰9克，红三七6克，红白二丸1.5克，四块瓦15克，水煎服，黄酒为引。④崩漏白带：铃兰、益母草各9克，红白鸡冠花、红毛七各6克，红花4.5克，石泽兰3克，水煎服，黄酒为引。

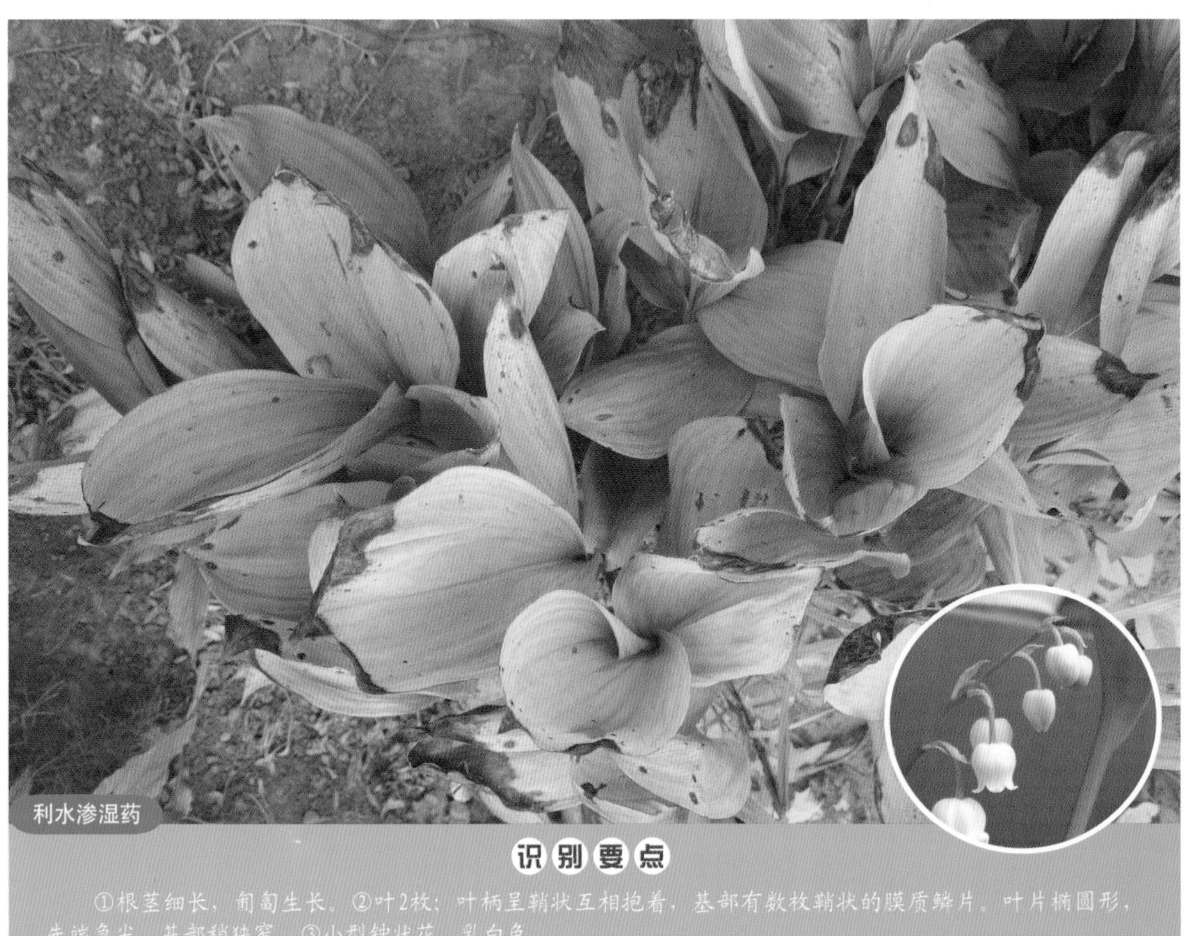

识别要点

①根茎细长，匍匐生长。②叶2枚；叶柄呈鞘状互相抱着，基部有数枚鞘状的膜质鳞片。叶片椭圆形，先端急尖，基部稍狭窄。③小型钟状花，乳白色。

蛇葡萄

别名：山葡萄、蛇白蔹、假葡萄、绿葡萄、野葡萄、见毒消。
来源：为蛇葡萄科木质藤本植物蛇葡萄*Ampelopsis brevipedunculata*(Maxim.)Trautv. **的茎叶。**

【生境分布】生长于灌丛中或山坡上。主产于辽宁、河北、山西、山东、浙江、广东等地。

【采收加工】秋季采收，除去杂质，干燥。

【性味功用】甘，平。归心、肝、肾经。清热解毒，祛风利水，止痛，止血。主治风湿性关节炎，呕吐，腹泻，消化性溃疡。外用治跌打损伤，肿痛，疮疡肿毒，外伤出血，烧烫伤。内服：煎汤，30～60克。外用：适量，煎水洗。

【精选验方】①慢性肾炎：山葡萄叶粉15克，放鸭蛋白内搅匀，用茶油煎炒；另取山葡萄枝30克煎汤，以一部分代茶，与上述炒蛋白配合内服。另一部分洗擦皮肤。②风湿性关节炎：蛇葡萄根100克，木瓜50克，白酒1000毫升，浸泡7日，过滤，每日早、晚各服15～50克。③外伤出血：蛇葡萄叶焙干研粉，撒于伤处。④中耳炎：鲜山葡萄藤一根，洗净，截取一段，一端对患耳，另一端用口吹之，使汁滴入耳内。⑤痫症：鲜山葡萄粗茎（去粗皮）150克，水煎服，每日1剂。

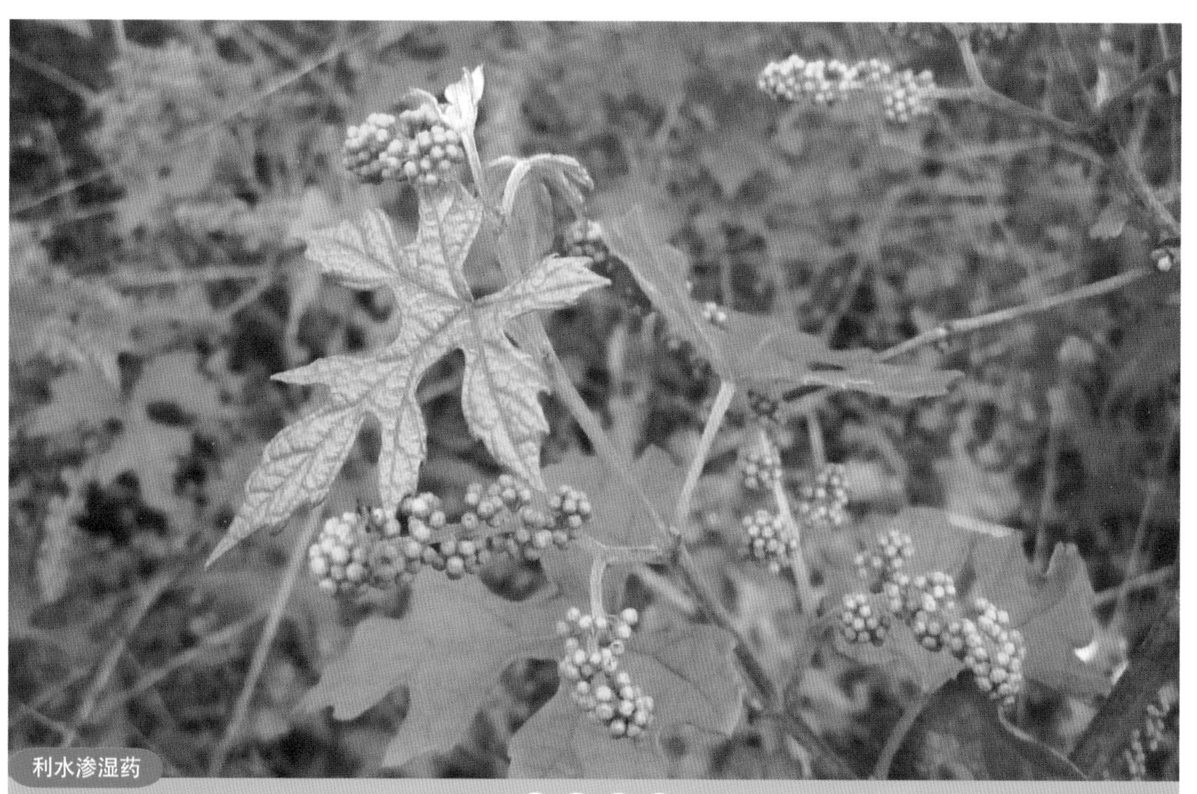

识别要点

①枝条粗壮，嫩枝具柔毛。②叶互生，阔卵形，通常3浅裂，边缘有较大的圆锯齿，上面暗绿色，无毛或具细毛，下面淡绿色，被柔毛。③聚伞花序与叶对生，花序被柔毛；花多数，细小，绿黄色。④浆果近球形或肾形，熟时由深绿色变蓝黑色。

石 竹

别名：石菊、绣竹、常夏、石柱花、日暮草、瞿麦草、洛阳花、洛阳石竹、十样景花、中国石竹。
来源：为石竹科植物石竹*Dianthus chinesis* L. 的地上部分。

【生境分布】生长于山地、田边或路旁，有栽培。分布于全国各地。主产于河北、四川、重庆、湖北、湖南、浙江、江苏等地。

【采收加工】立秋至秋分之间，将根挖出，去掉根茎，剪去须根，洗净晒干。

【性味功用】苦，寒。归心、小肠经。利尿通淋，破血通经。主治尿热，尿路结石，闭经，消化道肿瘤。内服：煎汤，10～15克。

【精选验方】①急性尿道炎、膀胱炎：石竹、赤芍各9克，茅根30克，生地黄18克，阿胶4.5克（溶化），地骨皮6克，水煎服。②产后泌尿系感染而致的血尿：石竹、蒲黄各适量，水煎服。③便秘：石竹、瓜蒌仁各适量，水煎服。④小便淋沥涩痛，短赤，血淋、砂淋：石竹、萹蓄、栀子、滑石、木通、车前子、炙甘草、大黄等各适量，水煎服。

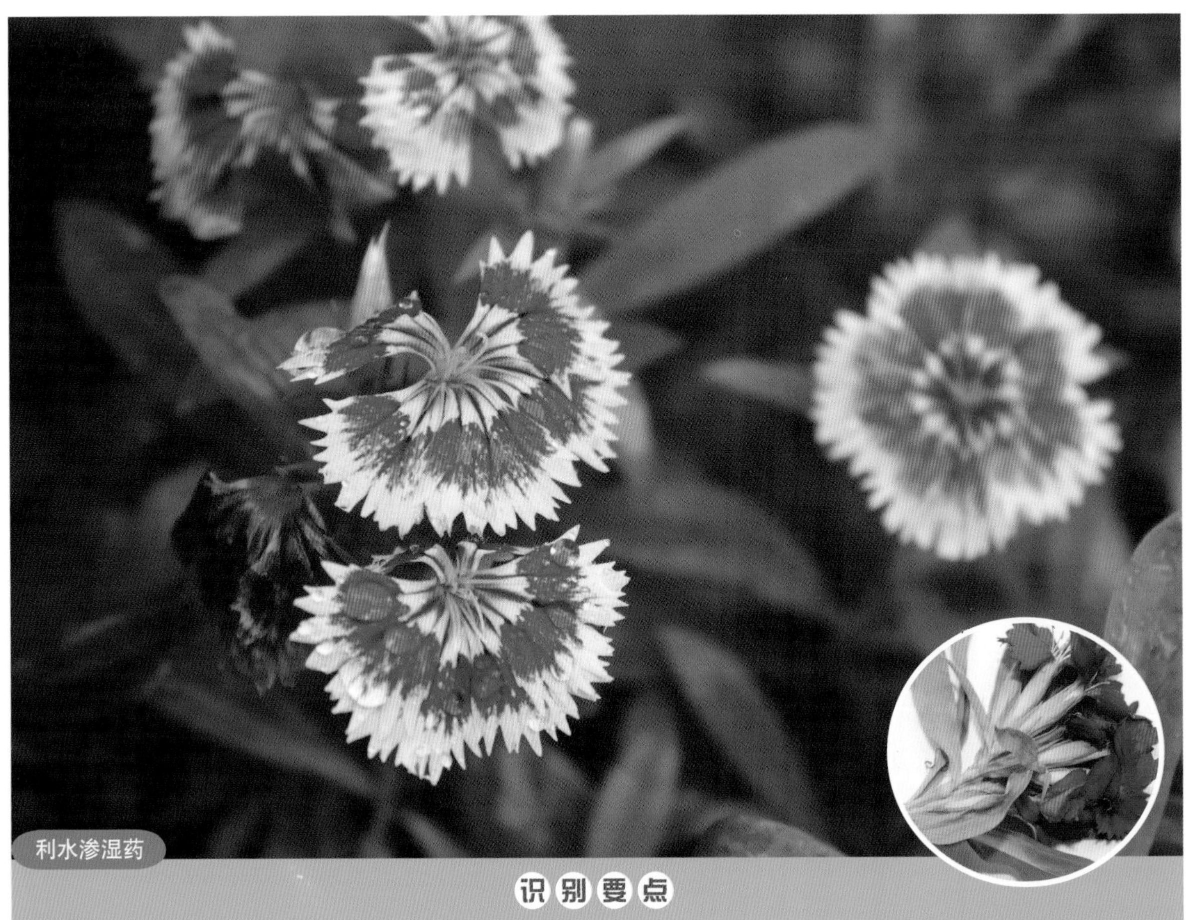

识别要点

①茎直立，有节，多分枝。②叶对生，条形或线状披针形。③花萼筒圆形，花单朵或数朵簇生于茎顶，形成聚伞花序，花色有紫红、大红、粉红、紫红、纯白、红色、杂色。花瓣阳面中下部组成黑色美丽环纹，盛开时瓣面如碟，闪着绒光，绚丽多彩。

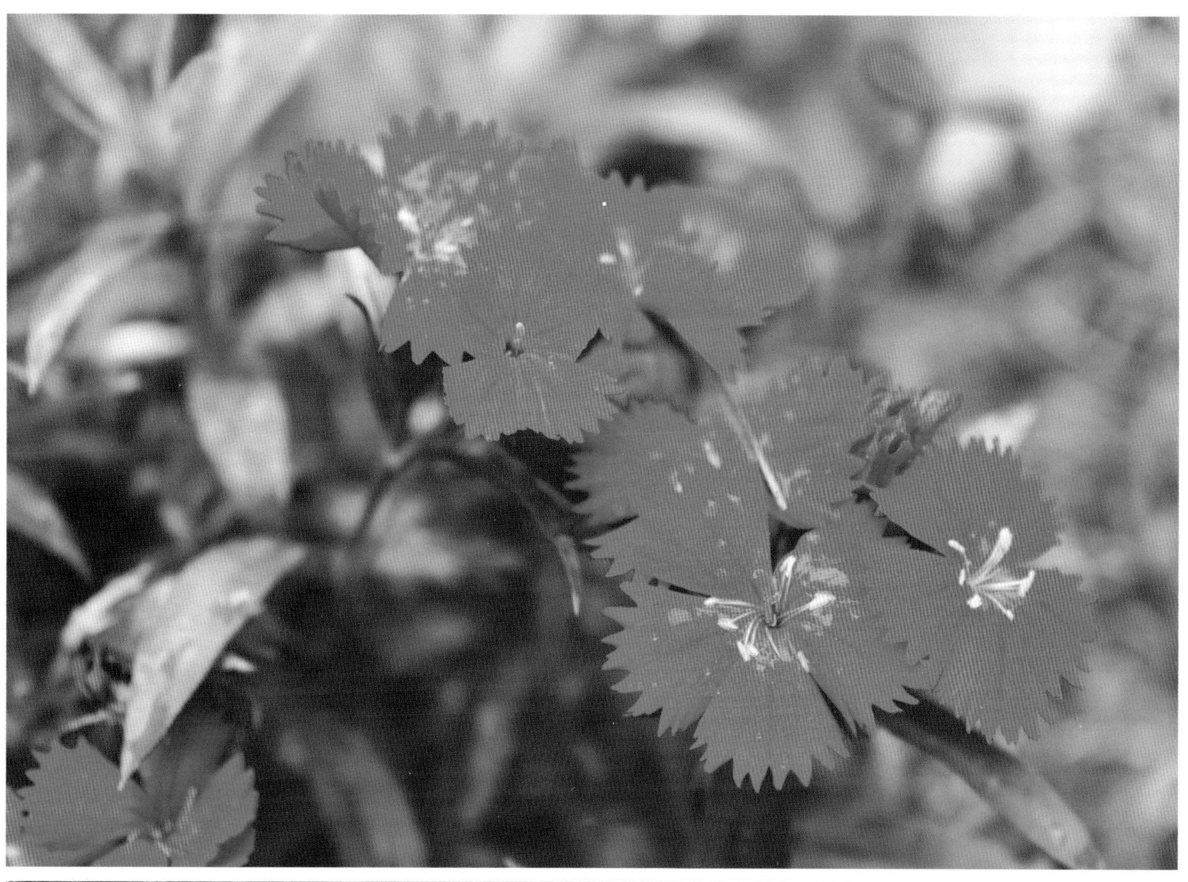

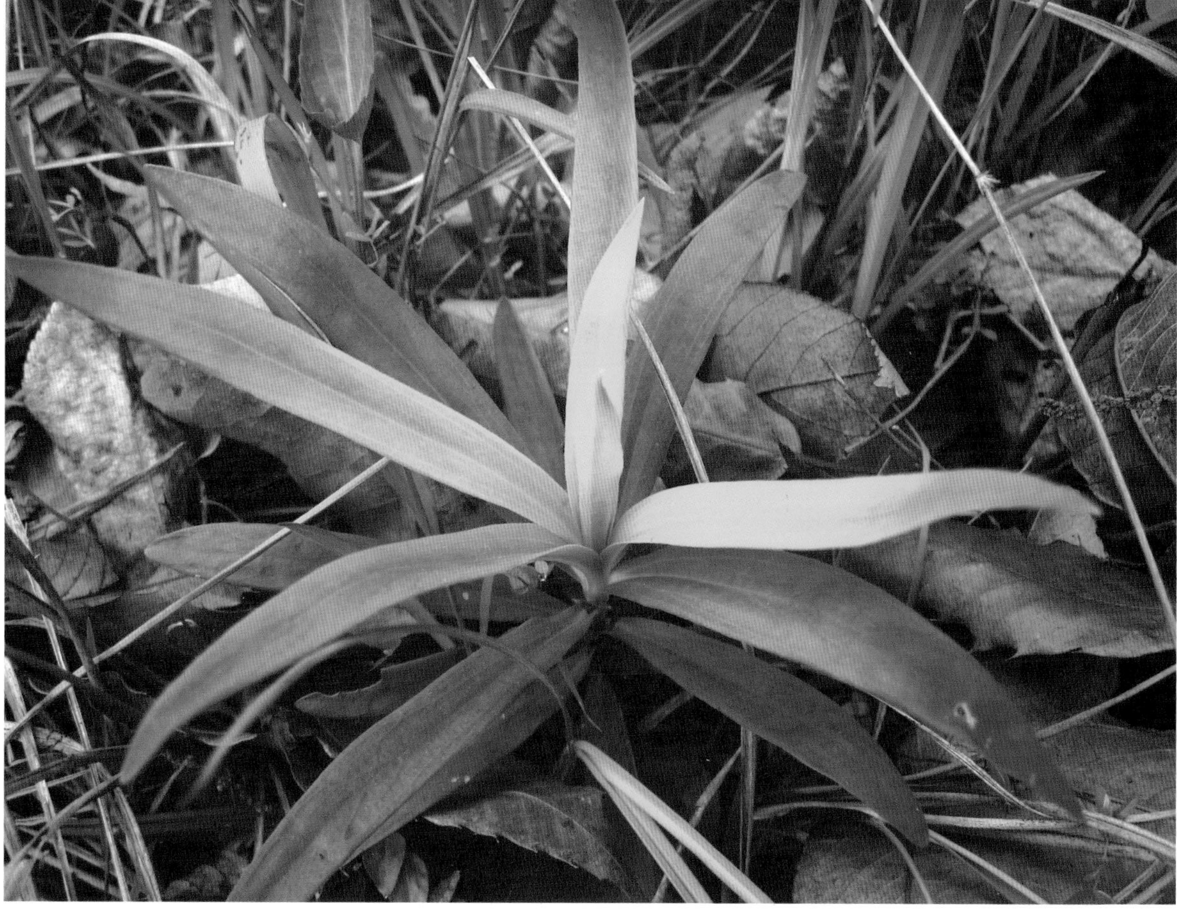

玉米须

别名：包谷、苞米、棒子、玉蜀黍。
来源：为禾本科植物玉蜀黍*Zea mays* L. 的花柱和花头（玉米须）。

【生境分布】全国各地均有种植。

【采收加工】秋季收获玉米时采收，晒干或烘干。

【性味功用】甘，平。归肝、肾、膀胱经。利水消肿，平肝利胆。主治肾炎水肿，黄疸肝炎，高血压，胆囊炎，胆石症，糖尿病，吐血衄血，鼻窦炎，乳腺炎。内服：煎汤，15～30克；或泡水饮服。

【精选验方】①水肿：玉米须30克，煎水服，忌盐。②肾炎、初期肾结石：玉米须，分量不拘，煎浓汤，频服。③肝炎黄疸：玉米须、满天星、金钱草、郁金、茵陈，水煎服。④劳伤吐血：玉米须、小蓟，炖五花肉服。⑤吐血及红崩：玉米须，熬水炖肉服。⑥糖尿病：玉米须30克，煎服。

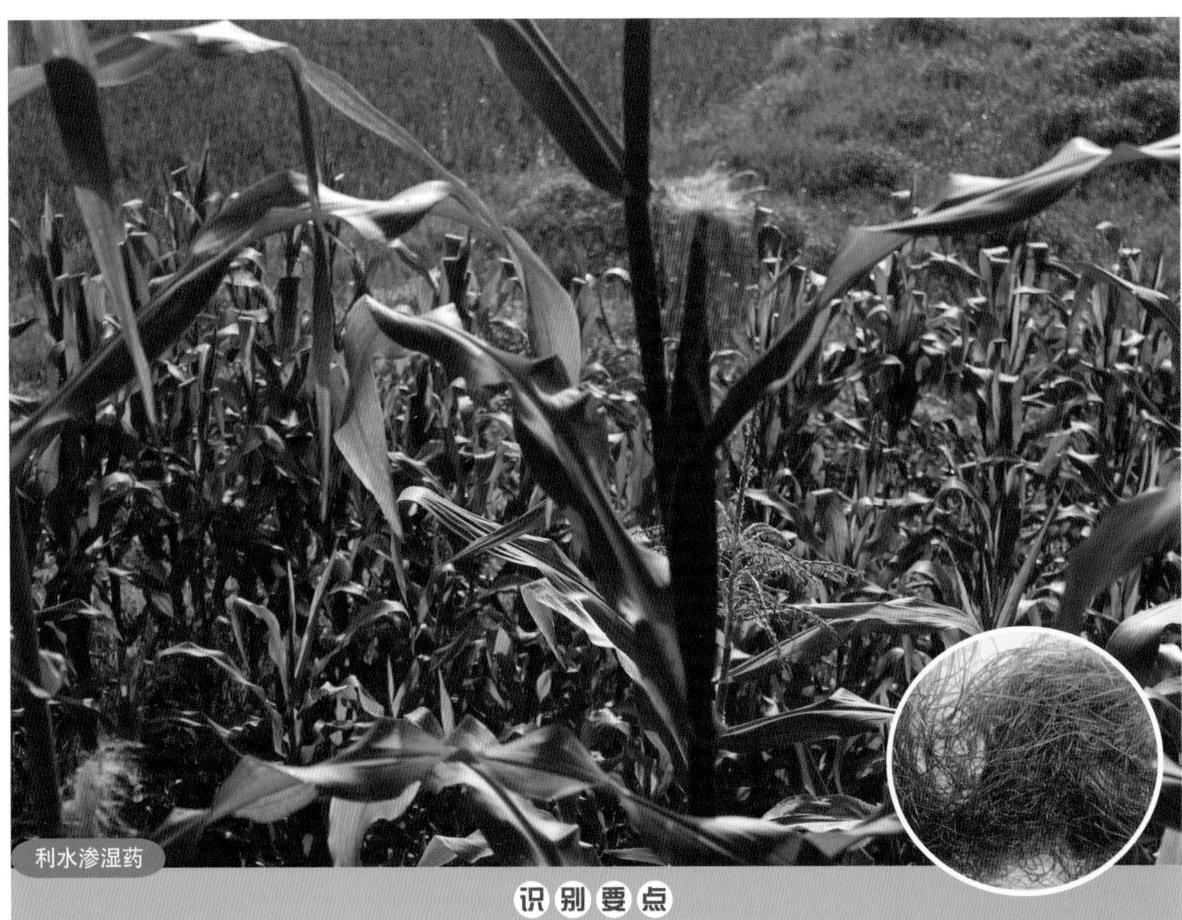

利水渗湿药

识别要点

①秆粗壮，直立，通常不分枝，基部节处常有气生根。②叶片宽大，线状披针形，边缘呈波状皱折，具强壮之中脉。③秆顶着生雄性开展的圆锥花序。

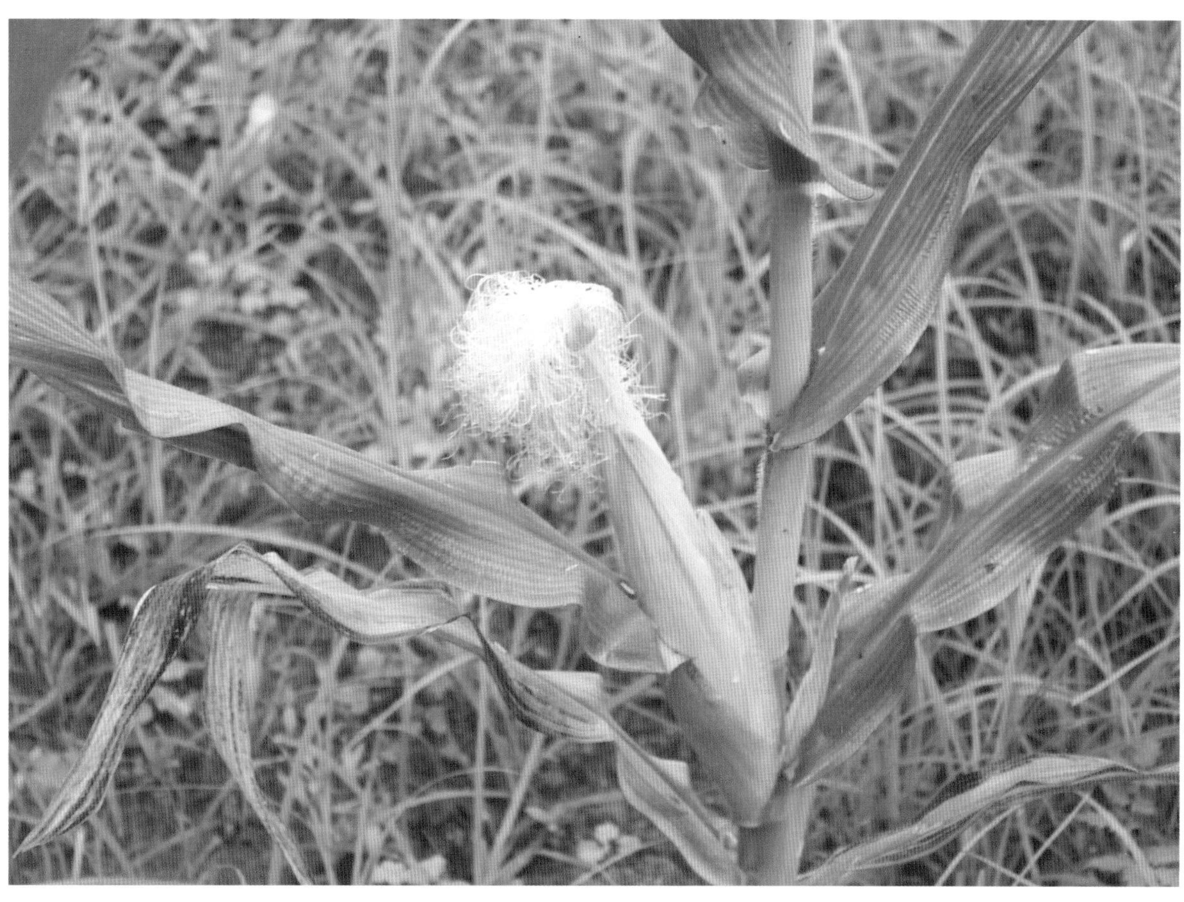

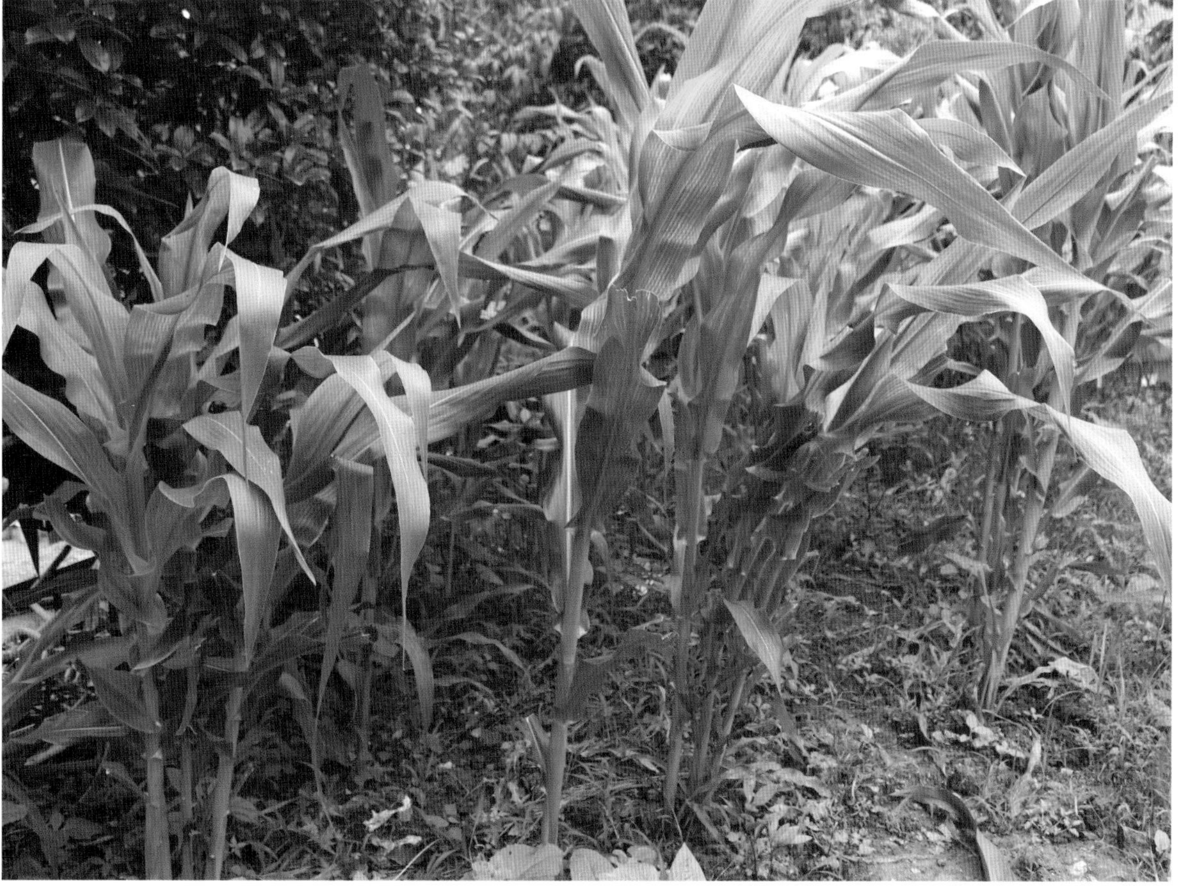

闭鞘姜

别名：广商陆、山冬笋、水蕉花、白石笋、樟柳头、象甘蔗。
来源：为姜科闭鞘姜属植物闭鞘姜*Costus speciosus*(Koenig) Smith**的根状茎。**

【生境分布】生长于疏林下、山谷阴湿地、路边草丛、荒坡、水沟边。主产于福建、台湾、广东、海南、广西、云南等地。

【采收加工】秋季采挖，去净茎叶、须根，晒干或鲜用，或切片晒干。

【性味功用】辛、酸，微寒。有小毒。利水消肿，解毒止痒。主治百日咳，肾炎水肿，尿路感染，肝硬化腹水，小便不利。外用治荨麻疹，疮疖肿毒，中耳炎。内服：煎汤，6～15克。外用：煎水洗或鲜品捣烂敷患处。

【精选验方】①腹水肿胀：闭鞘姜（赤色者），捣烂绢包，缚脐中。②百子痰（肝硬化腹水）：闭鞘姜（白色者）30～60克，和猪肝煎服。③白浊及闭口痢：闭鞘姜（白色者）30～60克，和猪瘦肉煎服2次。

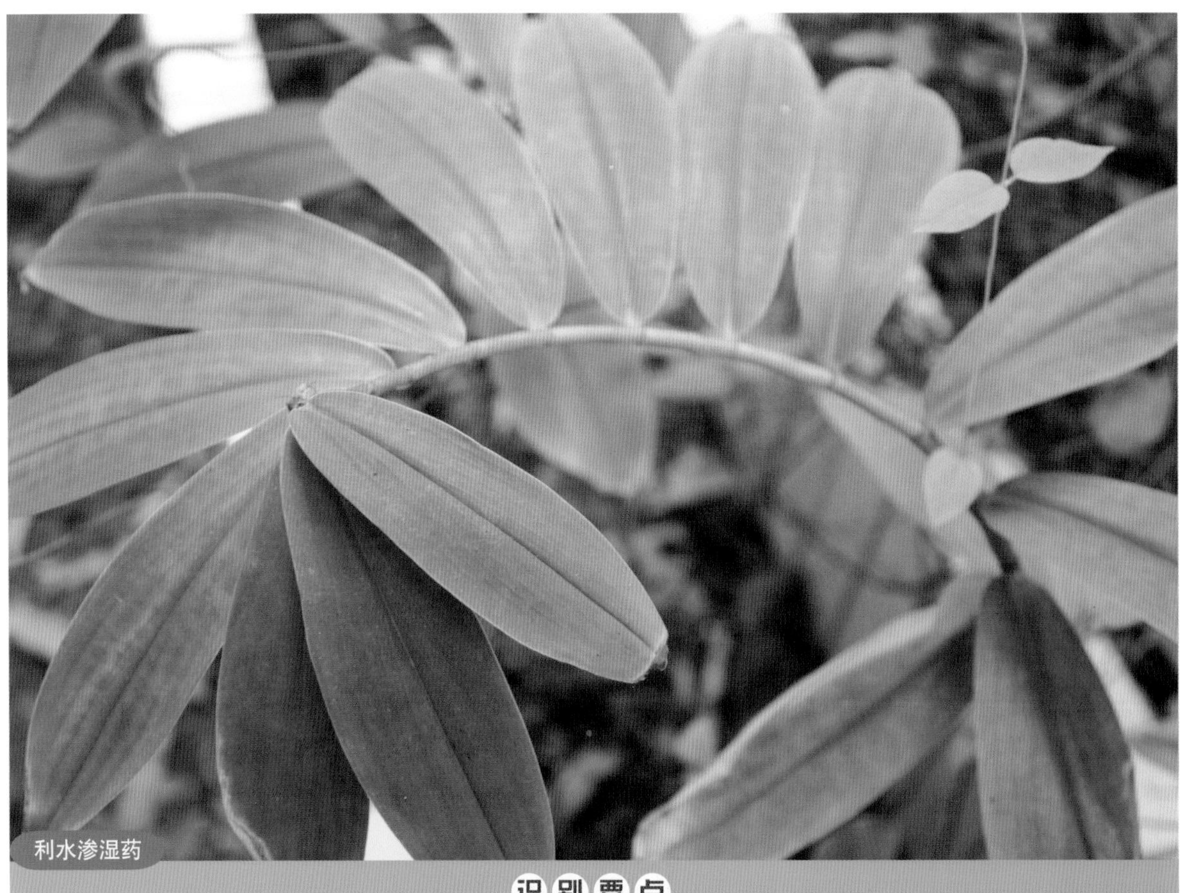

识别要点

①茎基部近木质，上部常分枝。②叶片长圆形或披针形，全缘，平行羽状脉由中央斜出，下面密被绢毛；叶鞘封闭。③穗状花序顶生，椭圆形或卵形；苞片卵形，红色，被短柔毛，具厚而锐利的短尖头。花萼革质，红色，3裂。

芭蕉

别名：巴且、天苴、绿天、扇仙、香蕉、甘露树、大叶芭蕉。
来源：为芭蕉科多年生草本植物芭蕉*Musa basjoo* Sieb. et Zucc**的根茎。**

【生境分布】多栽培于庭园及农舍附近。分布于山东至长江流域以南各地。

【采收加工】全年可采。采集后洗净晒干生用，或鲜用。

【性味功用】甘，大寒。归脾、肝经。清热，利尿，止渴，解毒。主治一切肿毒，烧烫伤，风火牙痛、糖尿病，尿血，尿痛，心绞痛。内服：煎汤，15～30克。外用：捣汁敷、涂。

【精选验方】①肿毒初发：芭蕉叶研末，和生姜汁涂。②烫伤：芭蕉叶适量，研末。水泡已破者，麻油调搽；水泡未破者，鸡蛋清调敷。③糖尿病：芭蕉根捣汁饮。④尿血尿痛：芭蕉根、旱莲草等量，水煎汤，每日2次。

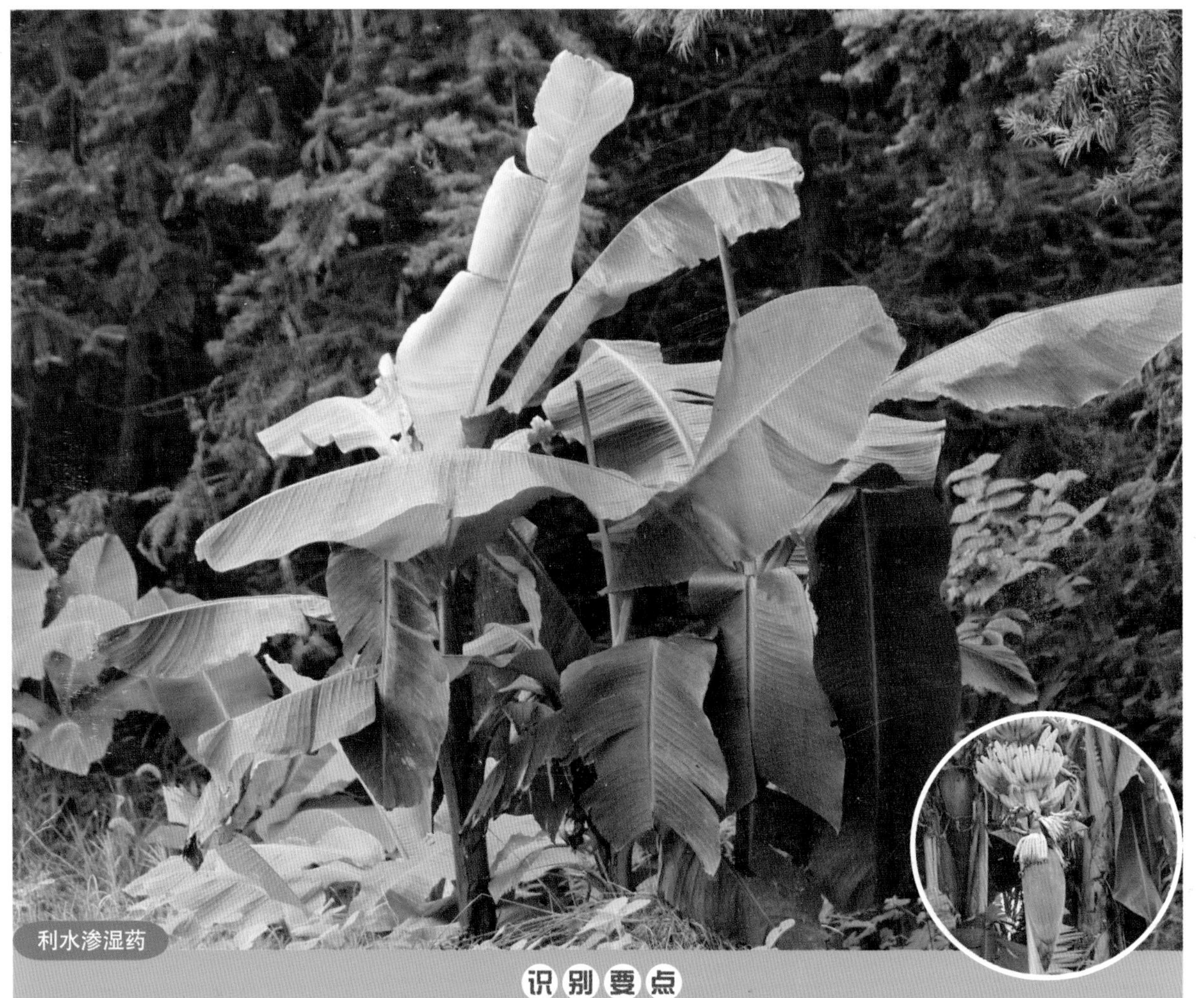

利水渗湿药

识别要点

①茎短，通常为叶鞘包围而形成高大的假茎。②叶基部圆形或不对称，先端钝，表面鲜绿色，有光泽，中脉明显粗大，侧脉平行；叶柄粗壮。③穗状花序顶生，下垂；苞片佛焰苞状，红褐色或紫色，每苞片有多数小花。花单性，通常雄花生长于花束上部，雌花在下部；花冠近唇形。④浆果三棱状长圆形，肉质。

赤 豆

别名：小豆、红豆。
来源：为豆科植物赤豆*Vigna angularis*(Willd.)Ohwi et Ohashi**的成熟种子。**

【生境分布】栽培或野生。主产于浙江、江西、湖南、广东、广西、贵州、云南等地。

【采收加工】夏、秋分批采摘成熟荚果，晒干，打出种子，除去杂质，再晒干。

【性味功用】甘、酸，平。归心、肾、小肠、膀胱经。除热毒，散恶血，消胀满，利小便，通乳。主治痈肿脓血，下腹胀满，小便不利，水肿脚气，烦热，干渴，痢疾，黄疸，肠痔下血，乳汁不通。外敷治热毒痈肿，血肿，扭伤。内服：煎汤，9～30克。外用：研末调敷。

【精选验方】①利水消肿：赤豆同鲤鱼（或鲫鱼）煮汤服食。②水肿：赤豆200克，煮汤当茶饮。③乳汁不足：赤豆半斤，煮粥食。④产后恶露不下、腹痛：赤豆微炒，水煎代茶随意饮服。⑤误吞玻璃碴：赤豆适量煮熟，尽量饮服然后再服泻剂，赤豆和玻璃同大便排出。⑥腮腺炎、热疖：赤豆用水浸软，捣烂，用水或醋或蜂蜜或鸡蛋清适量，调成膏状，外敷患处。

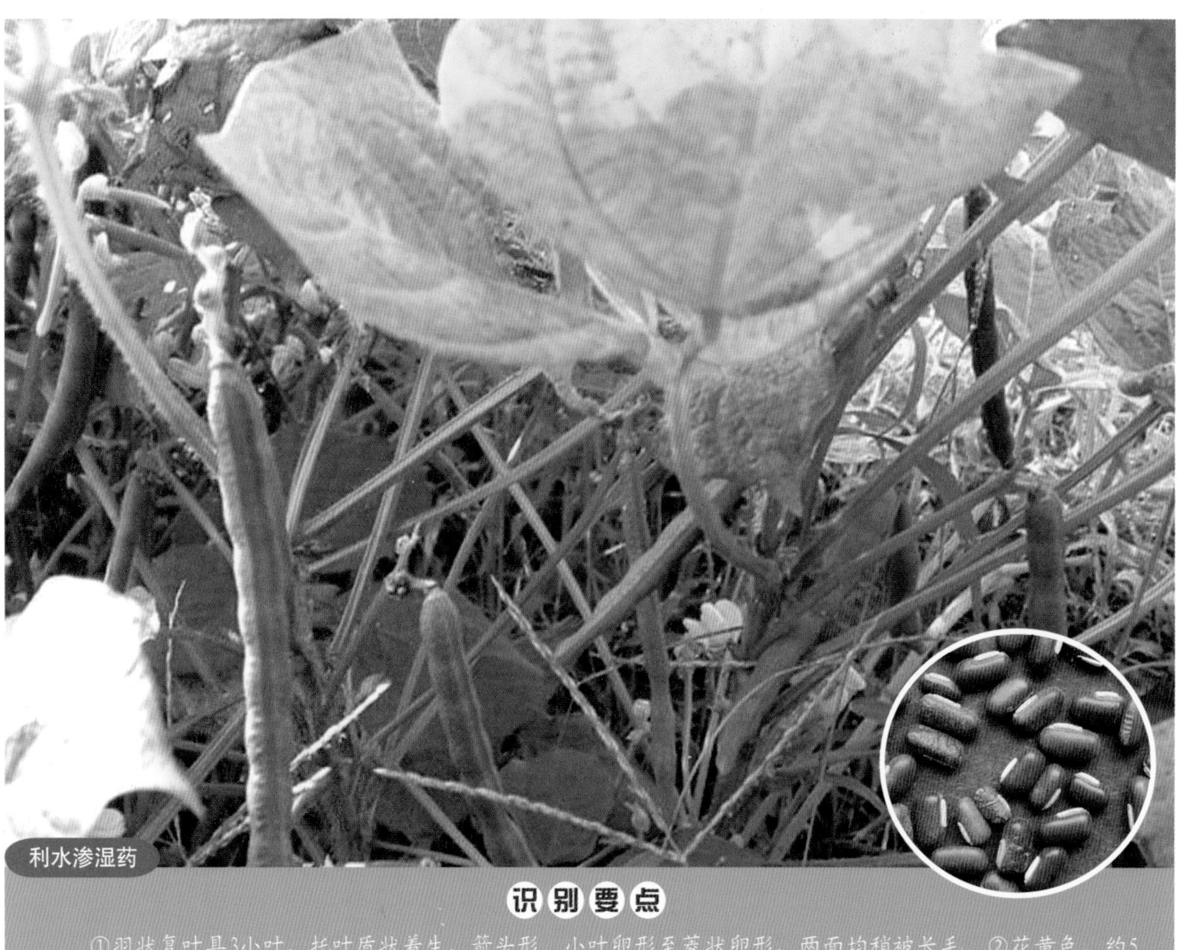

利水渗湿药

识别要点

①羽状复叶具3小叶，托叶盾状着生，箭头形。小叶卵形至菱状卵形，两面均稍被长毛。②花黄色，约5或6朵生长于短的总花梗顶端。③荚果圆柱状，平展或下弯，无毛。

沙 姜

别名：三赖、山辣、山柰、三萘子。
来源：为姜科植物山柰*Kaempferia galanga* L. 的干燥根茎。

【生境分布】生长于山坡、林下、草丛中，现多为栽培。主产于广东、广西、云南等地。

【采收加工】冬季采挖。洗净，除去须根，切片，晒干。

【性味功用】辛，温。归脾、胃经。行气温中，消食，止痛。主治胸膈胀满，脘腹冷痛，饮食不消。内服：煎汤，6～10克；或入丸、散。外用：捣敷，研末调敷或吹鼻。

【精选验方】①心腹冷痛：沙姜、丁香、当归、甘草各等份，共为末，醋糊丸如梧子大，每服30丸，酒下。②感冒食滞、胸腹胀满、腹痛泄泻：沙姜15克，山苍子根6克，南五味子根9克，乌药4.5克，陈茶叶3克，研末，每次15克，开水泡或水煎数沸后取汁服。③一切牙痛：沙姜子6克（用面裹煨熟），麝香1.5克，研为细末，每用1克，口含温水，搽于牙痛处，漱口吐去。④风虫牙痛：肥皂荚1个，去心，内入沙姜、甘松各3克，花椒、盐不限量，以塞肥皂荚满为度，用面粉包裹，烧红，取研为末，每日擦牙。

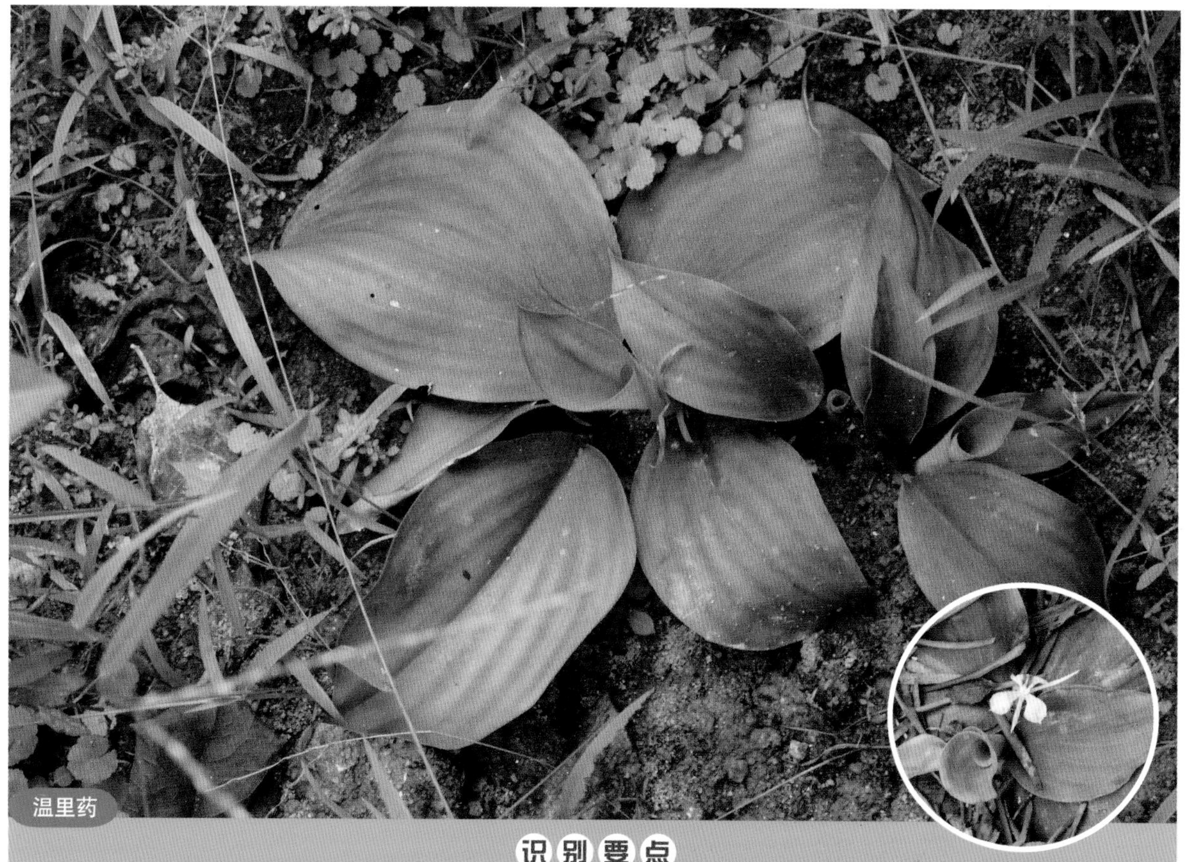

温里药

识别要点

①多年生草本，根状茎块状，单生或丛生。②根从根状茎上生出，粗壮，多数。③叶对生，几乎无柄，平卧地上，水平开展，质薄，圆形或宽卵形。④穗状花从两叶间生出，白色，花管筒细长。

阴香皮

别名：阴草、坎香草、山肉桂、山玉桂。
来源：为樟科植物阴香*Cinnamomum burmannii*(Ness)Blune的树皮。

【生境分布】生长于疏林中有阳光处，或为栽培。主产于广东、广西、江西、浙江、福建等地。

【采收加工】夏季剥取茎皮，晒干。

【性味功用】辛、微甘，温。归脾经。温中，散寒，祛风湿。主治食少腹胀，腹痛泄泻，风寒湿痹，腰腿疼痛，跌打损伤，疮疖肿毒。内服：煎汤，6～9克；或研末服，1.5～3克。外用：研末用酒调敷；或浸酒搽。

【精选验方】①跌打损伤：阴香皮、杨梅树皮各等份，研末，调酒敷患处。②寒性胃痛：阴香皮9克，水煎服。③风湿关节痛：阴香皮6克，五指毛桃根30克，水煎服。

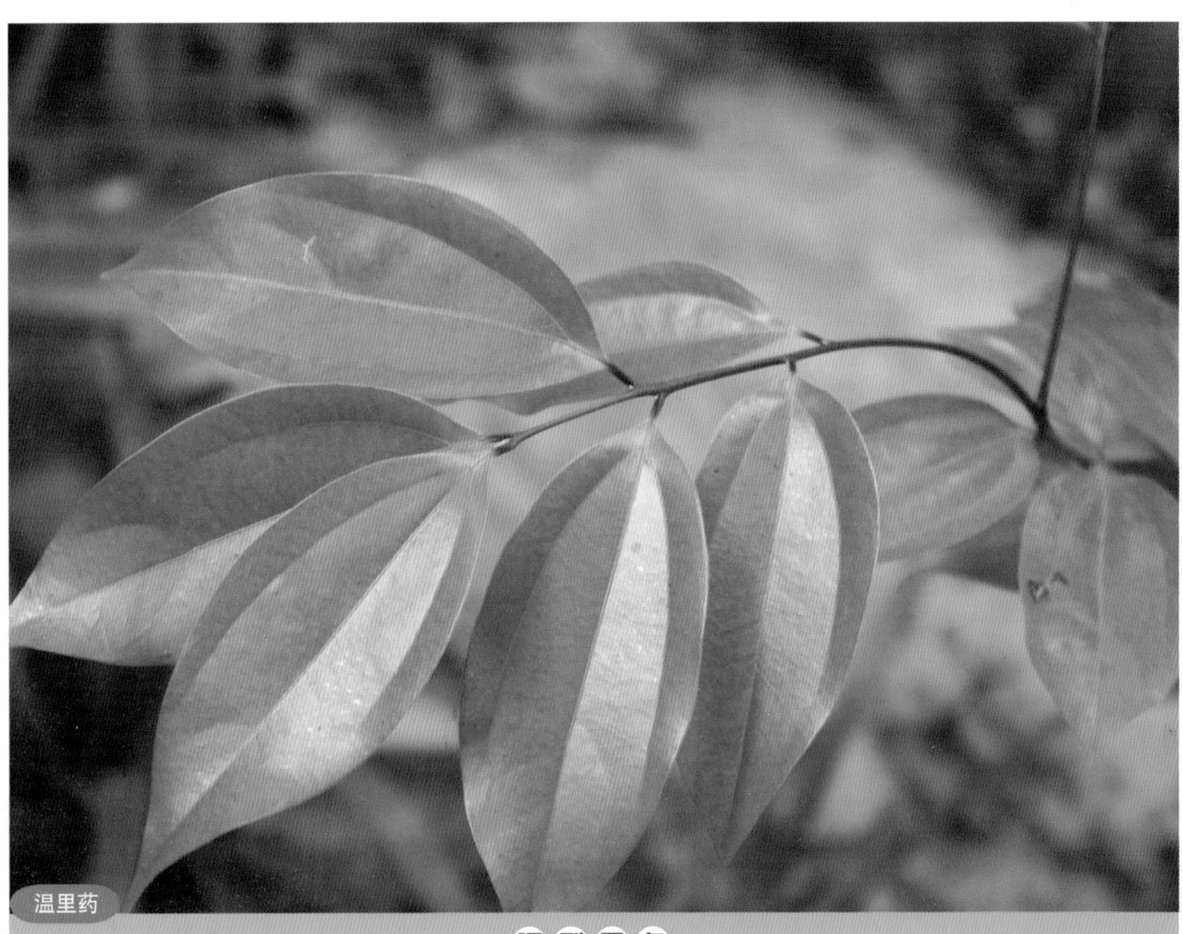

温里药

识别要点

①小枝赤褐色，无毛。②叶近于对生或散生，革质，卵形或长椭圆形；上面绿色，有光泽，下面粉绿色。③圆锥花序顶生或腋生；花小，绿白色；花柱细，柱头小。

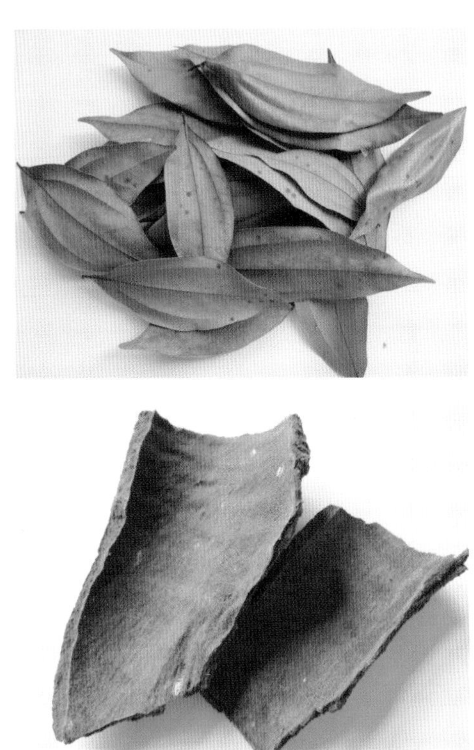

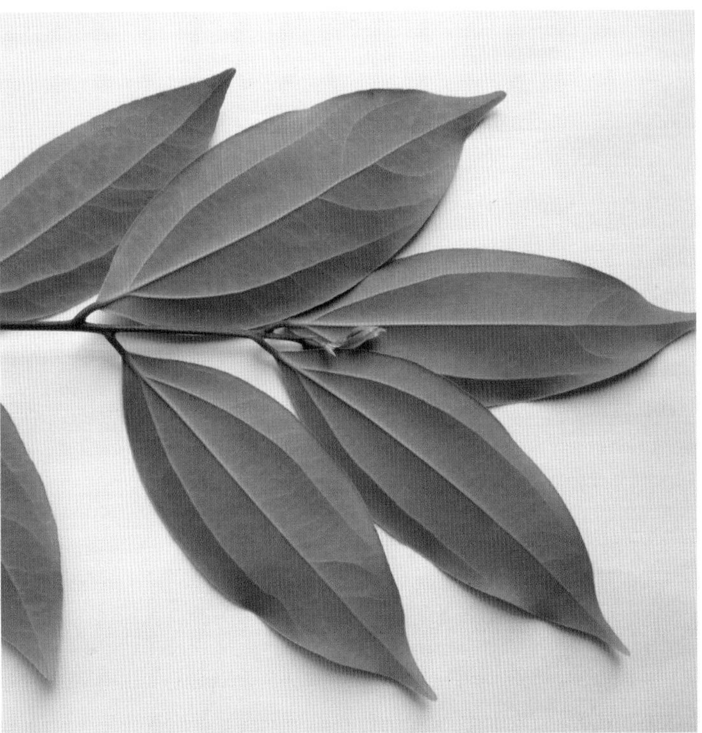

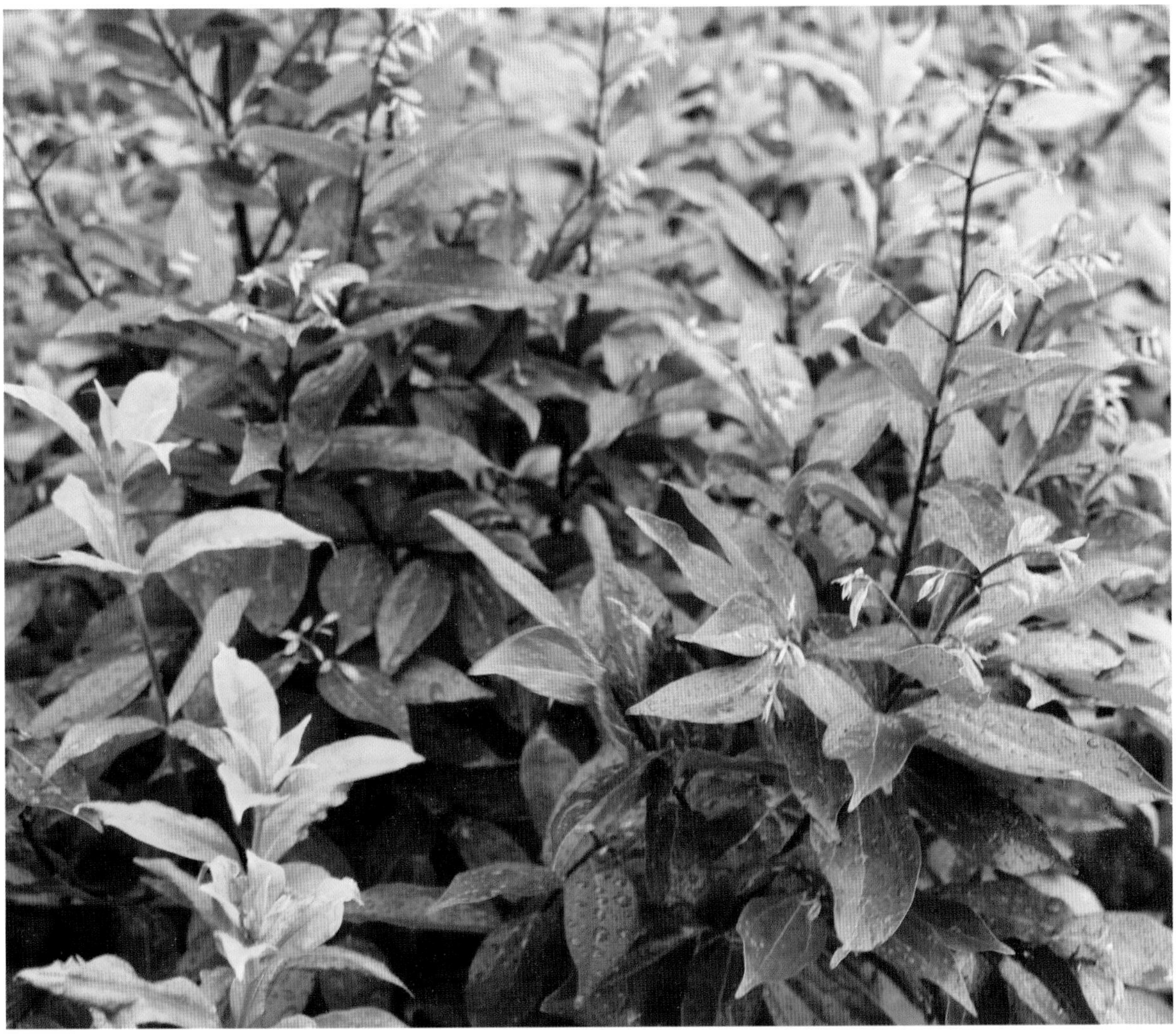

辣　椒

别名：辣子、辣角、牛角椒、红海椒、海椒、番椒、大椒、辣虎。
来源：为茄科辣椒属植物辣椒*Capsicum frutescens* L.**的果实。**

【生境分布】我国大部分地区均有栽培。

【采收加工】7～10月间果实成熟时采收。

【性味功用】辛，热。归脾、胃经。温中散寒，下气消食。主治胃寒气滞，脘腹胀痛，呕吐，泻痢，风湿痛，冻疮。内服：入丸、散，1～3克。外用：煎水熏洗或捣敷。

【精选验方】①痢积水泻：辣椒1个，为丸，清晨热豆腐皮裹，吞下。②疟疾：辣椒子，每岁1粒，20粒为限，每日3次，开水送服，连服3～5日。③冻疮：剥辣椒皮，贴上。④毒蛇咬伤：辣茄生嚼11～12枚，即消肿定痛，伤处起小泡，出黄水而愈。食此味反甘而不辣。或嚼烂敷伤口。

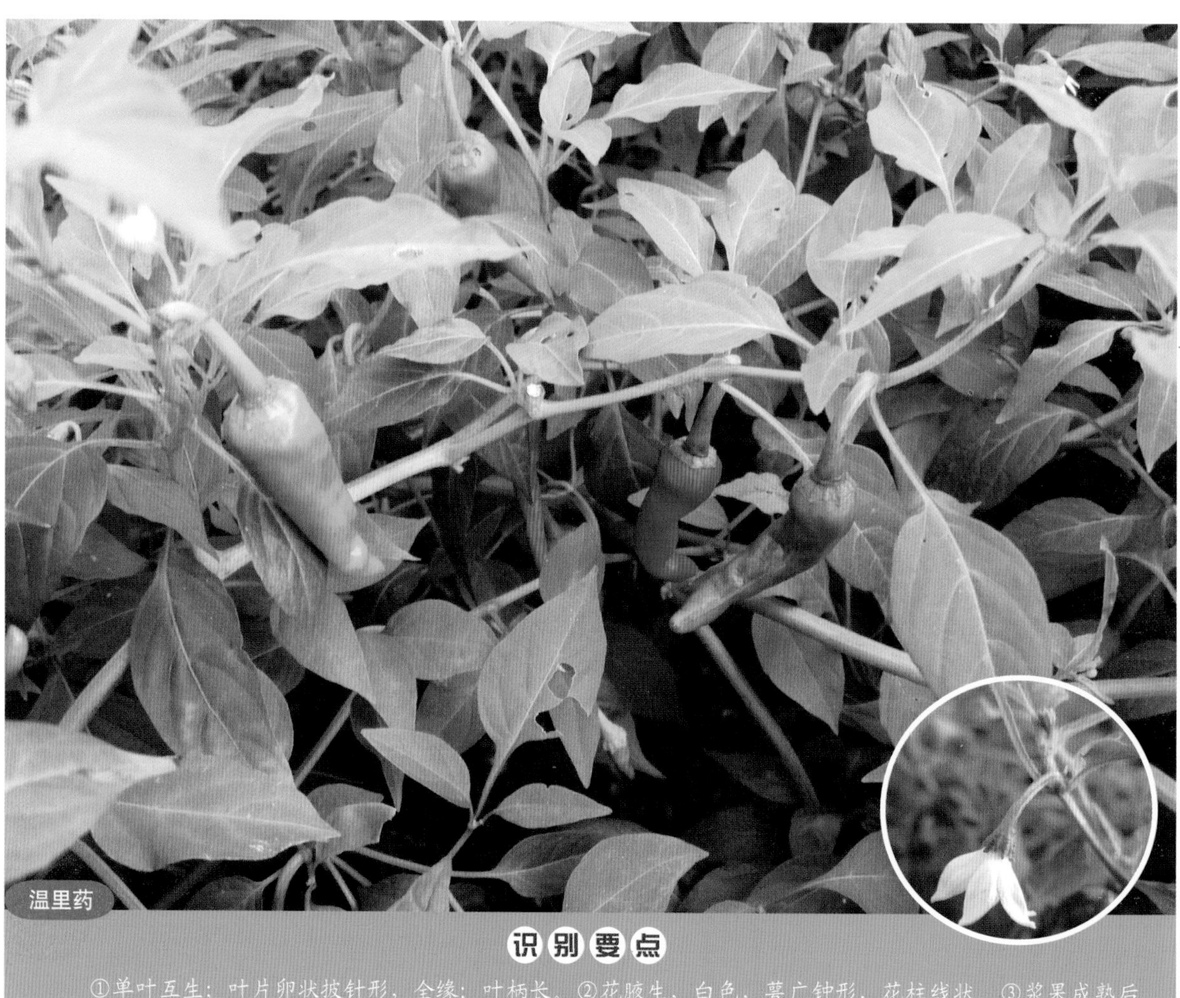

识别要点

①单叶互生；叶片卵状披针形，全缘；叶柄长。②花腋生，白色，萼广钟形，花柱线状。③浆果成熟后变为红色或橙黄色；经栽培后，变异很大，有长圆锥形、灯笼形或球形等。

山鸡椒

别名：毕茄、澄茄、山苍子、荜澄茄、毗陵茄子。
来源：为樟科植物山鸡椒*Litsea cubeba*(Lour.)Pers.的干燥成熟果实。

【生境分布】生长于向阳丘陵和山地的灌木丛或疏林中。多为野生。主产于广西、浙江、四川、广东、云南等地。

【采收加工】秋季果实成熟时采收，除去杂质，晒干。

【性味功用】辛，温。归脾、胃、肾、膀胱经。温中散寒，行气止痛。主治胃寒呕逆，寒疝腹痛，寒湿郁滞，小便浑浊。内服：煎汤，1.5～3克。

【精选验方】①中暑：山鸡椒5～10克，水煎服。②噎食不纳：山鸡椒、白豆蔻各等份，为末，干食。③脾胃虚弱、胸膈不快、不进饮食：山鸡椒适量，为细末，姜汁打神曲末煮，糊为丸，如梧桐子大，每次70丸，食后淡姜汤下。④中焦痞塞、气逆上攻、心腹绞痛：山鸡椒、阿魏（醋、面裹煨熟）各25克，高良姜100克，神曲（炒）、青皮（去白）、肉桂（去皮）各50克，上为末，醋、面糊为丸，如梧桐子大，每次20丸，生姜汤下，不拘时。

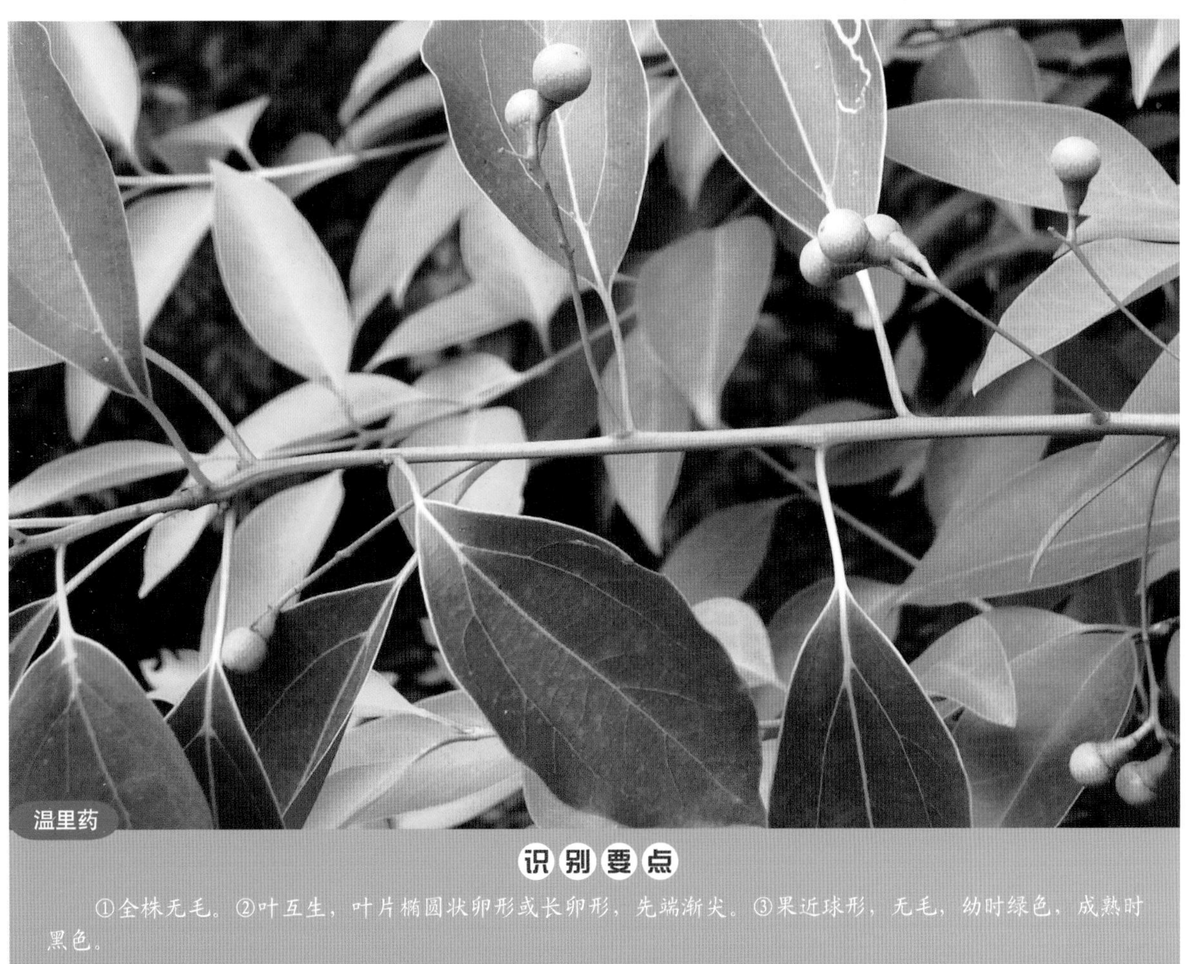

识别要点

①全株无毛。②叶互生，叶片椭圆状卵形或长卵形，先端渐尖。③果近球形，无毛，幼时绿色，成熟时黑色。

胡 椒

别名：白胡椒、黑胡椒。
来源：为胡椒科植物胡椒 *Piper nigrum* L.**的干燥近成熟或成熟果实。**

【生境分布】生长于荫蔽的树林中。分布于热带、亚热带地区，我国华南及西南地区有引种。国内主产于广东、广西、海南、云南等地。

【采收加工】秋末至次春果实呈暗绿色时采收，晒干，为黑胡椒；果实变红时采收，用水浸渍数日，擦去果肉，晒干，为白胡椒。

【性味功用】辛，热。归胃、大肠经。温中止痛，下气消炎。主治寒痰食积，脘腹冷痛，反胃，呕吐清水，泄泻，冷痢，并解食物毒。内服：煎汤，2～4克；或研末服，0.5～1克。外用：适量。

【精选验方】①阴囊湿疹：胡椒10粒，研成粉，加水2000毫升，煮沸，外洗患处，每日2次。②反胃呕吐：胡椒1克（末），生姜30克，煎服，每日3次。③风虫牙痛：胡椒、荜拨各等份，为末，蜡丸，麻子大，每次1丸，塞蛀孔中。④冻伤：胡椒10%，白酒90%，把胡椒浸于白酒内，7日后过滤使用，涂于冻伤处，每日1次。

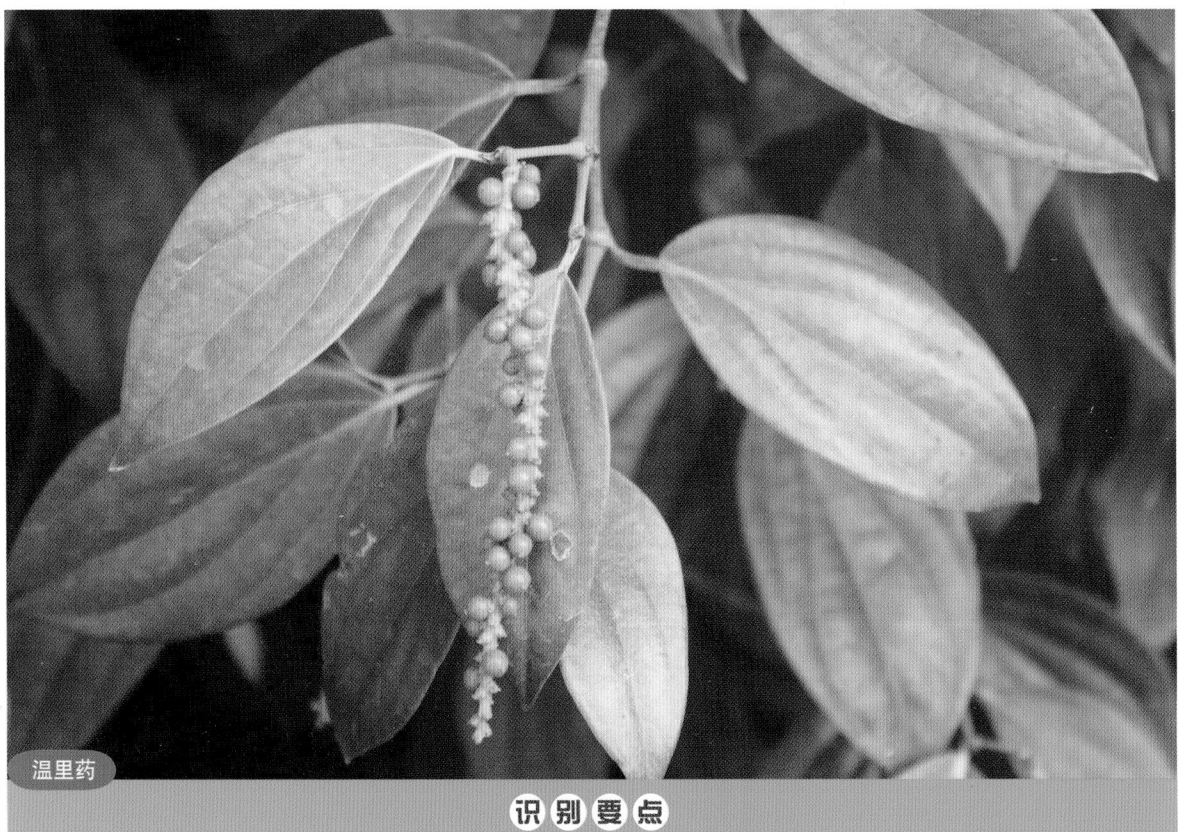

温里药

识别要点

①常绿藤本。茎长，多节，节处略膨大，幼枝略带肉质。②叶互生，有柄；叶革质，阔卵形或卵状长椭圆形，全缘，基出脉5～7条，在下面隆起。③穗状花序，侧生于茎节上，每花有一盾状或杯状苞片。④浆果球形，稠密排列，果穗圆柱状，幼时绿色，熟时红黄色。

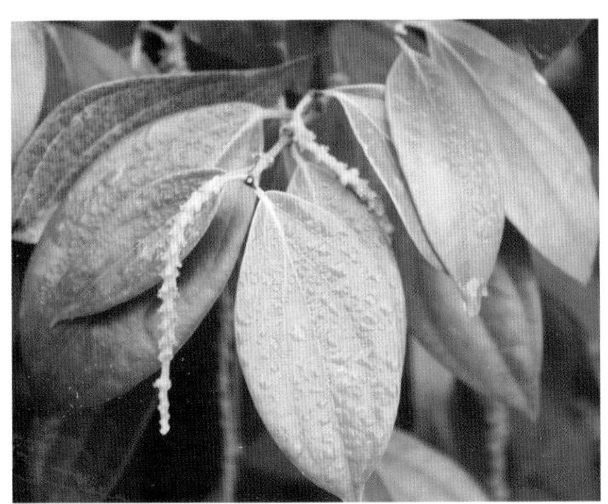

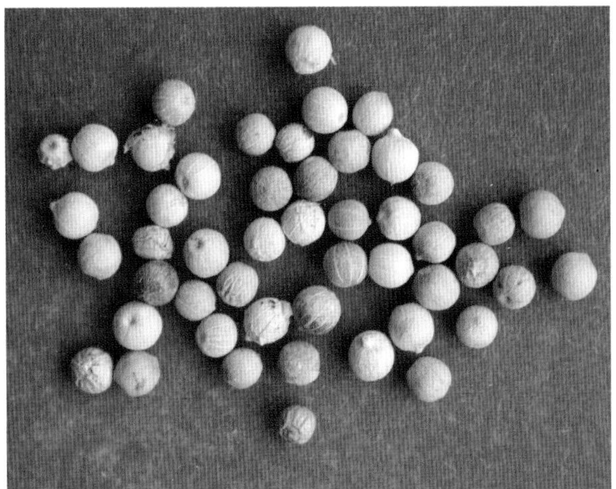

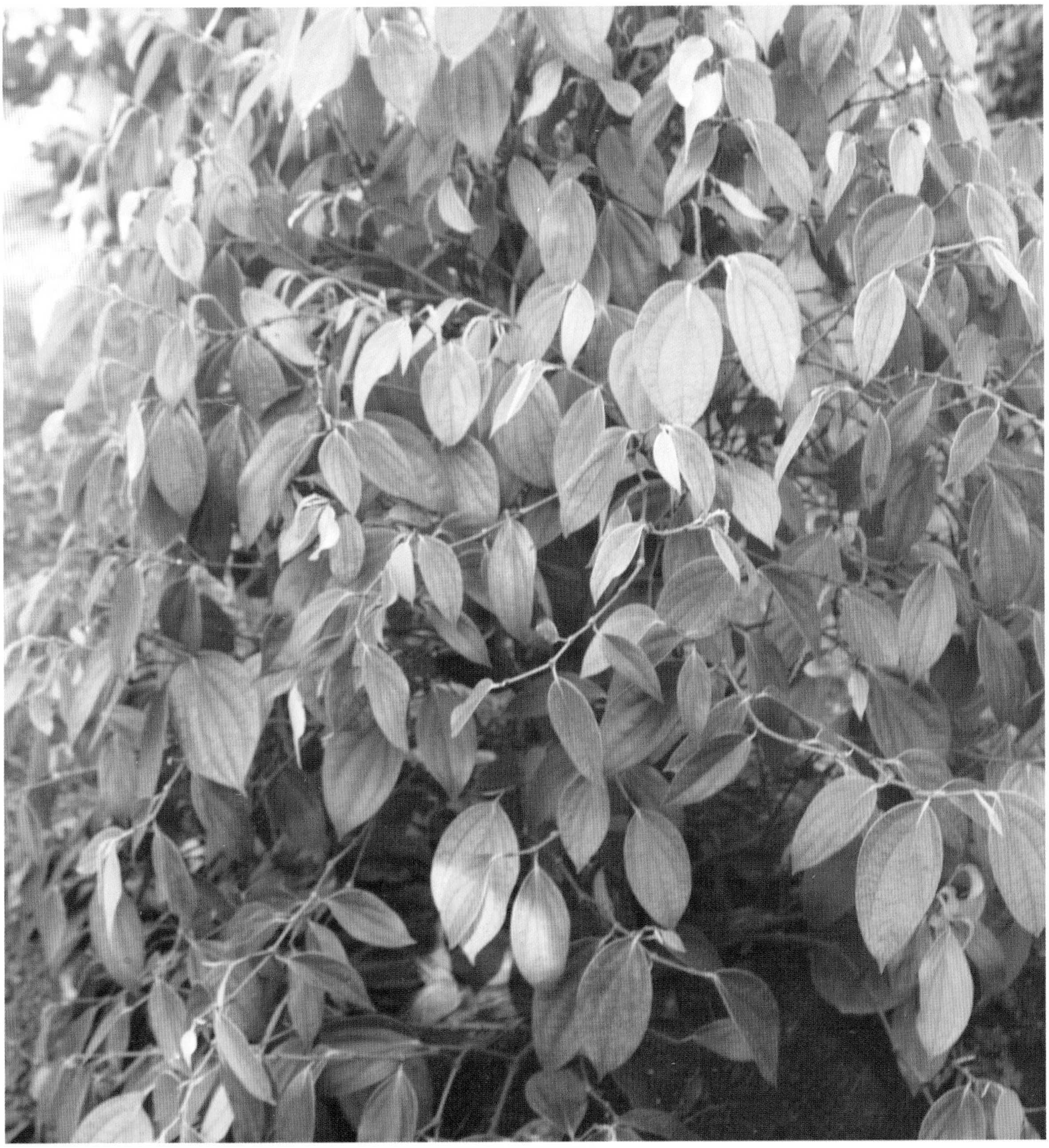

青皮

别名：青皮、小青皮、花青皮。
来源：为芸香科植物橘*Citrus reticulata* Blanco及其变种的幼果或未成熟果实的果皮。

【生境分布】栽培于丘陵、低山地带、江河湖泊沿岸或平原。主产广东、福建、四川、浙江、江西等地。

【采收加工】5～6月收集幼果，晒干，习称“个青皮”；7～8月采收未成熟的果实，在果皮上纵剖成四瓣至基部，除尽瓤瓣，晒干，习称“四花青皮”。

【性味功用】苦、辛，温。归肝、胆、胃经。疏肝理气，消积化滞。主治胸胁胀痛，疝气，乳腺炎，食积腹痛，月经不调。内服：煎汤，3～10克。醋炙疏肝止痛力强。

【精选验方】①消化不良和术后腹胀：青皮、山楂、麦芽、神曲各等份，煎服。②心胃久痛：青皮10克，玄胡索（以醋拌炒）6克，甘草2克，大枣3枚，水煎服。③月经不调：青皮10克，生山楂30克，粳米100克，共煮成粥，早晚分服。

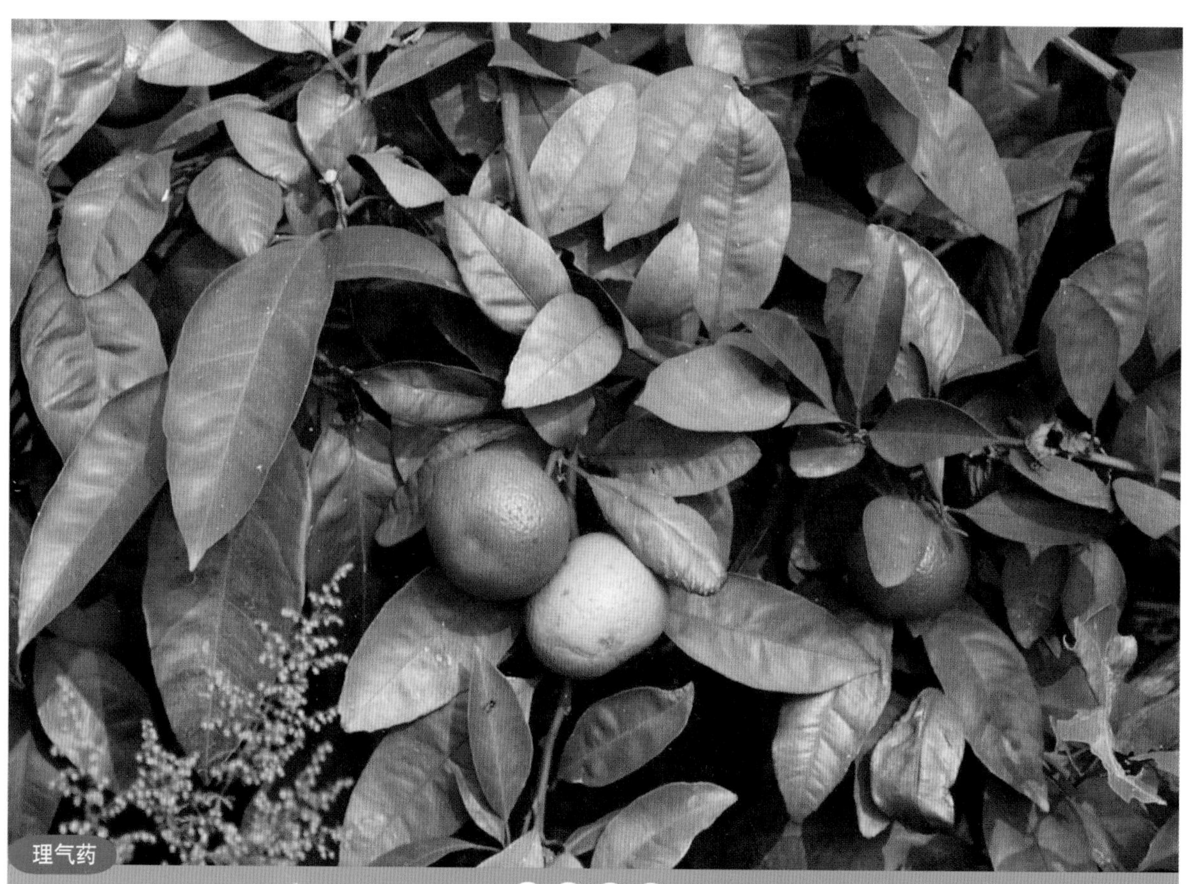

理气药

识别要点

①常绿小乔木或灌木，高约3米；枝柔弱，通常有刺。②叶互生，革质，披针形至卵状披针形，全缘或具细钝齿；叶柄细长，翅不明显。③柑果扁球形，橙黄色或淡红黄色，果皮疏松，肉瓤极易分离。

九里香

别名：千里香、满山香、七里香、七路香。
来源：为芸香科植物九里香*Murraya exotica* L.的干燥叶和带叶嫩枝。

【生境分布】生长于山野，亦有栽培者。分布于我国南部。主产于广东、广西、福建等地。

【采收加工】全年可采。叶阴干；枝和根切段，晒干或阴干。

【性味功用】辛、苦，温，有小毒。归心、肝、肺经。行气止痛，活血散瘀。主治胃痛，风湿痹痛；外治牙痛，跌打肿痛，虫蛇咬伤。内服：煎汤，6～12克。外用：鲜品捣烂敷患处。

【精选验方】①皮肤湿疹：九里香鲜枝叶，水煎，擦洗患处。②跌打肿痛：鲜九里香叶、鲜地耳草、鲜水茴香、鲜山栀叶各等量，共捣烂，酒炒敷患处。③胃痛：九里香3克，香附9克，水煎服。④慢性腰腿痛：九里香15克，续断9克，水煎服。

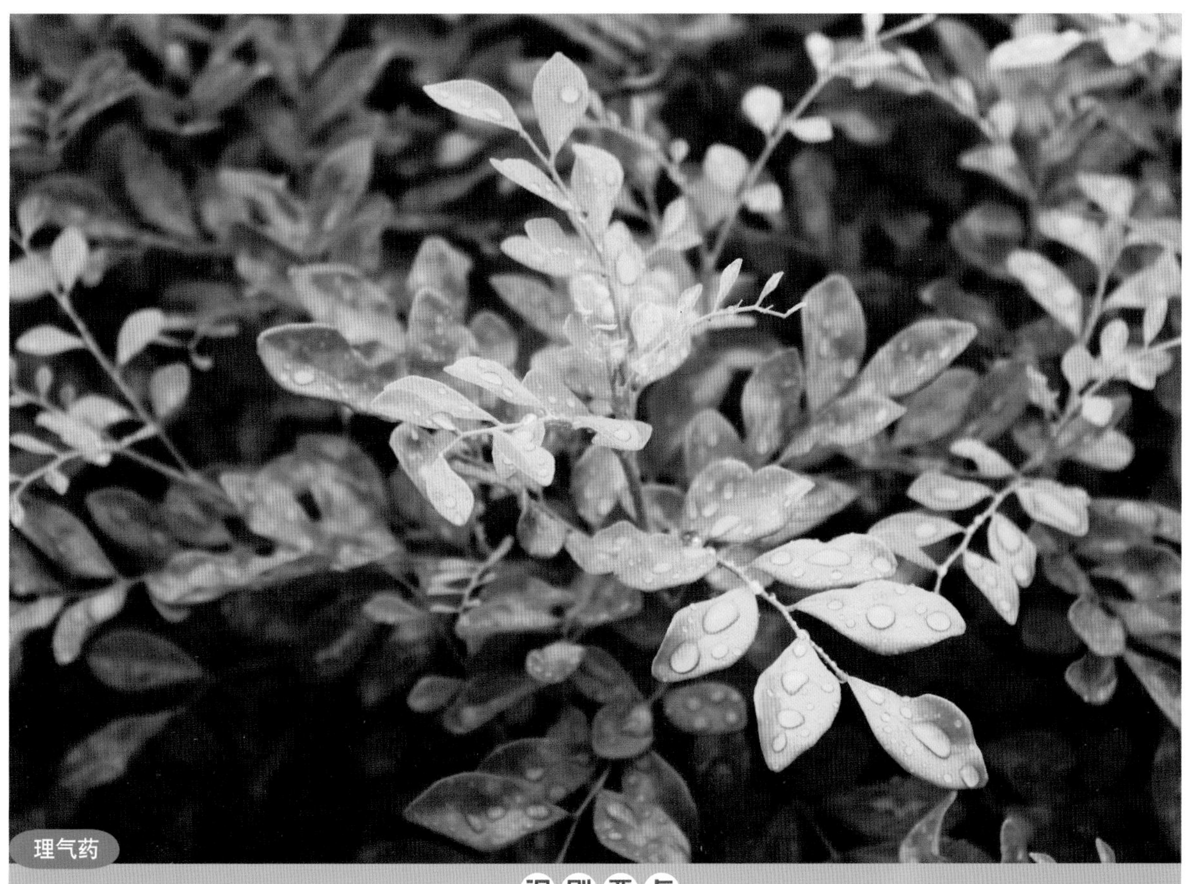

理气药

识别要点

①灌木或乔木，高3～8米，秃净或幼嫩部被小柔毛。②单数羽状复叶，小叶互生，变异大，由卵形、匙状倒卵形、椭圆形至近菱形，全缘。③伞房花序短，顶生或生长于上部叶腋内，花白色，花柱柔弱，柱头头状。

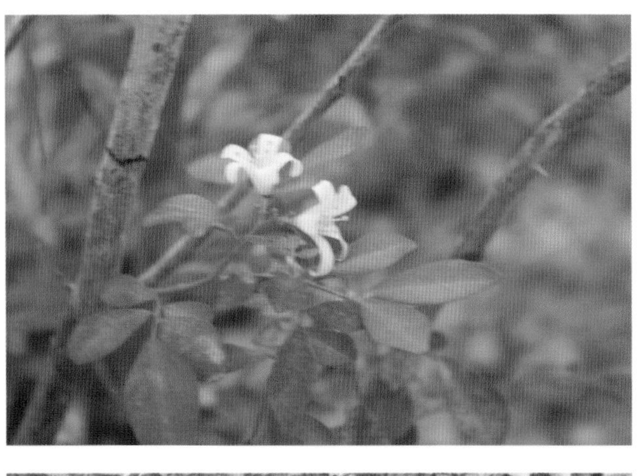

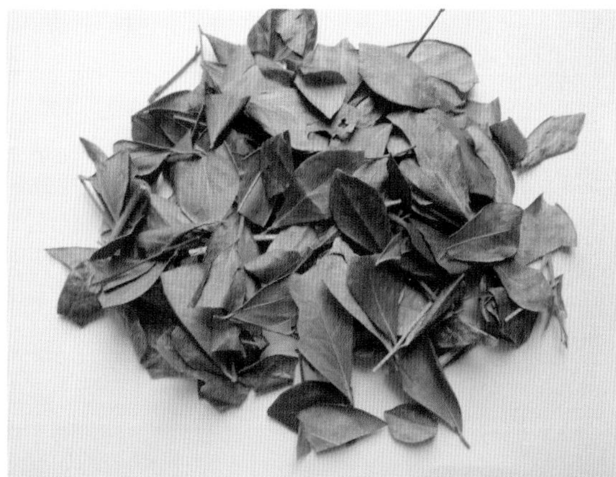

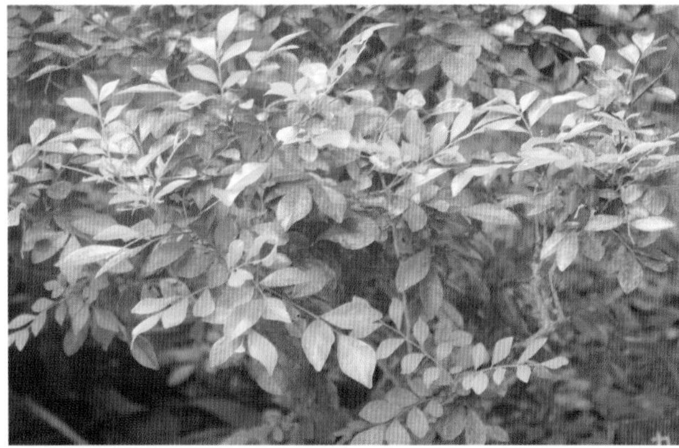

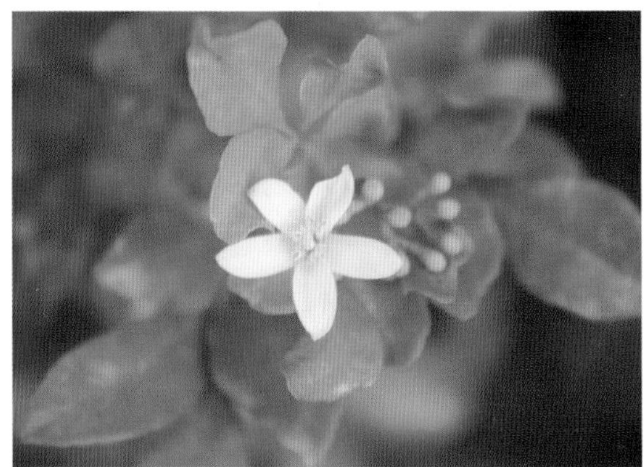

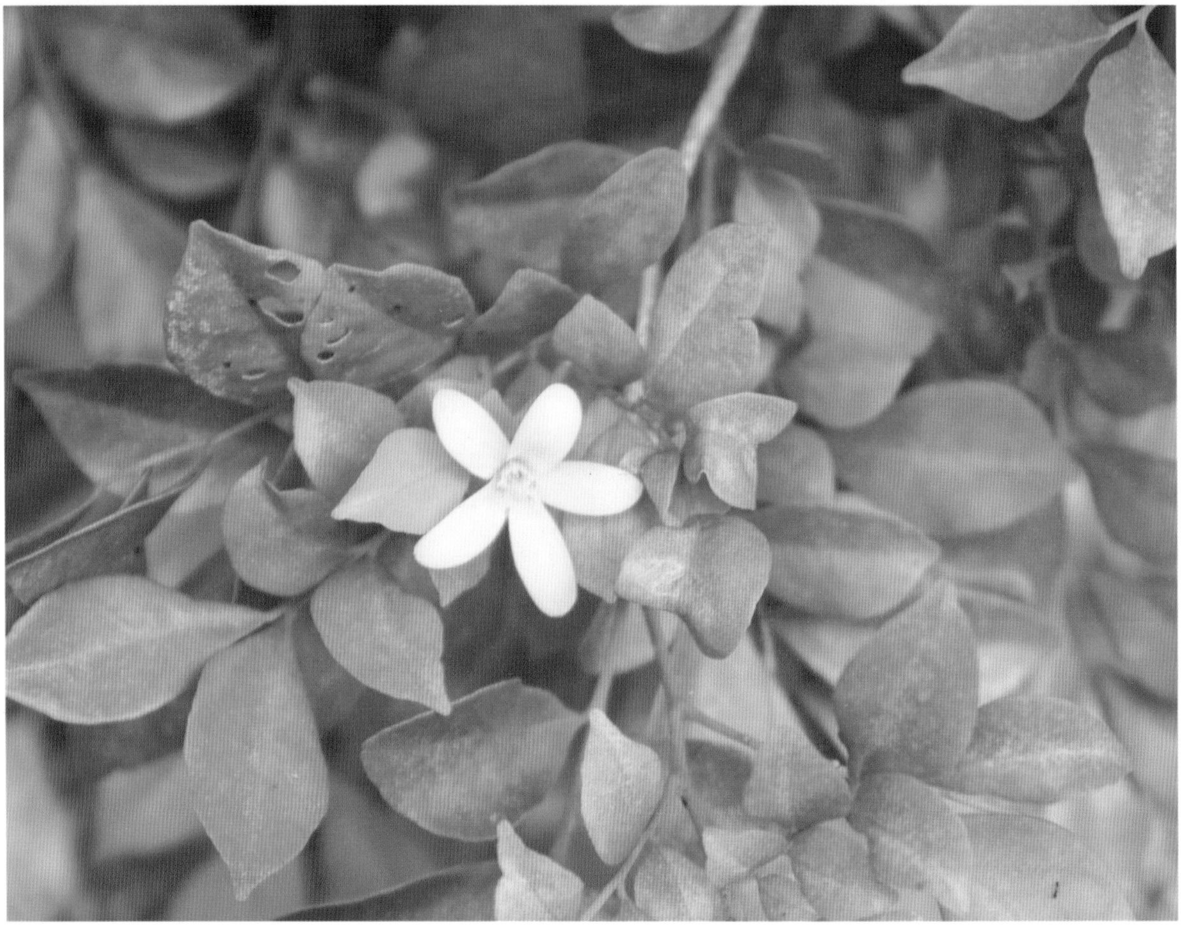

八月札

别名： 畜藠子、桴棪子、覆子、八月楂、木通子、压惊子、八月瓜、预知子、八月炸、百日瓜。
来源： 为木通科植物三叶木通*Akebia trifoliata*(Thunb.)Koidz.var. australis(Dies). Rehd的成熟果实。

【生境分布】 生长于山坡、山沟、溪旁等处的乔木与灌木林中。主产于河北、陕西、山西、甘肃、山东、河南和长江流域各地。

【采收加工】 8～9月间果实成熟时采摘，晒干，或用沸水泡透后晒干。

【性味功用】 微苦，平。归肝、胃、膀胱经。疏肝和胃，理气，活血止痛，软坚散结，利小便。主治肝胃气滞，脘腹、胁肋胀痛，饮食不消，下痢便泄，疝气疼痛，腰痛，经闭痛经，瘿瘤瘰疬，恶性肿瘤。内服：煎汤，9～15克；大剂量可用至30～60克；或浸酒。

【精选验方】 ①淋巴结结核：八月札、金樱子、海金沙根各120克，天葵子240克，煎服。②睾丸肿痛：八月札1个，金樱子30克，猪小肠120克，炖服。③输尿管结石：八月札、薏苡仁各60克，水煎服。④子宫脱垂：八月札、益母草、棕树根各30克，升麻9克，水煎服。

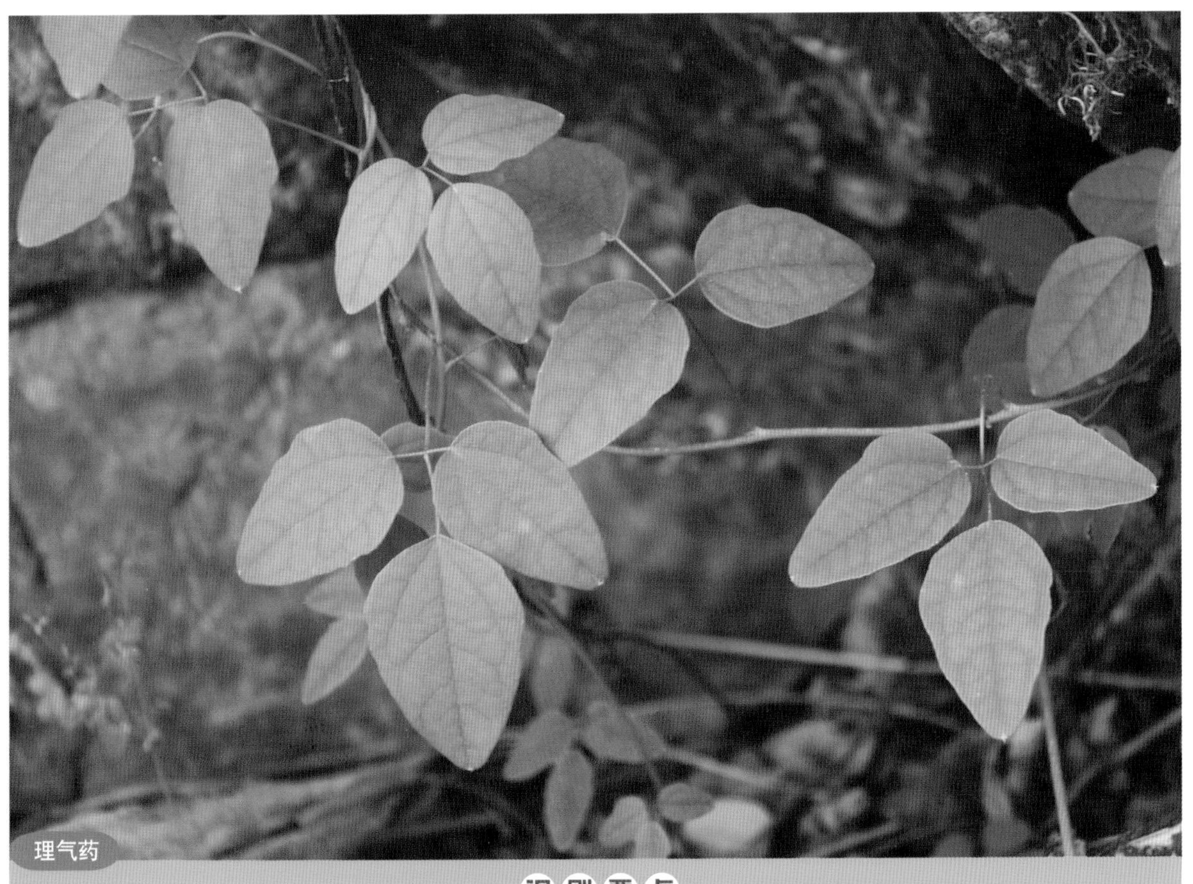

理气药

识别要点

①落叶本质藤本，茎、枝均无毛。②三出复叶，小叶卵圆形，先端钝圆、微凹或具短尖，基部圆形或宽楔形，微呈心形，边缘浅裂或呈波状。③花序总状，腋生，花单性，雌雄同株。④果实肉质，长卵形，成熟后沿腹缝线开裂。

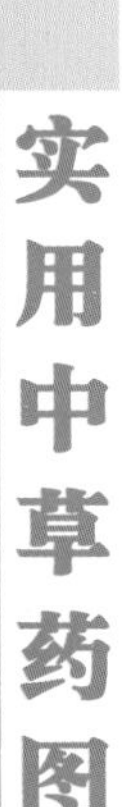

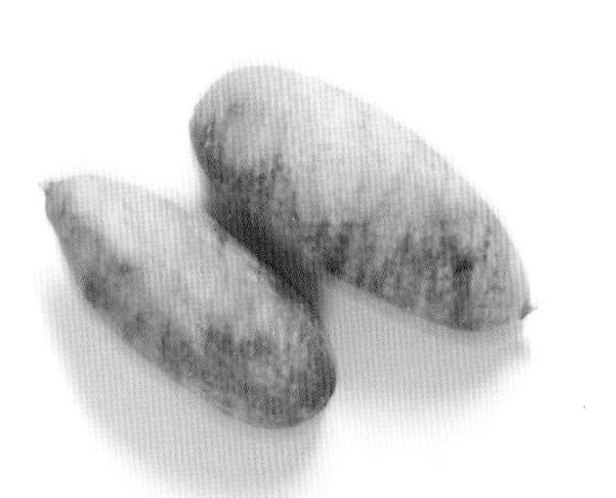

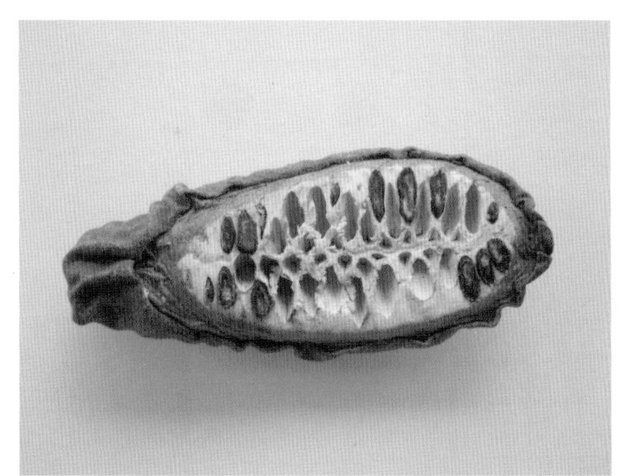

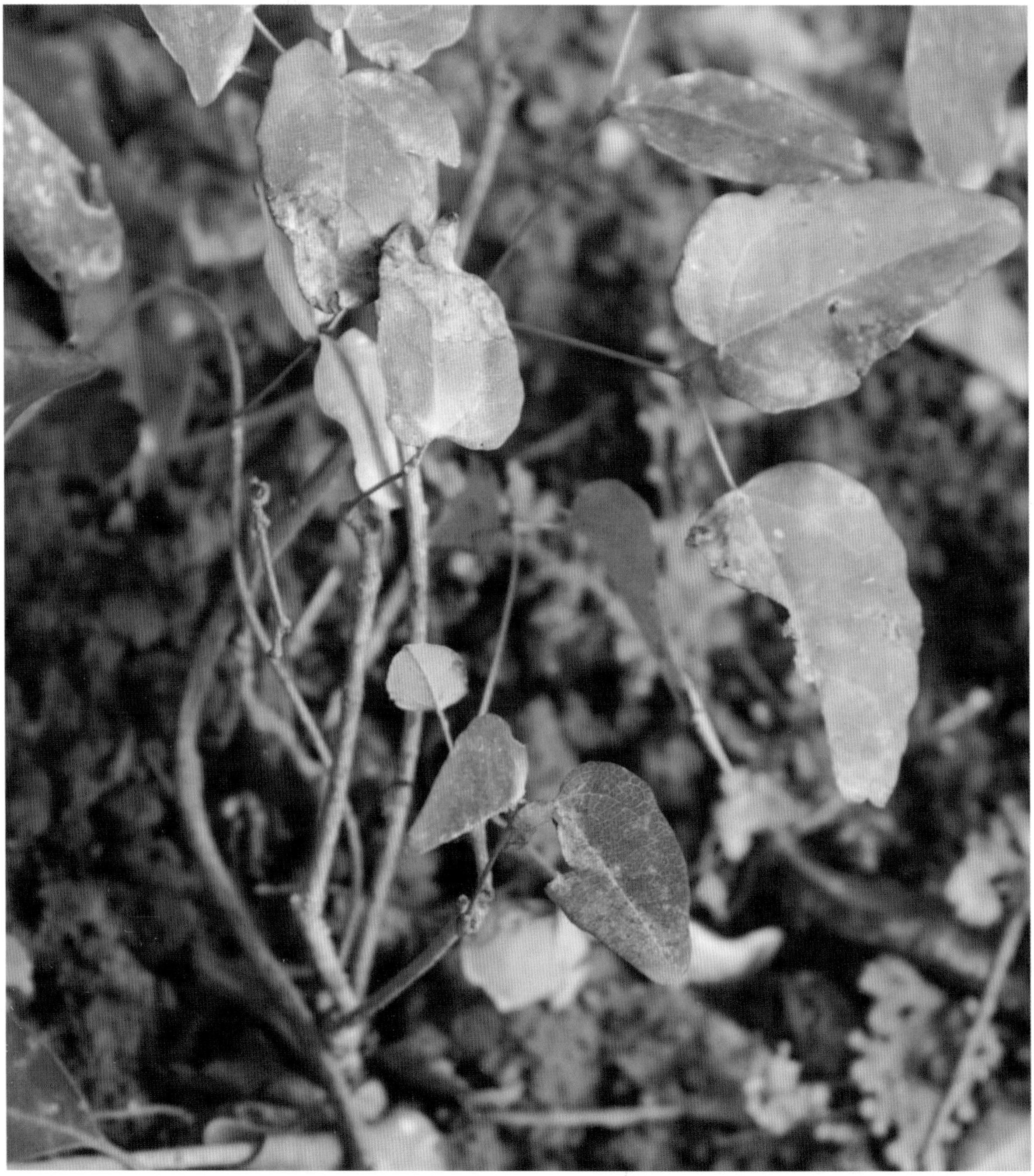

杨梅根

别名：树梅根、珠红根。
来源：为杨梅科植物杨梅*Myrica rubra*(Lour.)Sieb. et Zucc.**的树根。**

【生境分布】生长于低山丘陵向阳山坡或山谷中。分布于我国东南各地。

【采收加工】根全年可采，去粗皮切片晒干备用。

【性味功用】辛，温。理气，止血，化瘀。主治胃痛，膈食呕吐，疝气，吐血，血崩，痔血，外伤出血，跌打损伤，牙痛，烫火伤，恶疮，疥癞。内服：煎汤，鲜者10～20克；或研末。外用：煎水含漱、熏洗或烧存性研末调敷。

【精选验方】①胃气痛：杨梅根（白种）30克，洗净切碎，和鸡一只（去头、脚、内脏），水酌量，炖2小时服。②膈食呕吐：杨梅鲜根60克，水煎服。③吐血、血崩：杨梅根皮120克，猪肉250克，炖熟吃。④痔疮出血：杨梅根皮120克，炖一只老鸭子吃。⑤外伤出血：杨梅根皮研细末，敷伤处。

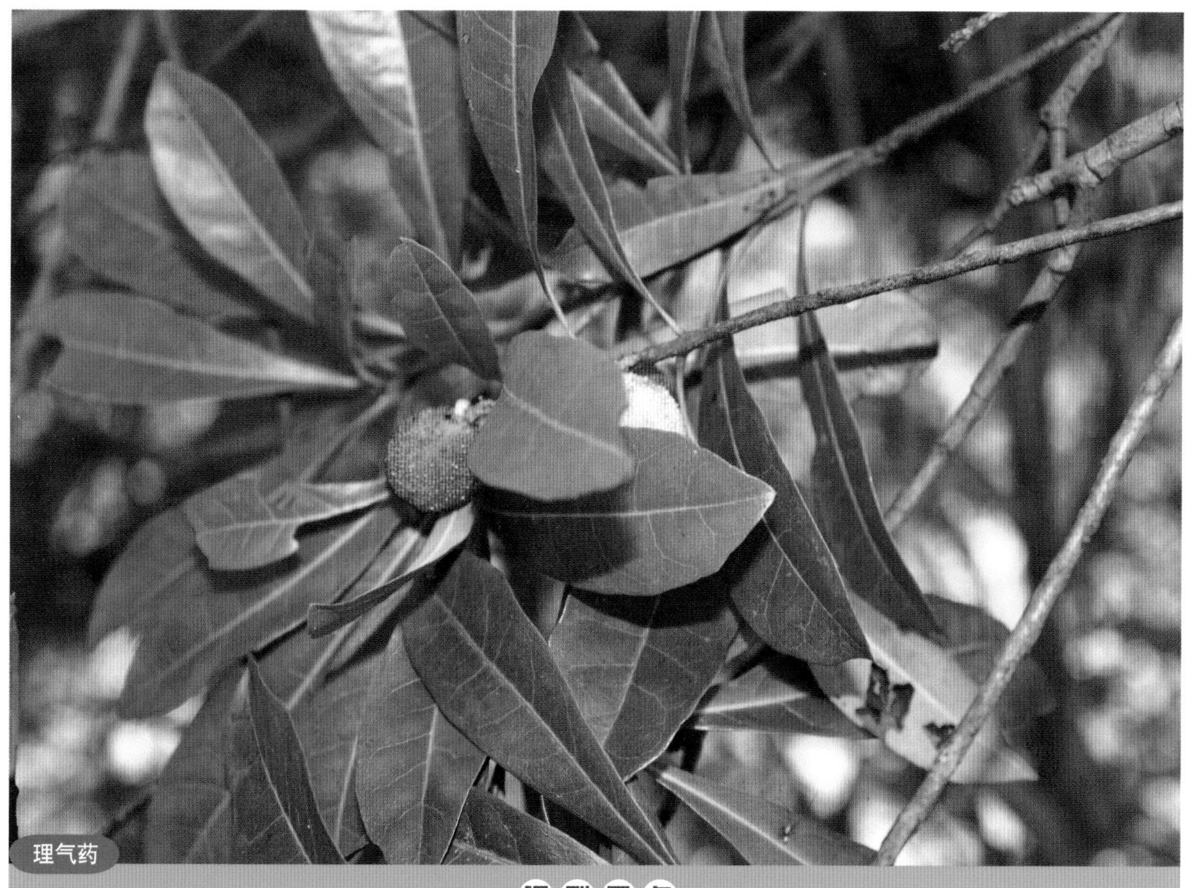

识别要点

①常绿乔木，树冠球形。②单叶互生；长椭圆或倒披针形，革质，上部狭窄，先端稍钝，基部狭楔形，全缘，或先端有少数钝锯齿。③核果球形，外果皮暗红色，由多数囊状体密生而成，内果皮坚硬。

橙 皮

别名：黄果皮、理陈皮。
来源：为芸香科植物甜橙*Citrus sinensis*(L.)Osbeck**的果皮。**

【生境分布】栽培于丘陵、低山地带和江河湖泊的沿岸。分布于长江以南各地。

【采收加工】冬季或春初，收集剥下的果皮，晒干或烘干。

【性味功用】辛，微苦，温。归脾、肺经。理气，化痰，健脾，导滞。主治感冒咳嗽，食欲不振，胸腹胀痛，肠鸣便泻，乳腺炎。内服：煎汤，3～10克；或研末。外用：煎水熏洗。

【精选验方】①感冒咳嗽有痰：橙皮、法半夏、茯苓、木香、紫菀、前胡各适量，煎服。②痰结于咽喉，吐咳不出，咽之不下，因肝气不舒，忧思气郁结成梅核气者：橙皮（去白）、土白芍、紫苏子各6克，桔梗3克，引用竹叶煎汤服。

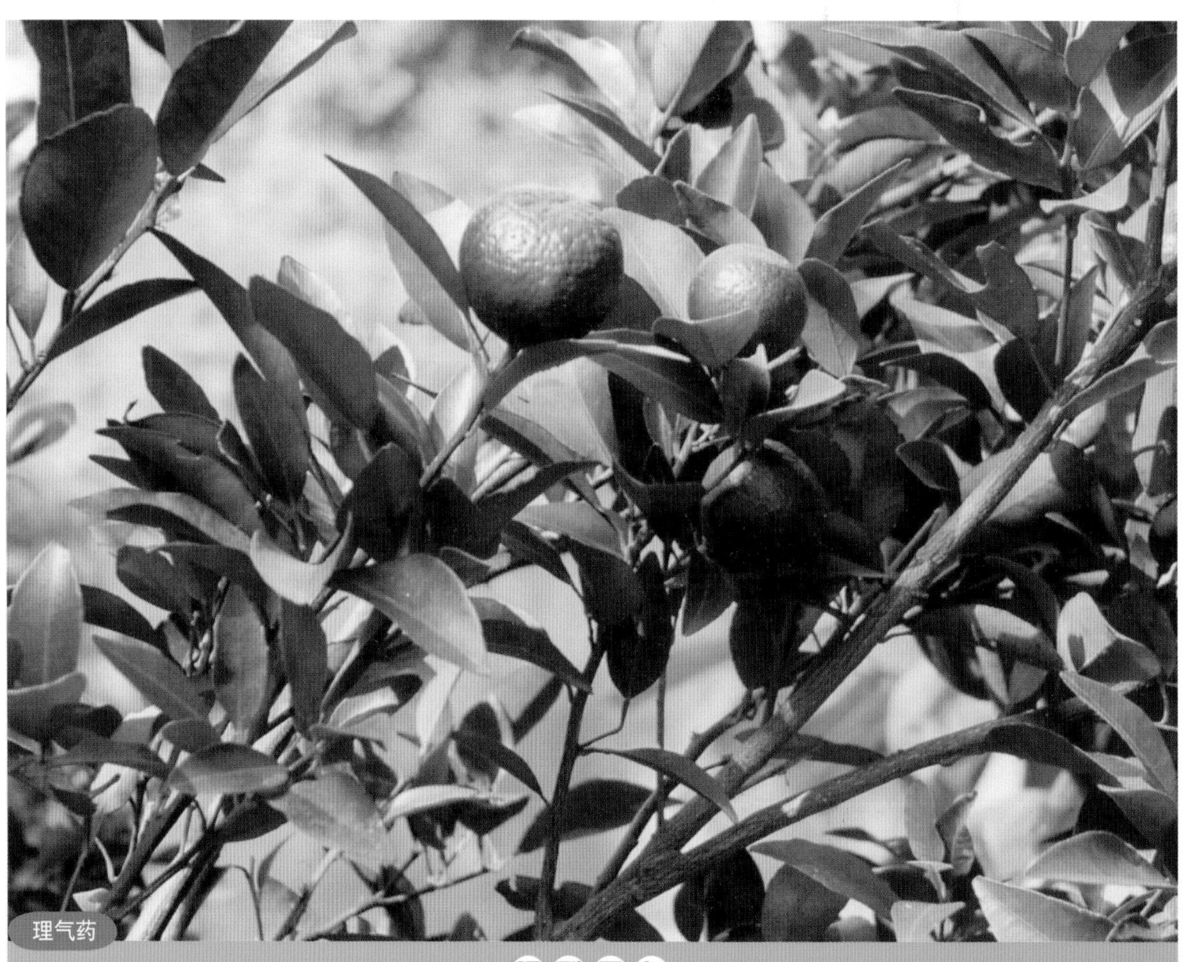

理气药

识别要点

①常绿小乔木，树冠圆形，分枝多，无毛，幼枝有棱角。②叶互生，单生复叶；叶柄长，叶翼狭窄，顶端有关节；叶片质较厚，椭圆形或卵圆形，先端短尖或渐尖。③柑果扁圆形或近球形，橙黄或橙红色，果皮较厚，不易剥离。

樟 木

别名：樟树、香樟木、吹风散。
来源：为樟科植物樟*Cinnamomum camphora*(L.)Presl**的木材。**

【生境分布】栽培或野生于河边或湿润地。主产于长江以南各地。

【采收加工】定植5～6年成材后，通常于冬季砍收树干，锯段，劈成小块，晒干。

【性味功用】辛，温。归肝、脾经。祛风湿，行气血，利关节。主治心腹胀痛，脚气，痛风，疥癣，跌打损伤。内服：煎汤，10～20克；研末，3～6克；或泡酒饮。外用：煎水洗。

【精选验方】①胃痛：樟木15克，水煎服。②脚气、痰壅呕逆、心胸满闷、不下饮食：樟木15克，涂生姜汁炙令黄，捣筛为散。每服不计时候，以粥饮送下3克。③蜈蚣咬伤：鲜樟树枝15克，水煎服。④解酒：樟树皮2小块，洗净，置口中咀嚼1分钟；或用樟木100克，加水同煎饮服。⑤血热身痒：樟木叶90克，水葫芦、大薸、银花藤、过塘蛇各120克，地稔、土荆芥各160克（均鲜用），煎水洗。

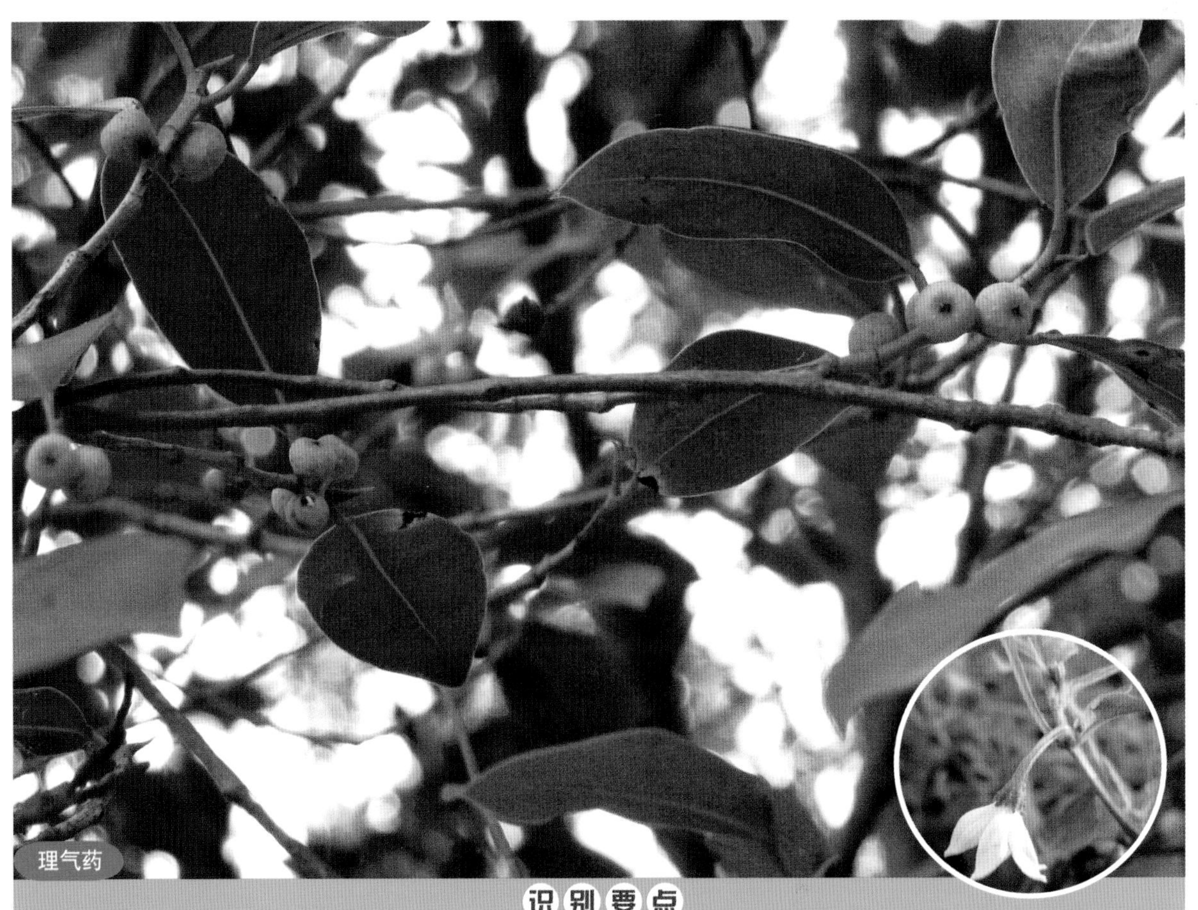

识别要点

①常绿乔木，有香气。②叶互生，革质，卵状椭圆形以至卵形，全缘，有光泽，脉腋有腺点。③核果球形，紫黑色，基部有膨大花托。

白屈菜

别名：地黄连、土黄连、断肠草、山黄连。
来源：为罂粟科植物白屈菜*Chelidonium majus* L. 的带花全草。

【生境分布】生长于山坡、水沟旁、林缘草地或草丛中。主产于东北、内蒙古、河北、河南、山东、山西、江苏、江西、浙江等地。

【采收加工】5～7月开花时采收地上部分，置通风处干燥。

【性味功用】苦、辛，寒。有毒。归脾、胃、肺经。理气止痛，止咳，利水消肿，解疮毒。主治胃肠疼痛，黄疸，水肿，疥癣疮肿，虫蛇咬伤。内服：煎汤，3～6克。外用：捣汁涂。

【精选验方】①胃炎、胃溃疡、腹痛：白屈菜9克，水煎服。②肠炎、痢疾：白屈菜15克，水煎服。③顽癣：鲜白屈菜用50%的酒精浸泡，擦患处。④疮肿：鲜白屈菜捣烂敷患处。⑤百日咳：白屈菜适量，水煎服。

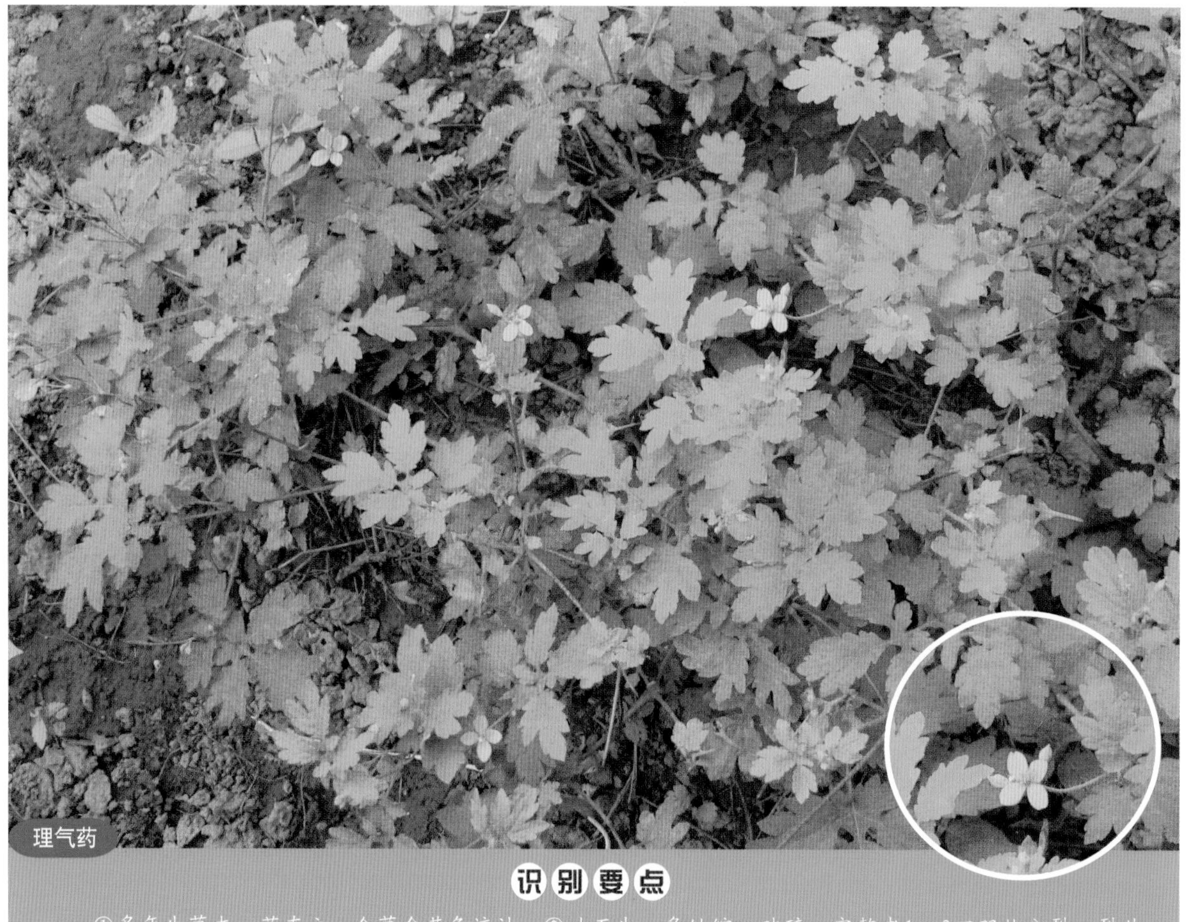

识别要点

①多年生草本。茎直立，全草含黄色液汁。②叶互生，多皱缩、破碎，完整者1～2回羽状分裂，裂片近对生，先端钝，边缘具不整齐的缺刻；上表面黄绿色，下表面绿灰色，具白色柔毛，脉上尤多。③花瓣4片，卵圆形，黄色，雄蕊多数，雌蕊1个。

土木香

别名：青木香、祁木香、藏木香。
来源：为菊科植物土木香*Inula helenium* L.的干燥根。

【生境分布】生长于河边、田边等潮湿处。主产于东北、华北及西北；在河北、山西、浙江、河南、湖北、四川等地有栽培。

【采收加工】霜降后叶枯时采挖，除去茎叶、须根及泥土，截段，较粗的纵切成瓣，晒干。

【性味功用】辛、苦，温。归肺、肝、脾经。健脾和胃，行气止痛。主治胸腹胀满疼痛，呕吐泄泻，痢疾，疟疾。内服：煎汤，3～9克；或入丸、散。

【精选验方】①胃痛：土木香6克，川楝子、杭白芍各9克，神曲、谷芽、麦芽、蒲公英各15克，水煎服。②慢性肠炎：土木香6克，神曲、凤尾草、马齿苋各15克，水煎服。③痢疾：土木香6克，地榆、隔山消各9克，水煎服。

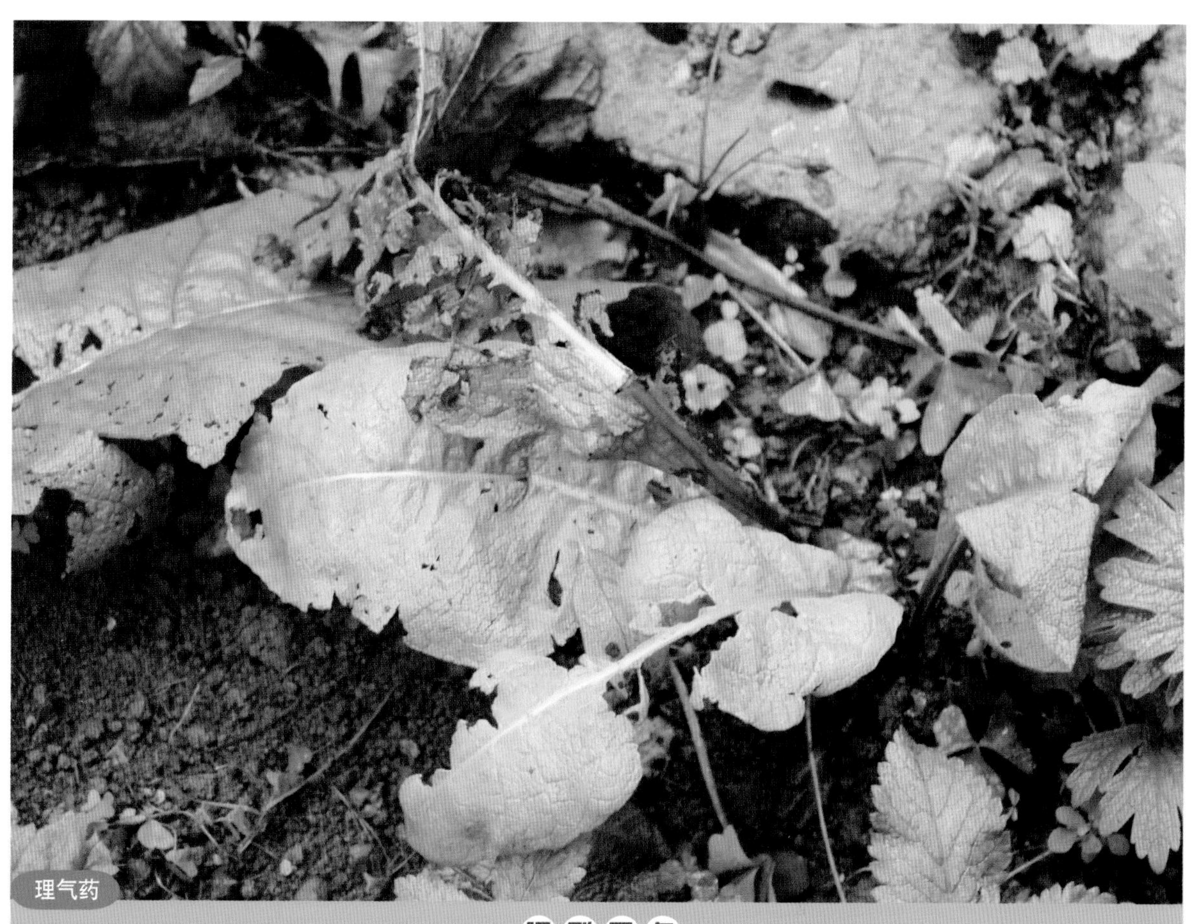

识别要点

①多年生草本，高达1.8米，全株密被短柔毛。②基生叶有柄，阔大，广椭圆形，边缘具不整齐齿牙；茎生叶无柄，半抱茎，长椭圆形，基部心脏形，先端锐尖，边缘具不整齐齿牙。③腋生头状花序排成伞房状，总苞半球形。花黄色，边缘舌状花雌性，先端3齿裂。

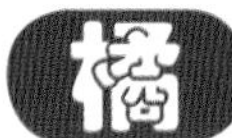

橘

别名：黄橘。
来源：为芸香科植物橘*Citrus reticulata* Blanco的成熟果实或种子。

【生境分布】栽培于丘陵或低山地带。主产于安徽、浙江、江西、湖北、四川、福建等地。

【采收加工】10～12月果实成熟时摘下，鲜用或冷藏备用。橘皮：剥去果皮，晒干。橘核：收集种子，晒干。

【性味功用】甘、酸，平。归肺、胃经。润肺生津，理气和胃。主治胸痞作呕，感冒咳嗽，乳腺炎，腰痛。内服：做食品；亦可蜜煎，酱菹，或配制成药膳。外用：搽涂。

【精选验方】①胸痞作呕：橘皮、半夏、茯苓各9克，甘草3克，水煎服。②风寒感冒，咳嗽痰多：橘皮、前胡、杏仁各9克，紫苏叶4.5克，水煎服。③腰痛：橘核、杜仲等份，炒研末，每次6克，盐酒送下。

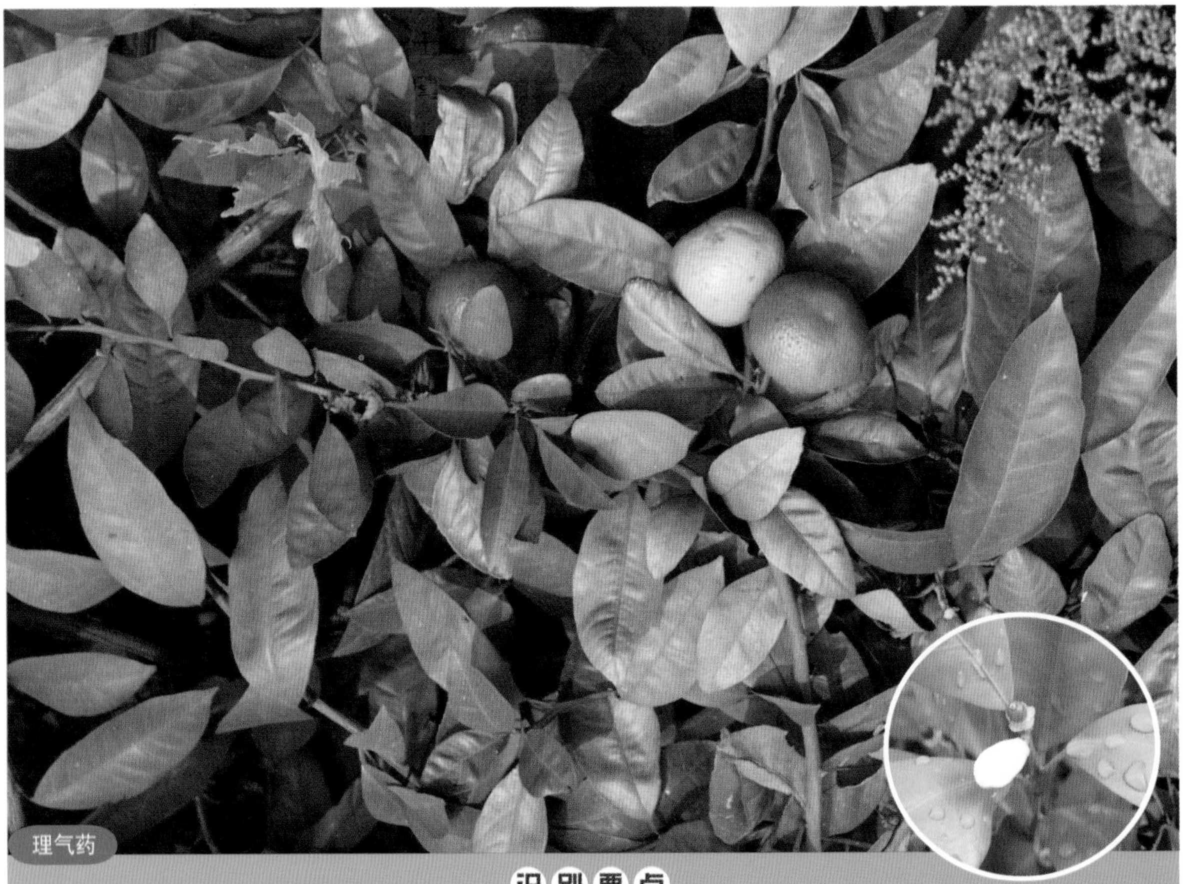

理气药

识别要点

①叶互生，叶片菱状长椭圆形，全缘或有浅锯齿。②花丛生或单生，黄白色，花瓣5。③果实扁圆形，红色、橙黄色或淡红黄色。

降香檀

别名：降真香、紫降香、花梨母。
来源：为豆科植物降香檀*Dalbergia odorifera* T. Chen **树干和根的心材。**

【生境分布】生长于中海拔地区的山坡疏林中、林边或村旁。主产于广东、广西、云南等地。

【采收加工】全年采收，除去边材，阴干。

【性味功用】辛，温。归肝、脾经。理气止痛，化瘀止血。主治脘腹疼痛，肝郁胁痛，胸痹刺痛，跌打损伤，外伤出血。内服：煎汤，3～6克，宜后下；或研末服，每次1～2克。外用：适量。

【精选验方】①跌打损伤、血出不止：降香檀末、五倍子末、铜末各等份或随间加减用之，拌匀外敷。②外伤性吐血：降香、花蕊石各3克，没药、乳香各1.5克，共研极细末，每服0.3克，黄酒1杯送服。

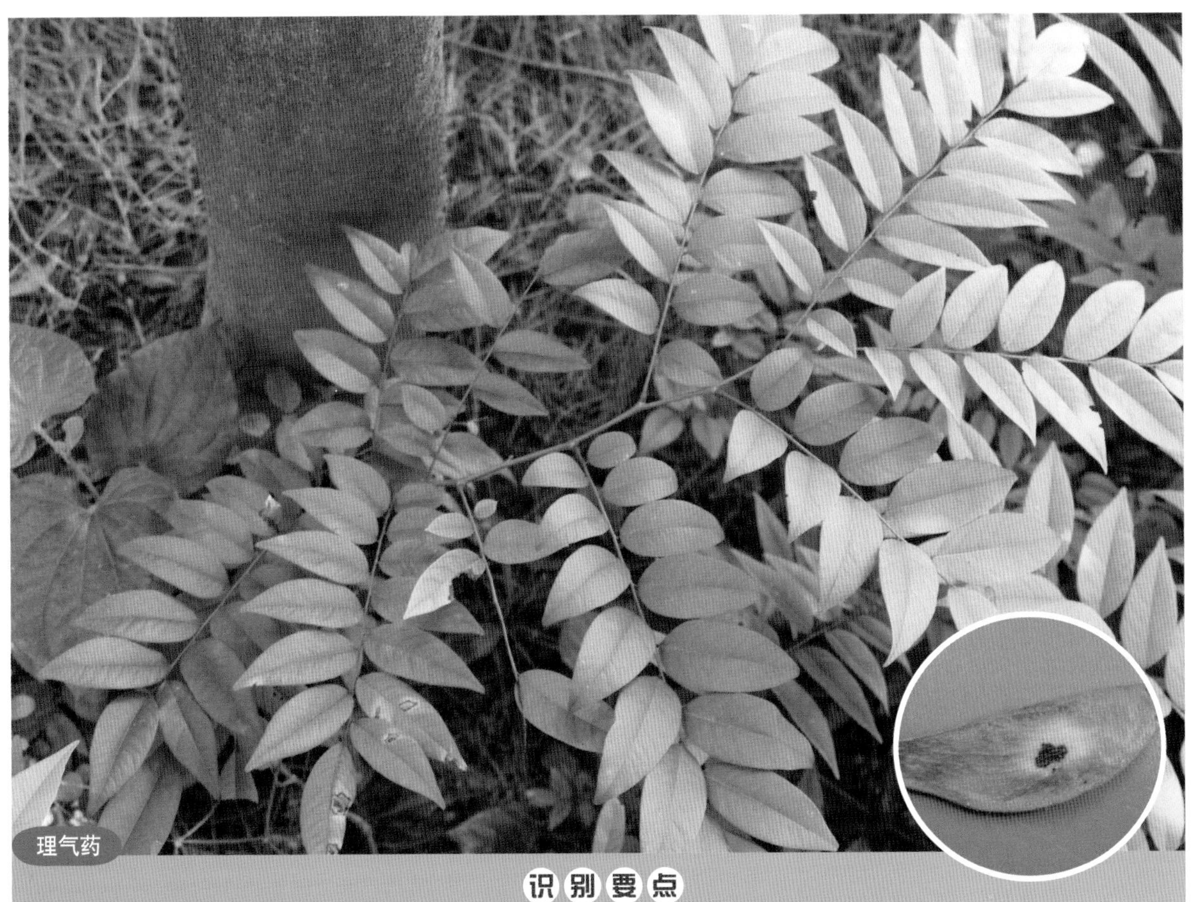

识别要点

①乔木。树皮褐色，粗糙；小枝近平滑，具密集的苍白色皮孔。②羽状复叶互生；小叶9～13，近革质，卵形或椭圆形，基部小叶较小，阔卵形，侧脉和网脉于两面略凸起。

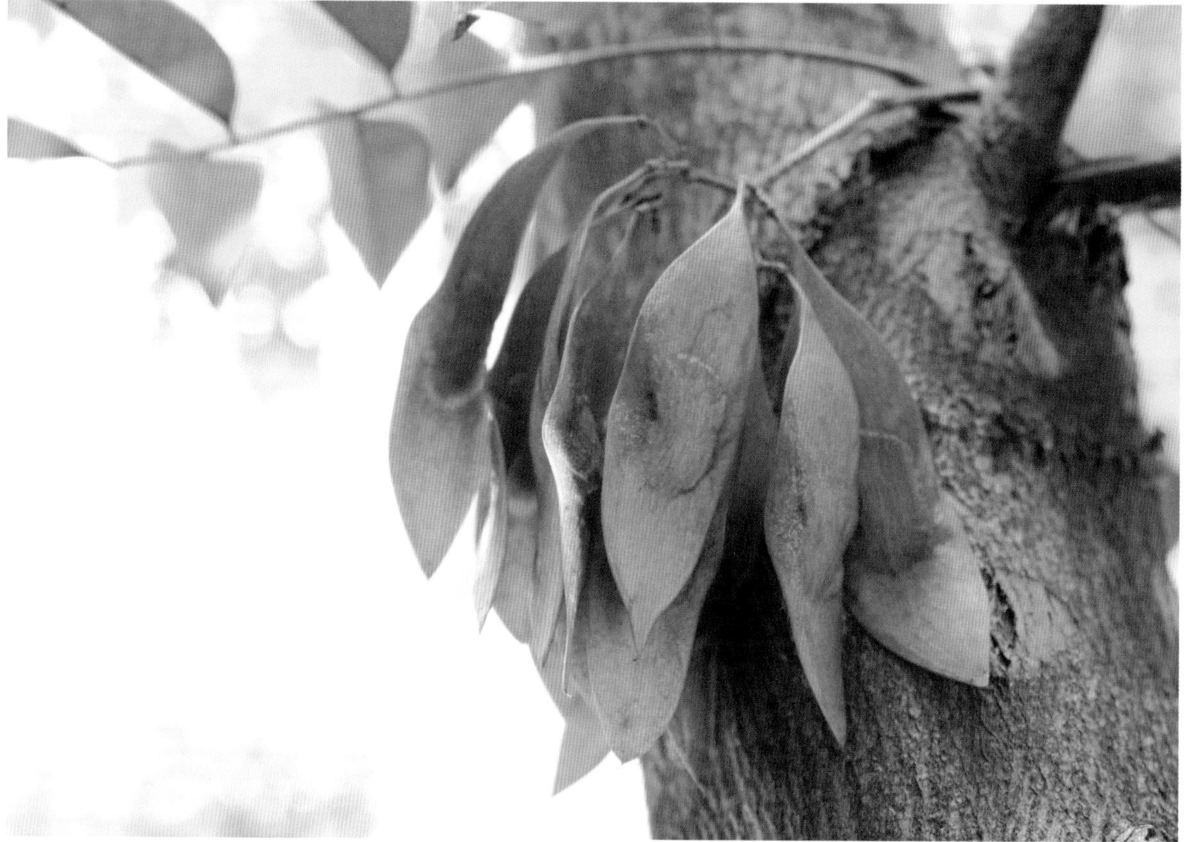

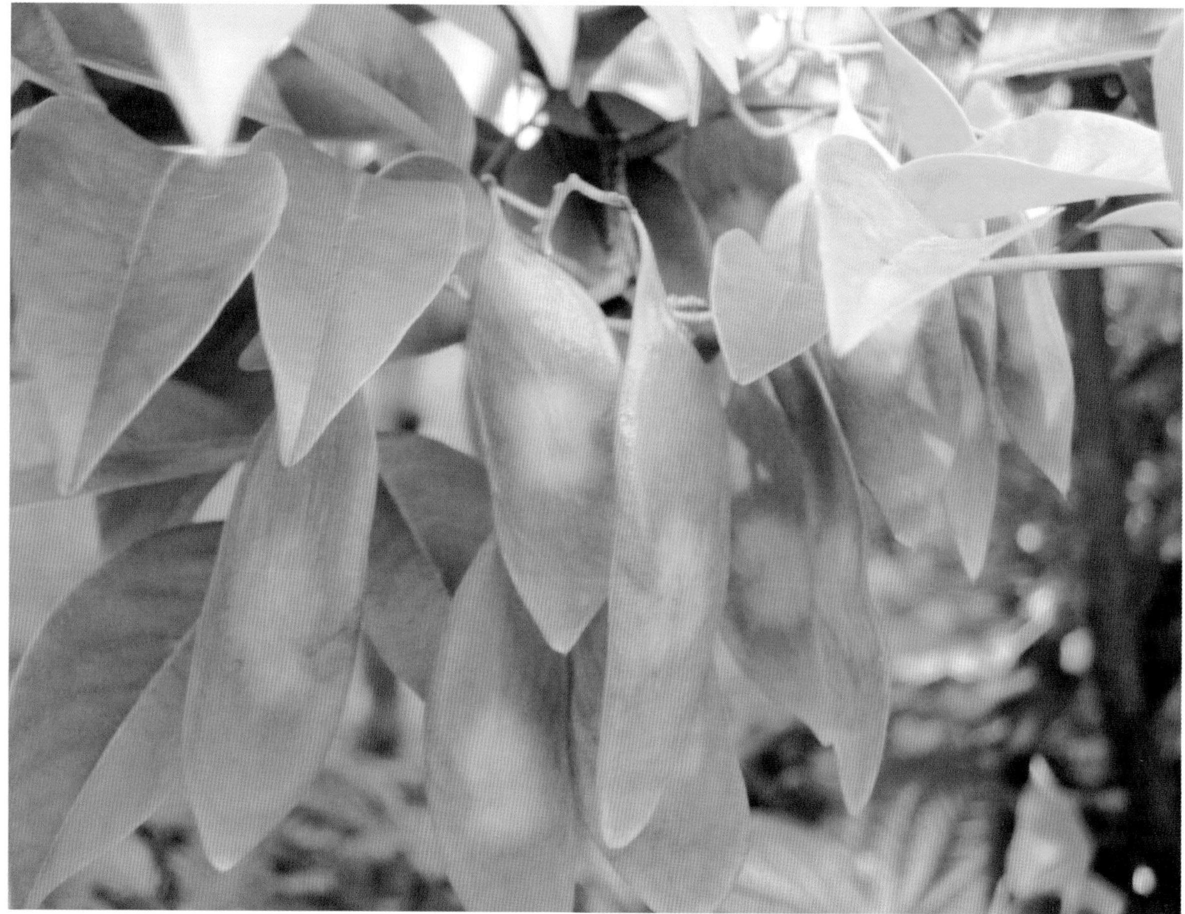

檀 香

别名：白檀、白檀木。
来源：为檀香科檀香属植物檀香*Santalum album* L.树干的心材。

【生境分布】野生或栽培。主产于印度、马来西亚、澳大利亚及印度尼西亚等地。我国台湾等地有栽培。

【采收加工】采伐木材后，切成段，除去树皮和边材即得。

【性味功用】辛，温。归脾、胃、心、肺经。行气温中，开胃止痛。主治寒凝气滞，胸痛，腹痛，胃痛食少，冠心病，心绞痛。内服：煎汤，2～5克；或入丸散。

【精选验方】①心腹冷痛：檀香9克，干姜15克，开水泡饮。②噎膈饮食不入：檀香4.5克，茯苓、橘红各6克，研极细末，用人参汤调服。

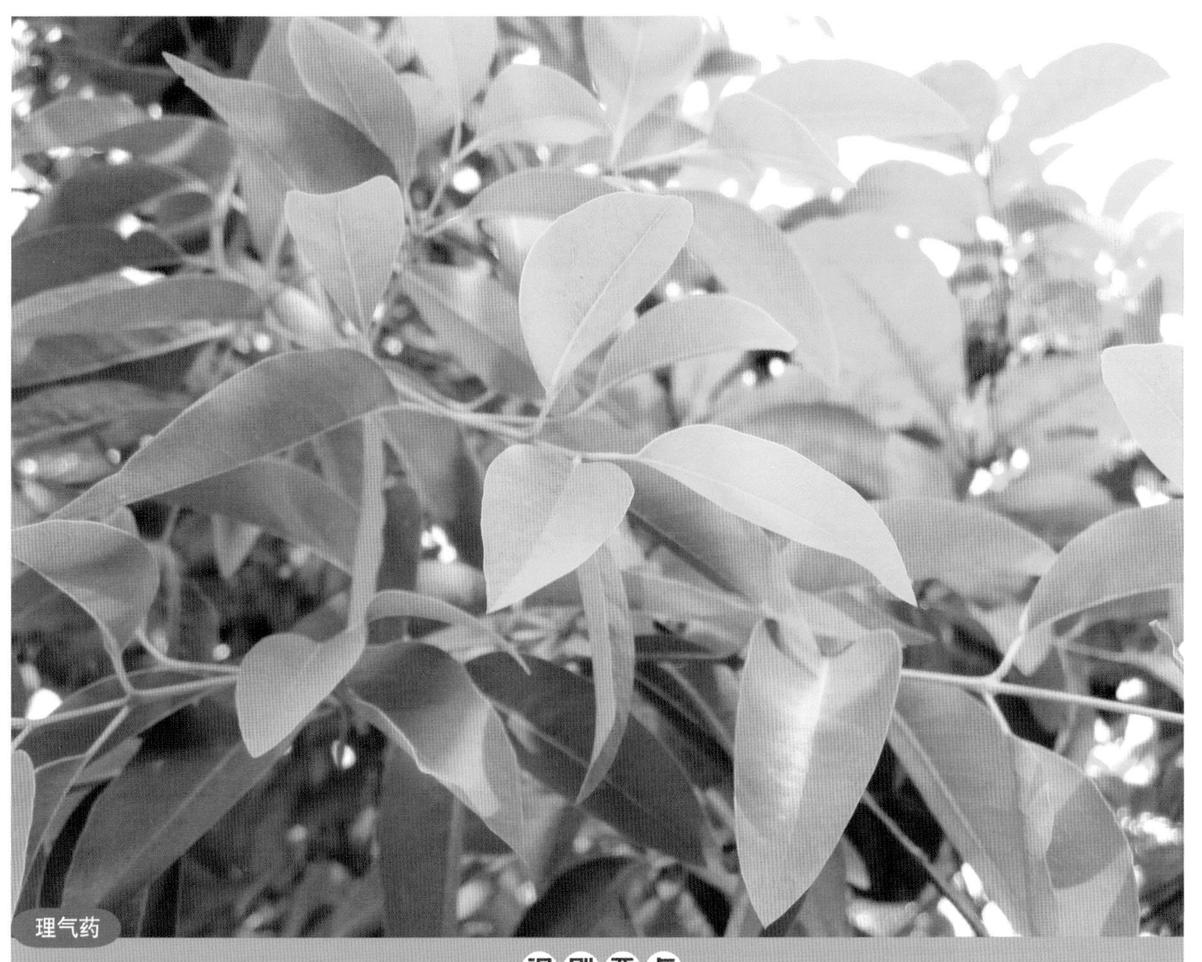

理气药

识别要点

①树皮褐色，粗糙或有纵裂；多分枝，幼枝光滑无毛。②叶对生，革质，叶片椭圆状卵形或卵状披针形，全缘，无毛；叶柄光滑无毛。③花腋生和顶生，为3歧式的聚伞状圆锥花序；花梗对生，长约与花被管相等。

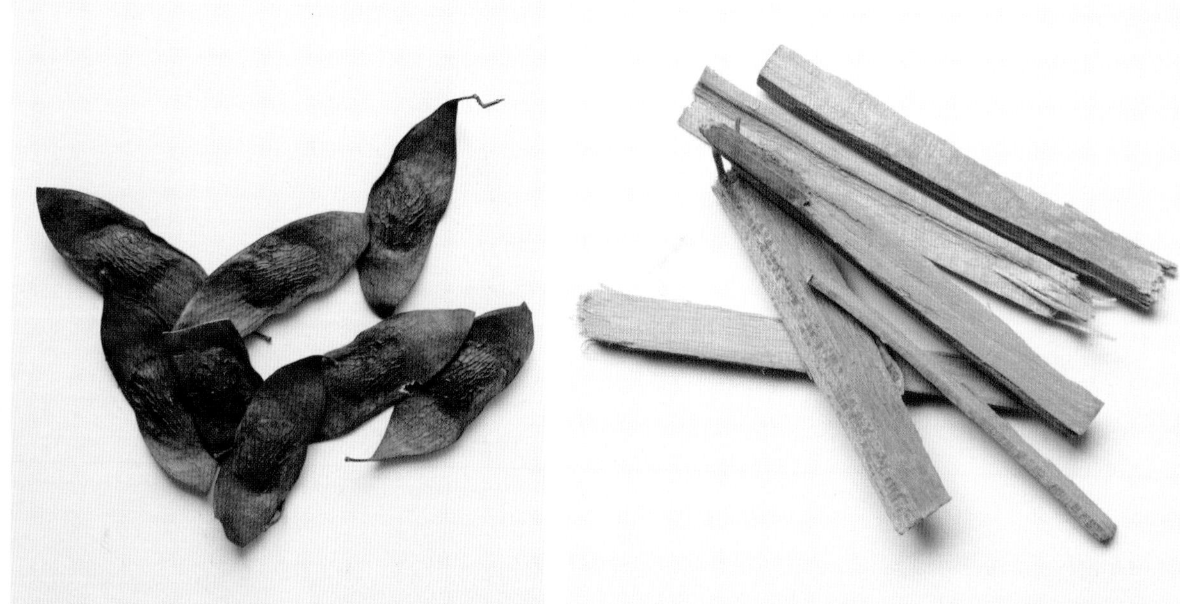

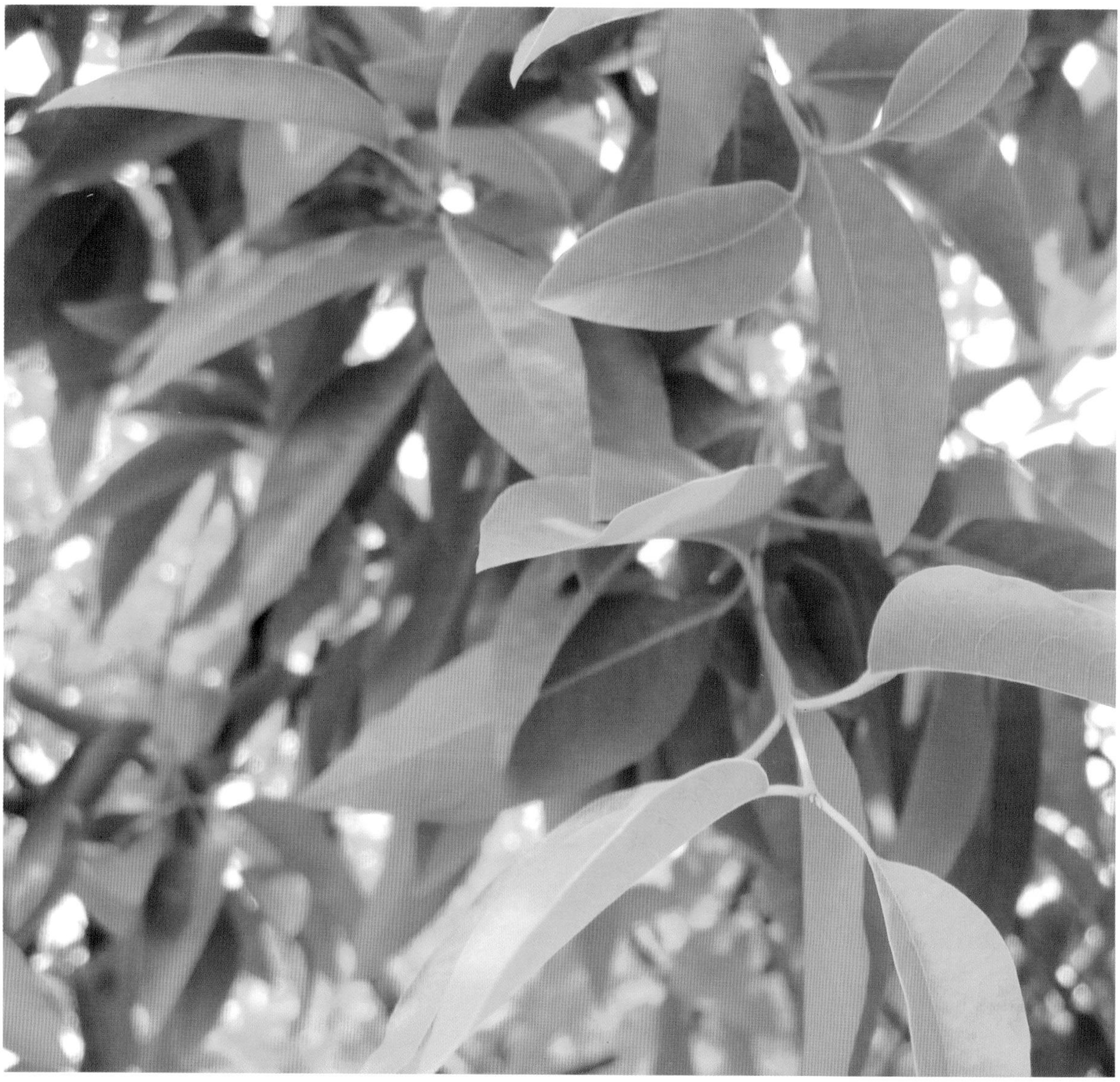

荠菜

别名：枕头草、粽子菜、三角草、荠荠菜、菱角菜、地菜。
来源：为十字花科植物荠菜*Capsella bursapastoris*(L.)Medic. 的带根全草。

【生境分布】生长于田野、路边及庭园。全国均有分布，江苏、安徽及上海郊区有栽培。

【采收加工】春末夏初采集，晒干。

【性味功用】甘，凉。归肝、胃经。清热利水，凉血止血。主治痢疾，水肿，尿路感染，乳糜尿，吐血便血，月经过多，目赤疼痛。内服：煎汤，15～30克，大量30～60克。外用：绞汁。

【精选验方】①痢疾：荠菜60克，水煎服。②阳症水肿：荠菜根、车前草各30克，水煎服。③内伤吐血：荠菜、蜜枣各30克，水煎服。④崩漏及月经过多：荠菜、龙芽草各30克，水煎服。⑤暴赤眼、疼痛碜涩：荠菜根，捣绞取汁，以点目中。

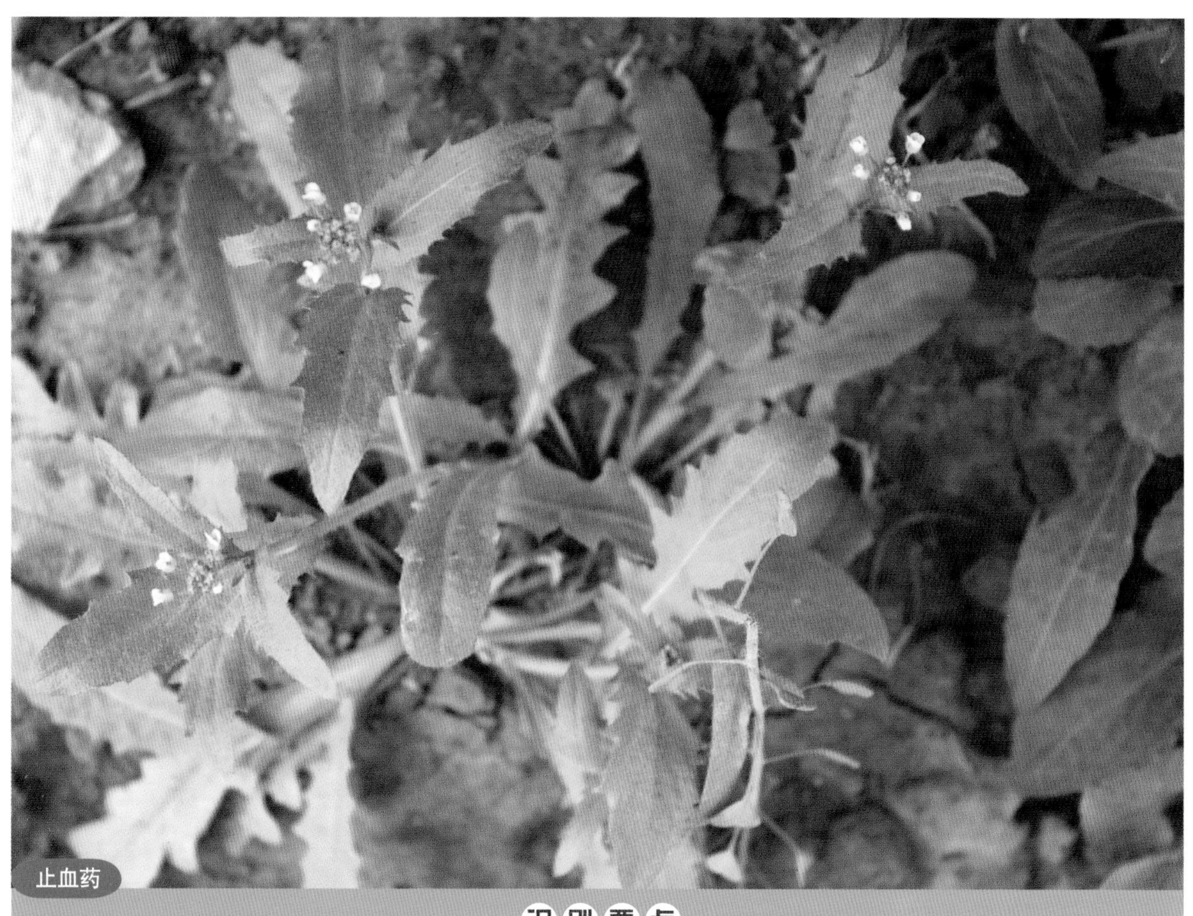

止血药

识别要点

①基生叶，宽卵形至倒卵形，边缘有缺刻或锯齿，或近于全缘，叶两面生有单一或分枝的细柔毛，边缘疏生白色长睫毛。②花多数，总状花序顶生或腋生，花瓣倒卵形，有爪。

荔枝草

别名：荠宁、雪见草、雪里青、癞子草、癞团草、癞疙宝草、蛤蟆草、猪婆草。
来源：为唇形科鼠尾草属植物荔枝草*Salvia plebeia* R. Brown**的全草。**

【生境分布】生长于河边荒地或路边。主产于山东、河南、江苏、安徽、湖北、四川、重庆、贵州、浙江、江西、福建、广东、广西、云南、台湾等地。

【采收加工】6～7月采收，洗净，切细，鲜用或晒干。

【性味功用】苦、辛，凉。归肺、胃经。清热解毒，凉血止血，利水消肿。主治咽喉肿痛，肺结核咳血，痔疮出血，痢疾，痈肿疮毒，跌打损伤，虫蛇咬伤。内服：煎汤，9～30克；或捣绞汁饮。外用：捣敷，或绞汁含漱及滴耳，亦可煎水外洗。

【精选验方】①阴道炎、宫颈炎：荔枝草50克，洗净切碎，煮沸过滤，冲洗阴道。②慢性气管炎：鲜荔枝草适量，水煎服。③咳血、吐血、尿血：荔枝草30克，猪瘦肉适量，炖汤服。④跌打损伤：鲜荔枝草50克，捣烂取汁，以甜酒冲服，其渣杵烂，敷伤处。

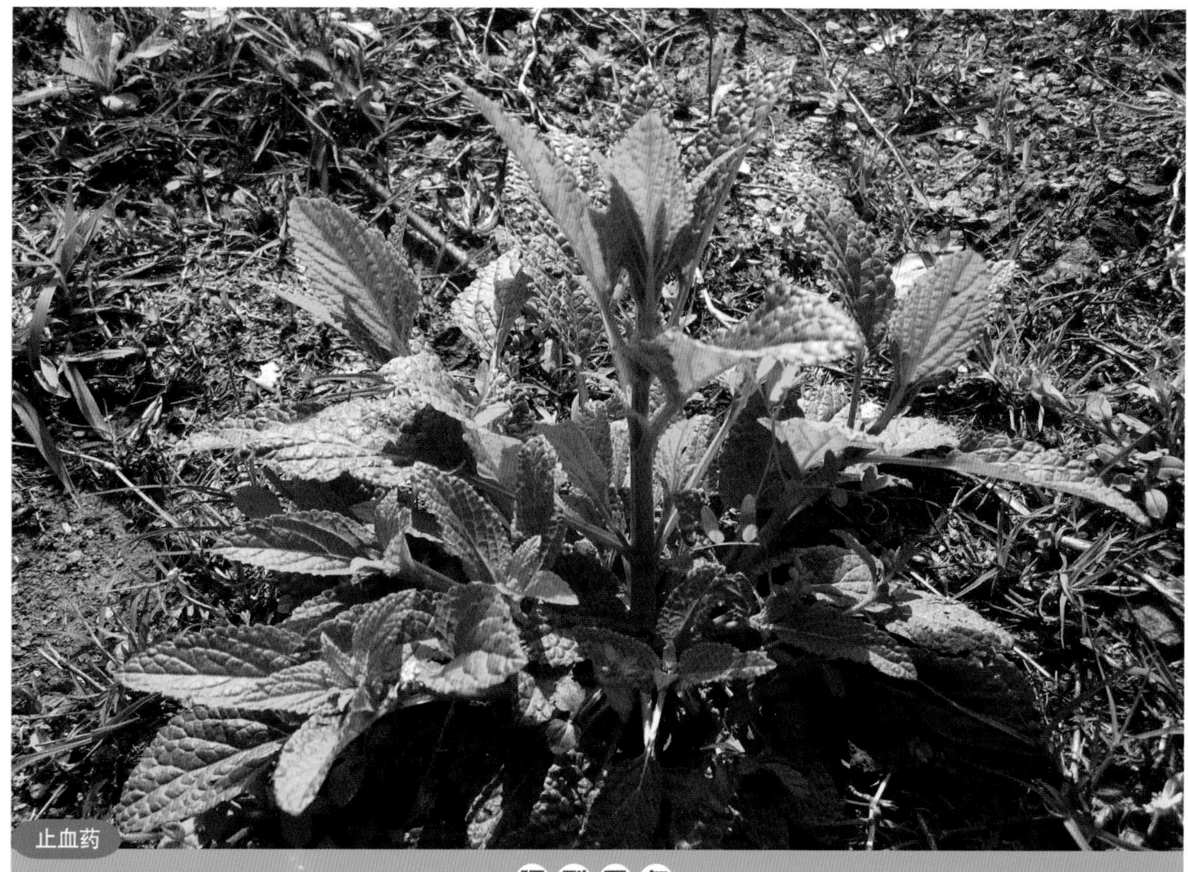

止血药

识别要点

①2年生直立草本，被有短柔毛。②叶长圆形或披针形，边缘有圆锯齿，下面有金黄色腺点。

木 耳

别名：黑木耳、光木耳。
来源：为木耳科植物木耳*Auricularia auricula*(L. ex Hook.)Underm**的子实体。**

【生境分布】生长于阴湿、腐朽的树干上，可人工栽培。主产于黑龙江、吉林、河北、陕西、甘肃、河南及长江以南各地。

【采收加工】夏、秋季采收，晒干。

【性味功用】甘，平。归胃、肝、大肠经。凉血止血，润燥。主治肠风下血，血痢，尿血，崩漏，痔疮。内服：煎汤，6～30克，或研末服。外用：捣敷。

【精选验方】①高血压、血管硬化、眼底出血：木耳3克，清水浸泡一夜，蒸1～2小时，加适量冰糖，水煎服。②痔疮出血、大便干结：木耳3～6克，柿饼30克，同煮烂做点心吃。③月经过多、淋漓不止、赤白带下：木耳焙干研末，以红糖汤送服，每日3～6克，每日2次。

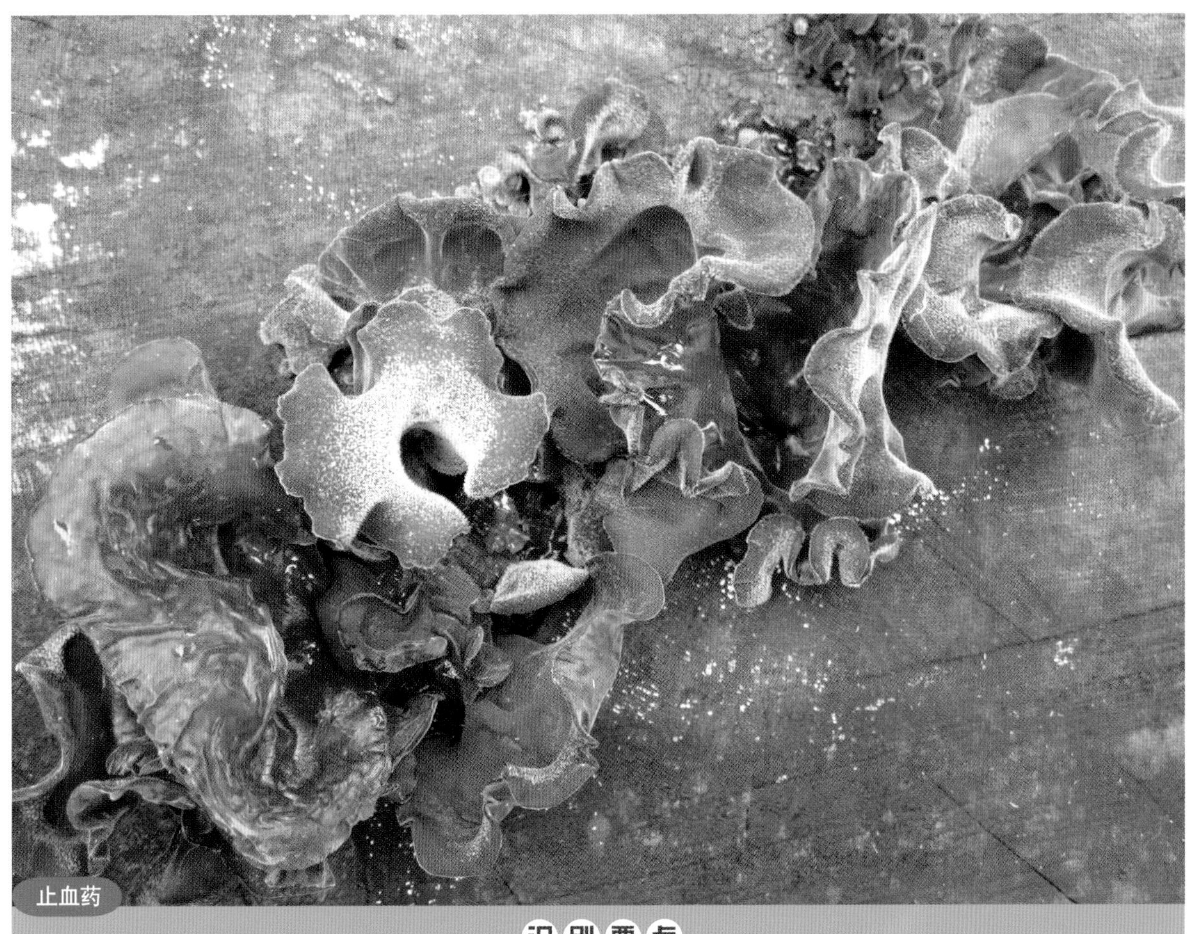

止血药

识别要点

①干燥的木耳呈不规则的片状，多卷缩，表面平滑，黑褐色或紫褐色；底面色较淡。质脆易折断。②以水浸泡则膨胀，色泽转淡，呈棕褐色，柔润而微透明，表面有润滑的黏液。气微香。

酸藤果

别名：酸藤子、酸藤头。
来源：为紫金牛科植物酸藤*Embelia laeta* (L.) Mez**的果实。**

【生境分布】生长于山野或村旁。主产于我国南部。

【采收加工】夏季采收，蒸熟，晒干备用。

【性味功用】酸、甘，平。强壮止血。主治胃酸缺乏，食欲不振。内服：煎汤，6～9克。

【精选验方】①胃酸缺乏、齿龈出血：鲜酸藤果6～9克，水煎服。②食欲不振：酸藤果9克，水煎服。

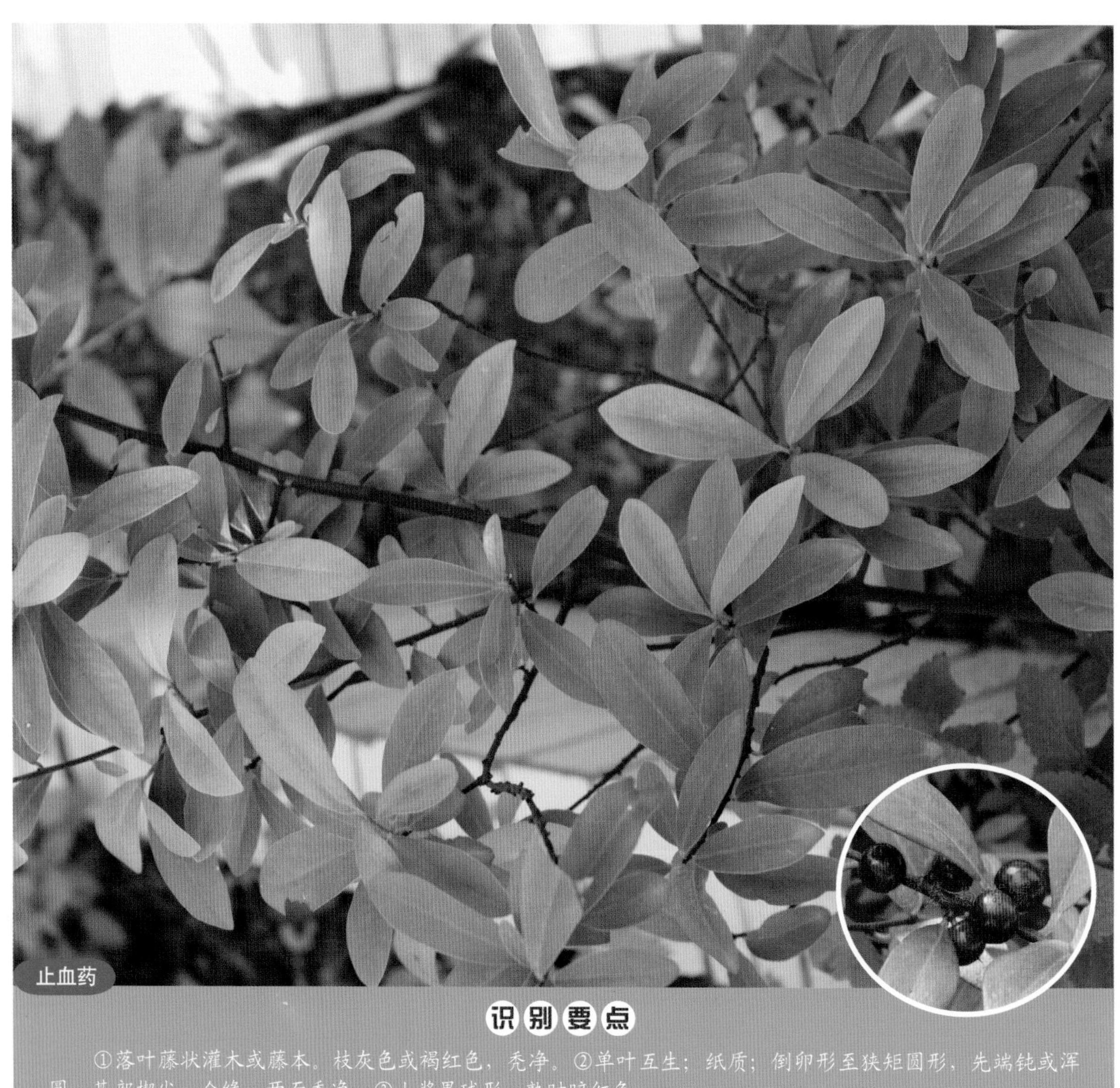

识别要点

①落叶藤状灌木或藤本。枝灰色或褐红色，秃净。②单叶互生；纸质；倒卵形至狭矩圆形，先端钝或浑圆，基部楔尖，全缘，两面秃净。③小浆果球形，熟时暗红色。

元宝草

别名：合掌草、上天梯、帆船草、叶抱枝、对月草、对月莲、大叶对口莲。
来源：为金丝桃科金丝桃属植物元宝草*Hypericum sampsonii* Hance的全草。

【生境分布】生长于山坡、路旁。长江流域南至台湾等地均有分布。主产于江苏、浙江、四川等地。

【采收加工】6～7月采收，拔取全草，除去泥沙杂质，晒干。

【性味功用】辛、苦，寒。归肝、脾经。活血，止血，解毒。主治吐血，衄血，月经不调，跌打闪挫，痈肿疮毒。内服：煎汤，9～15克，鲜品30～60克。外用：鲜品洗净捣敷，或干品研末外敷。

【精选验方】①阴虚咳嗽：元宝草30～60克，红枣7～14枚，同煎服。②咳嗽出血：鲜元宝草60克（干者30克），与猪肉炖服，连服5～7次。③月经不调：元宝草、月月开、益母草各30克，白酒一杯，加水煎，分3次服。④赤白下痢，里急后重：元宝草煎汁冲蜂蜜服。

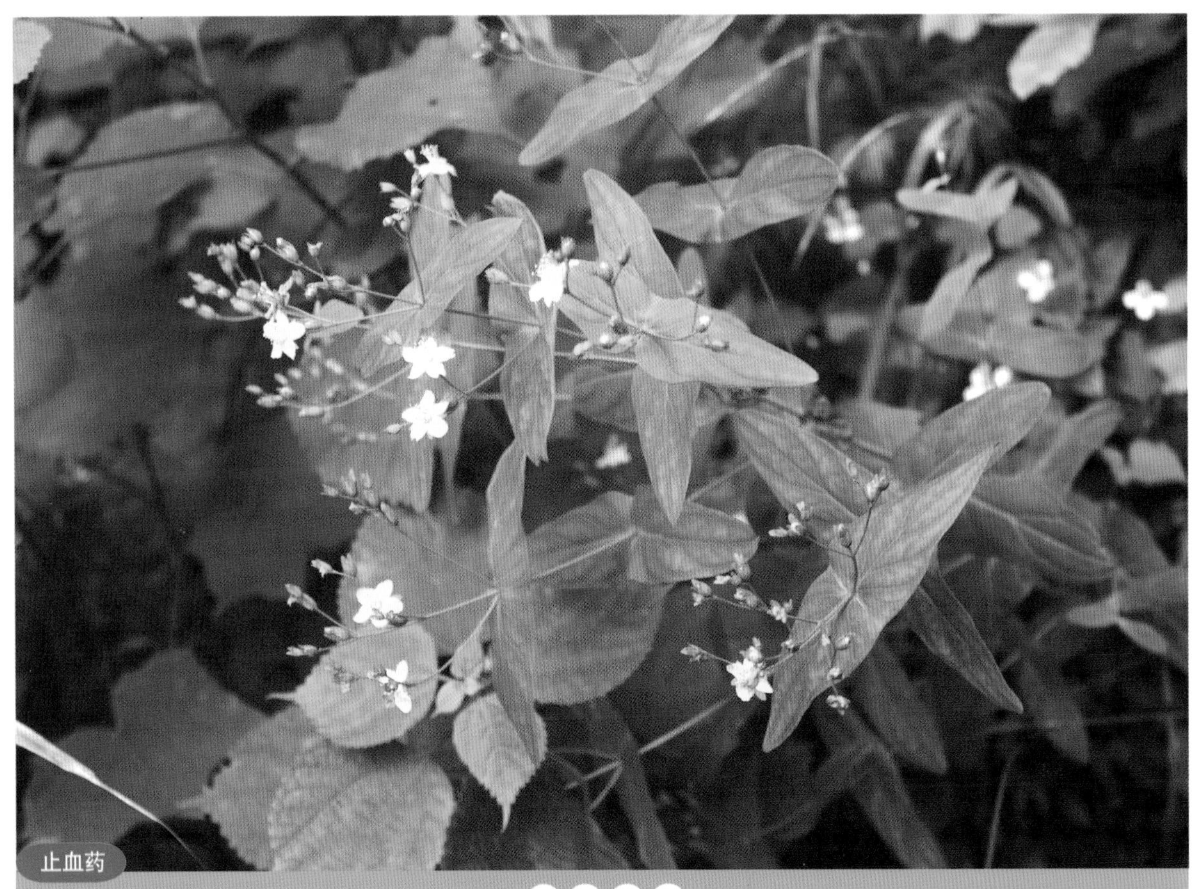

识别要点

①茎圆柱形，有分枝，通体光滑无毛。②单叶交互对生，二叶基部完全合生一体似船形，而茎贯穿中间，叶片长椭圆形状披针形。③秋季茎顶抽聚伞花序，花梗纤细，花瓣5，卵形，黄色。

黄药子

别名：黄独、香芋、零余薯、黄狗头、金线吊虾蟆。
来源：为薯蓣科植物黄独*Dioscorea bulbifera* L. 的干燥块茎。

【生境分布】生长于山谷、河岸、路旁或杂林边缘。主产于我国大部。

【采收加工】夏末至冬初均可采挖，以9～11月产者为佳。晒干。

【性味功用】苦，寒。归肺、肝经。消痰软坚散结，清热解毒，凉血止血。主治甲状腺肿大，淋巴结炎，咽喉肿痛，吐血咯血，百日咳，肿瘤。外用治疮疖。内服：煎汤，10～15克。外用：捣敷或研末调敷。

【精选验方】①甲状腺肿大：黄药子200克，白酒1 000毫升浸泡7日，每日100毫升，分3～4次服。②慢性气管炎：黄药子注射液，肌内注射。③食管癌：黄药子10克，白癣皮、败酱草各15克，草河车、夏枯草、山豆根各30克，共研细面，炼蜜为丸，每丸重9克，每日3次，每次1～2丸。

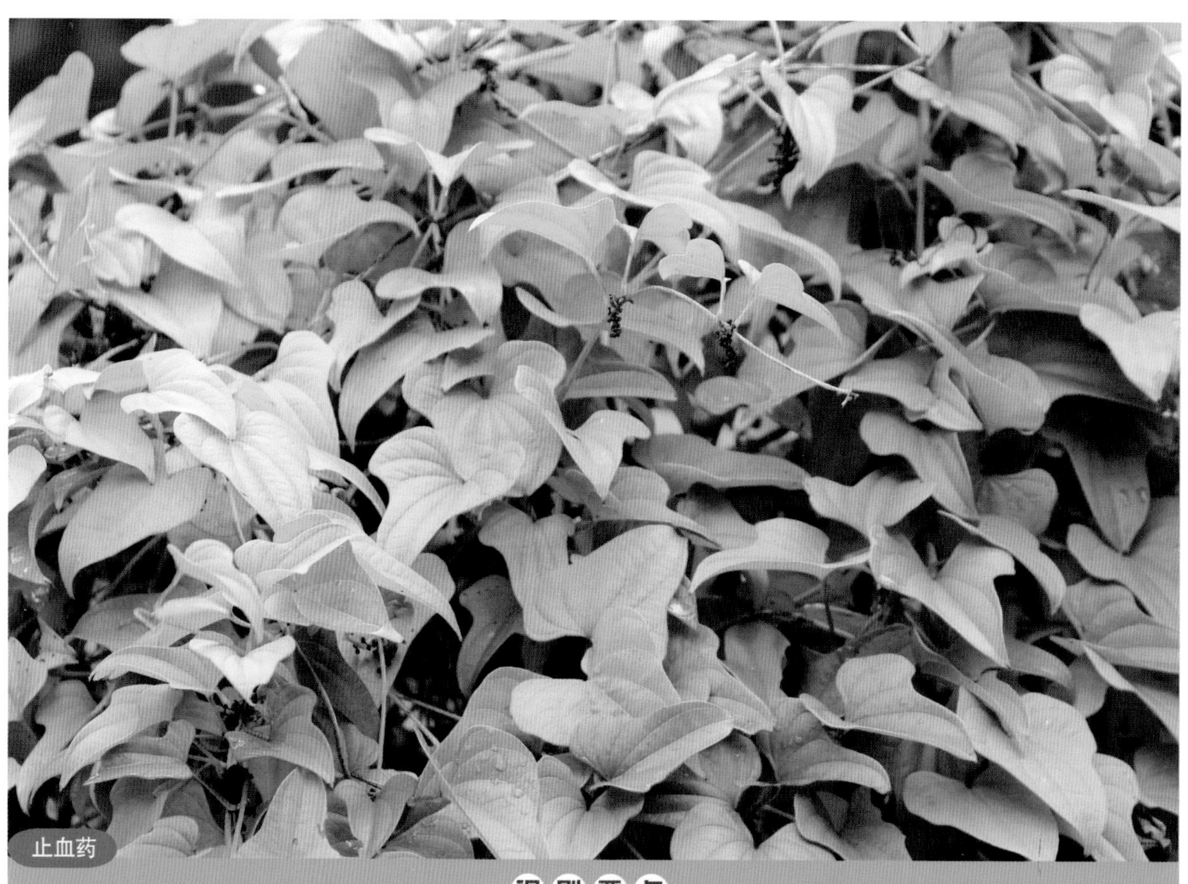

止血药

识别要点

①草质缠绕藤本。茎圆柱形，绿色或紫色，光滑无毛。②叶腋内有紫棕色的球形或卵形的珠芽。叶互生；叶片广心状卵形，先端尾状，基部宽心形，全缘；叶柄扭曲，与叶等长。③蒴果下垂，长椭圆形，有翅。

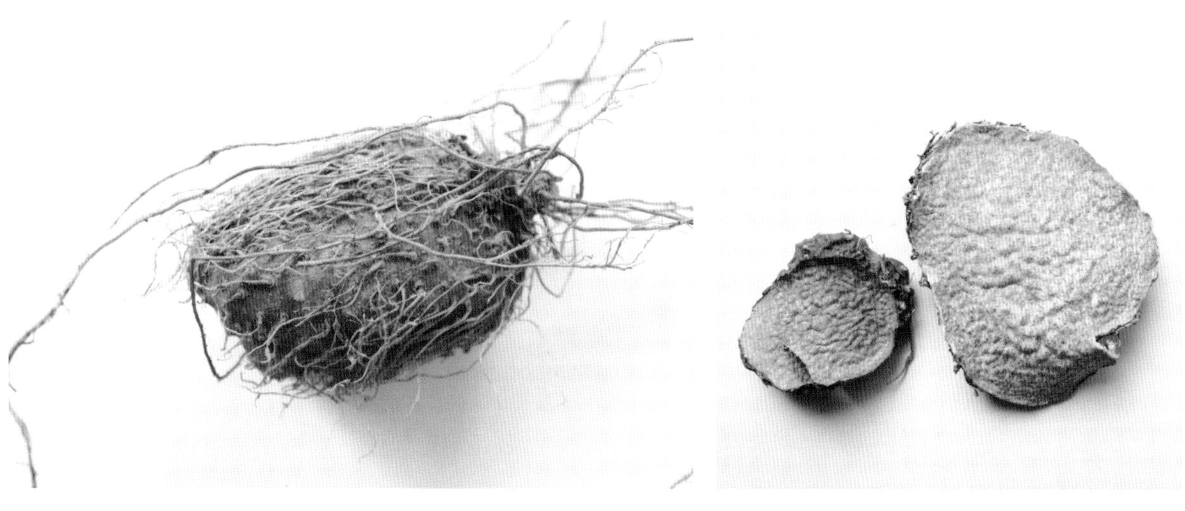

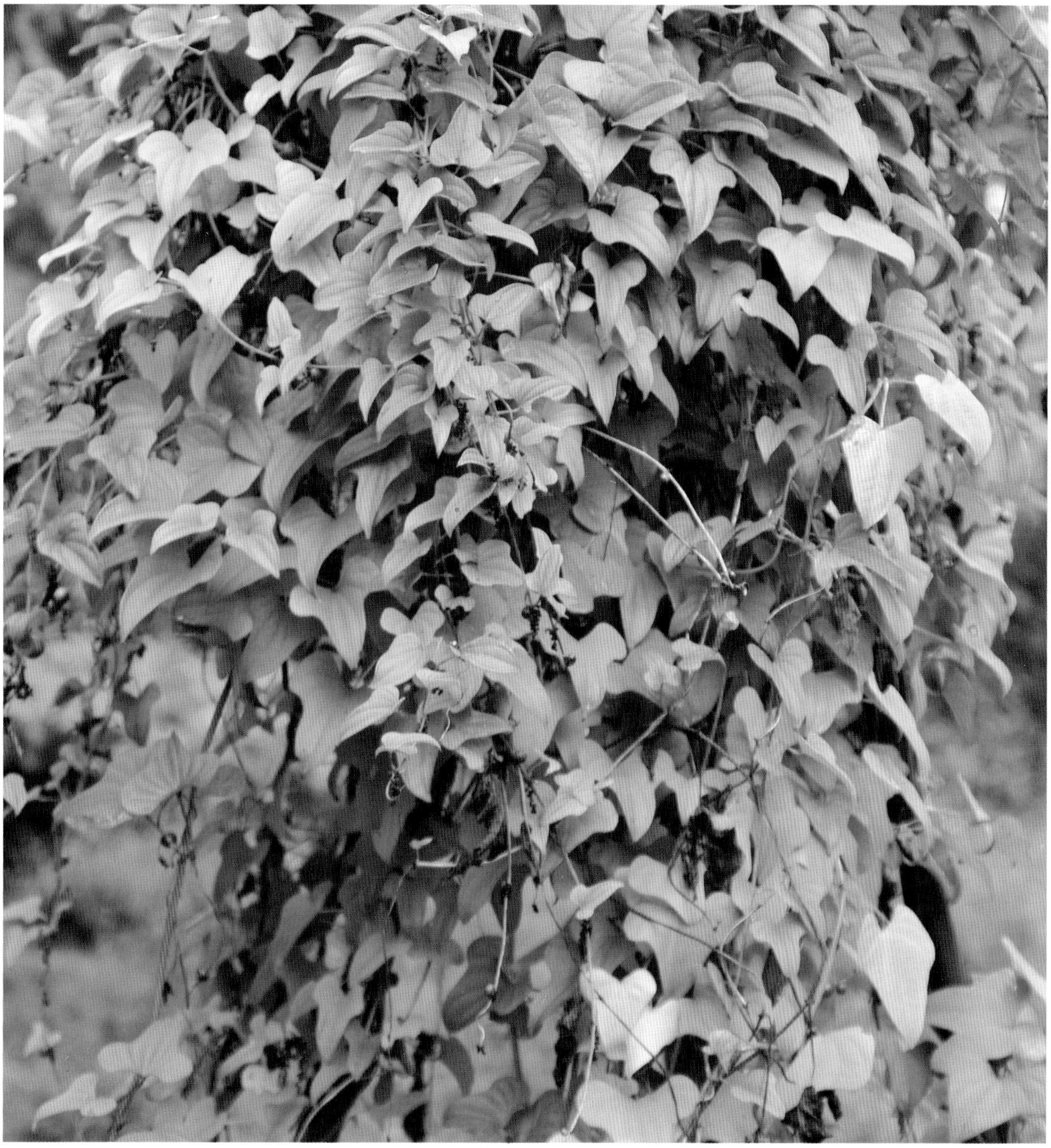

小　蓟

别名：刺儿菜、刺菜、青青菜、荠荠菜、刺角菜、小牛扎口、野红花、白鸡角刺。
来源：为菊科植物刺儿菜*Cirsium setosum*(Willd.)MB. 的地上部分。

【生境分布】生长于荒地，田间和路旁。分布于全国各地。

【采收加工】夏、秋二季花开时采割，除去杂质，晒干。

【性味功用】苦、甘，凉。归心、肝经。凉血止血，散瘀解毒消痈。主治吐血衄血，尿血便血，肝炎创伤出血，疔疮肿毒。内服：煎汤，10～15克，鲜品可用至30～60克。外用：捣敷患处。

【精选验方】①传染性肝炎：鲜小蓟根状茎60克，水煎服。②吐血、衄血、尿血：鲜小蓟60克，捣烂绞汁，冲蜜或冰糖炖服。③高血压：鲜小蓟60克，榨汁，冰糖炖服。④肠炎、腹泻：小蓟、番石榴叶各12克，水煎服。

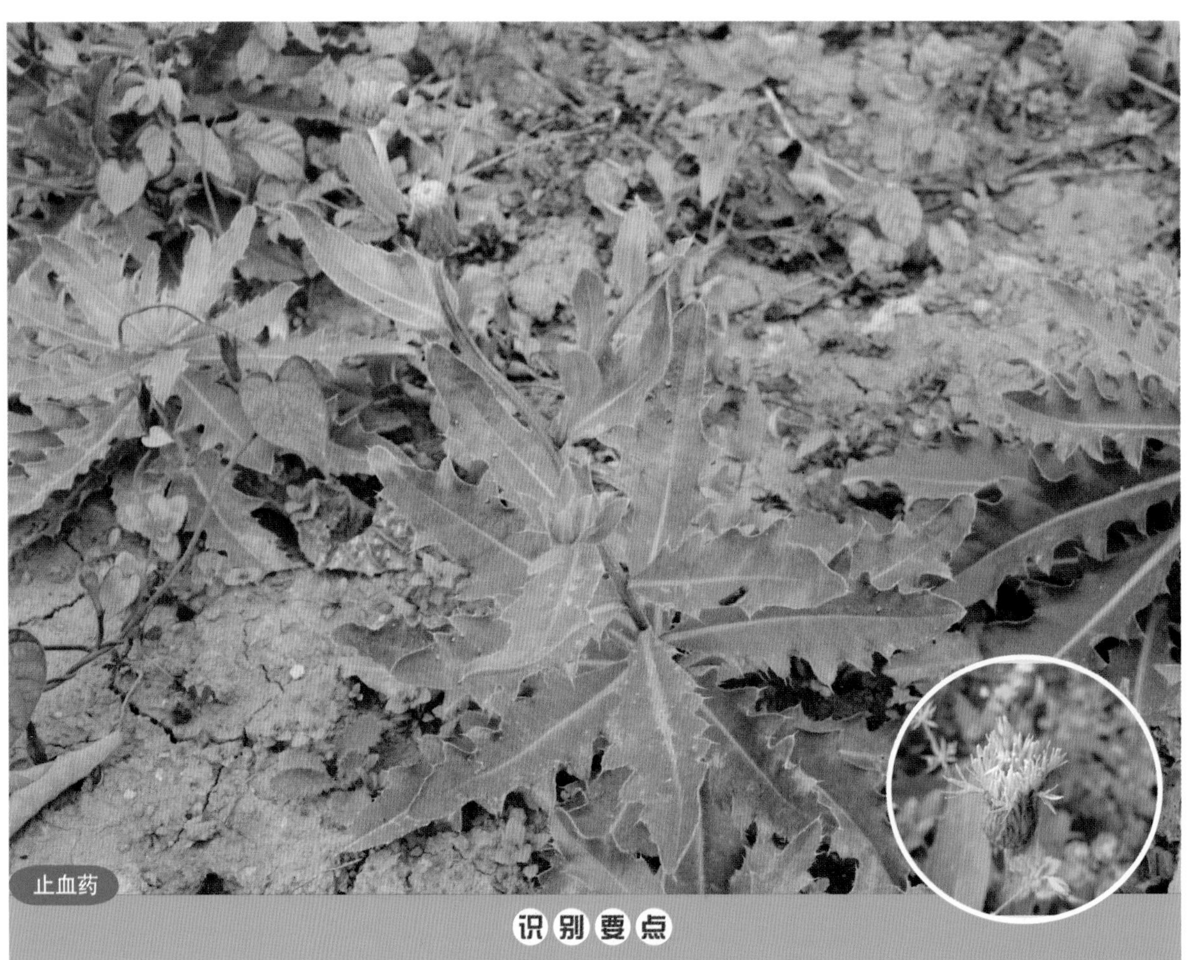

识别要点

①茎基部生长多数须根。②叶互生，无柄，长椭圆形或椭圆状披针形；全缘或微齿裂，边缘有金黄色小刺，两面均被有棉毛，开花后下部叶凋落。③头状花序顶生，雌雄异株，管状花，紫红色。

水苦荬

别名：水仙桃草、仙桃草、水接骨丹、接骨仙桃草、虫虫草、水莴苣、水对叶莲。
来源：为玄参科植物水苦荬*Veronica anagallis-aquatica* L. **的全草。**

【生境分布】生长于水田或溪边。主产于河北、江苏、安徽、浙江、四川、云南、广西、广东等地。

【采收加工】春、夏采收，洗净，晒干。

【性味功用】苦，凉。归肝经。化瘀止血，消肿止痛。主治感冒，喉痛，劳伤咳血，痢疾，尿血，月经不调，疝气，疔疮，跌打损伤。内服：煎汤，10～15克。

【精选验方】①妇女产后感冒：水苦荬煎水，加红糖服。②闭经：水苦荬草、血巴木根各10克，泡酒温服。③扁桃体炎：水苦荬菜，阴干，研成细末，吹入喉内。④痈肿、无名肿毒：水苦荬、蒲公英各适量，共捣烂外敷；或水苦荬配独角莲、生地黄，加鸡蛋清捣如泥状，敷患处。

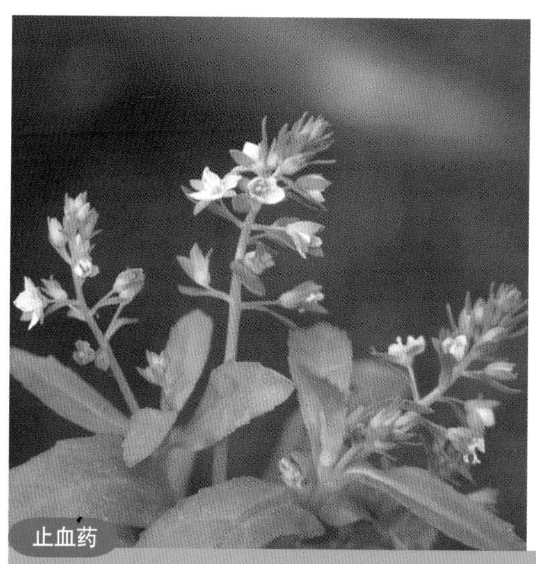

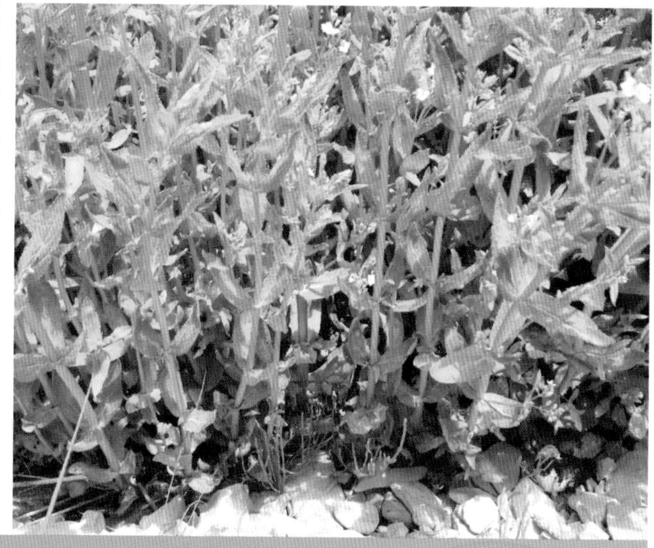

识别要点

①叶对生，长圆状披针形或卵圆形，全缘或具波状齿，基部呈耳廓状微抱茎上，无柄。②总状花序簇生，花萼4裂，花冠淡紫色或白色，具淡紫色的线条。

冬　青

别名：大叶黄杨。
来源：为冬青科植物冬青*Ilex purpurea* Hassk.的果实或叶。

【生境分布】常生长于疏林中。主产于我国长江以南各地。

【采收加工】冬季果实成熟时采摘，晒干。

【性味功用】甘，苦，凉。归肝、肾经。补肝肾，去风湿，止血敛疮。主治须发早白，风温痹痛，消化性溃疡出血，痔疮，溃疡不敛。内服：煎汤，4.5～9克；或浸酒。

【精选验方】①痔疮：冬至日取冬青子，盐、酒浸一夜，九蒸九晒，瓶收，每日空心酒吞70粒，卧时再服。②肺火咯痰血：冬青30克，水煎后加适量蜂蜜服。③风热感冒、流感：冬青、板蓝根各30克，水煎温服。④血栓闭塞性脉管炎：冬青30克，水煎浓汤加适量白糖服。⑤烧伤灼痛：冬青60克，水煎浓汤，浓缩后作创面涂布剂，干后则再涂，每日3～6次。⑥菌痢，下赤白脓血：冬青30克，水煎浓汤，空腹温服。

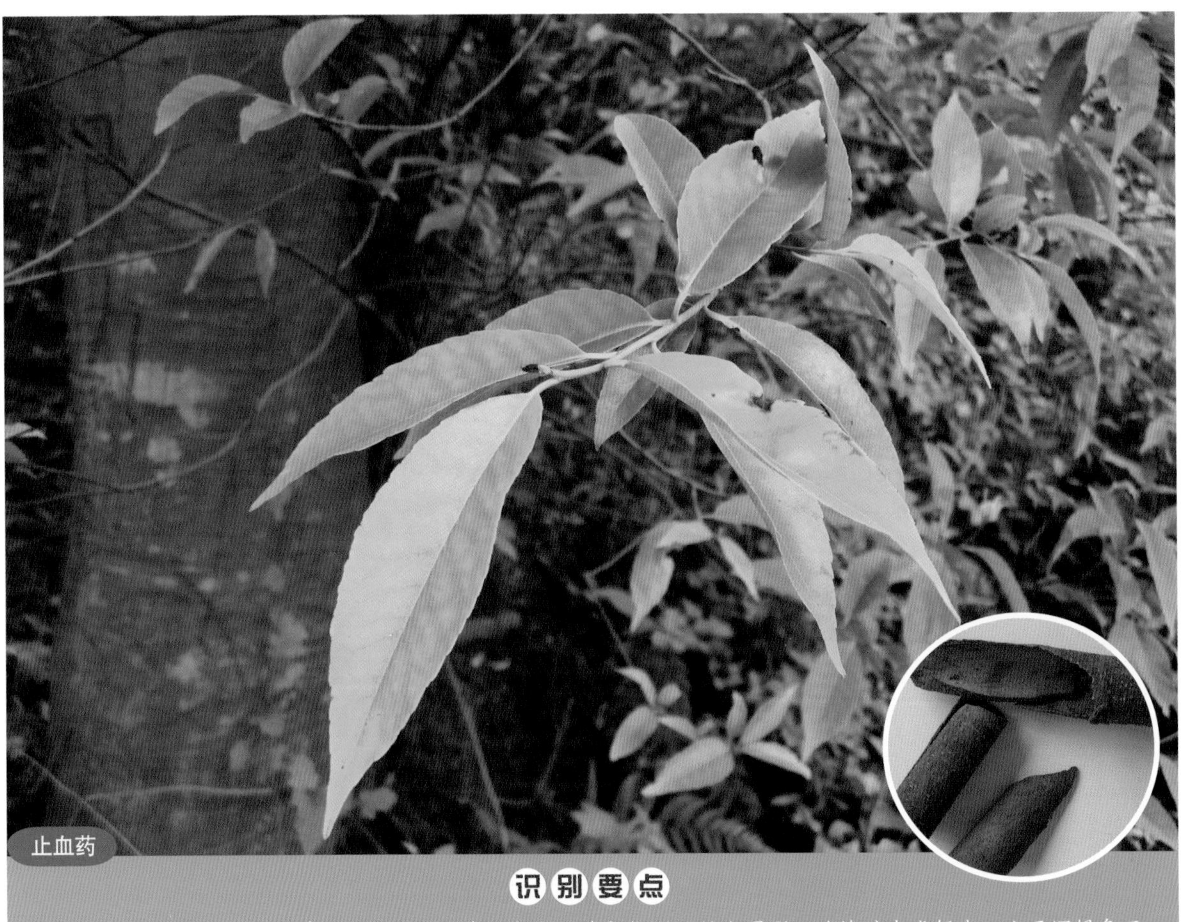

止血药

识别要点

①叶互生，革质，通常狭长椭圆形，先端渐尖，基部楔形，很少圆形，边缘疏生浅锯齿，上面深绿色而有光泽，冬季变紫红色，中脉在下面隆起。②花单性，雌雄异株，聚伞花序着生长于叶腋内或叶腋外；花萼4裂；花瓣4，淡紫色。③核果椭圆形，红色。

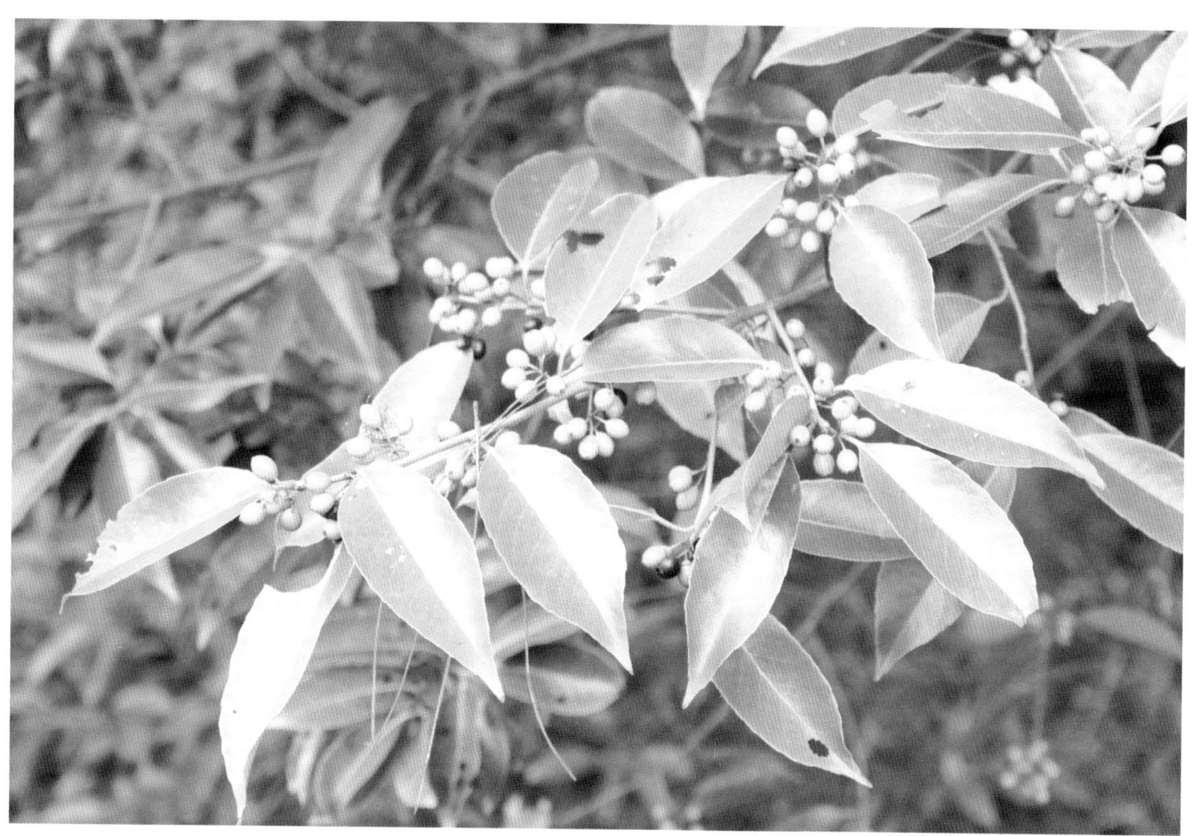

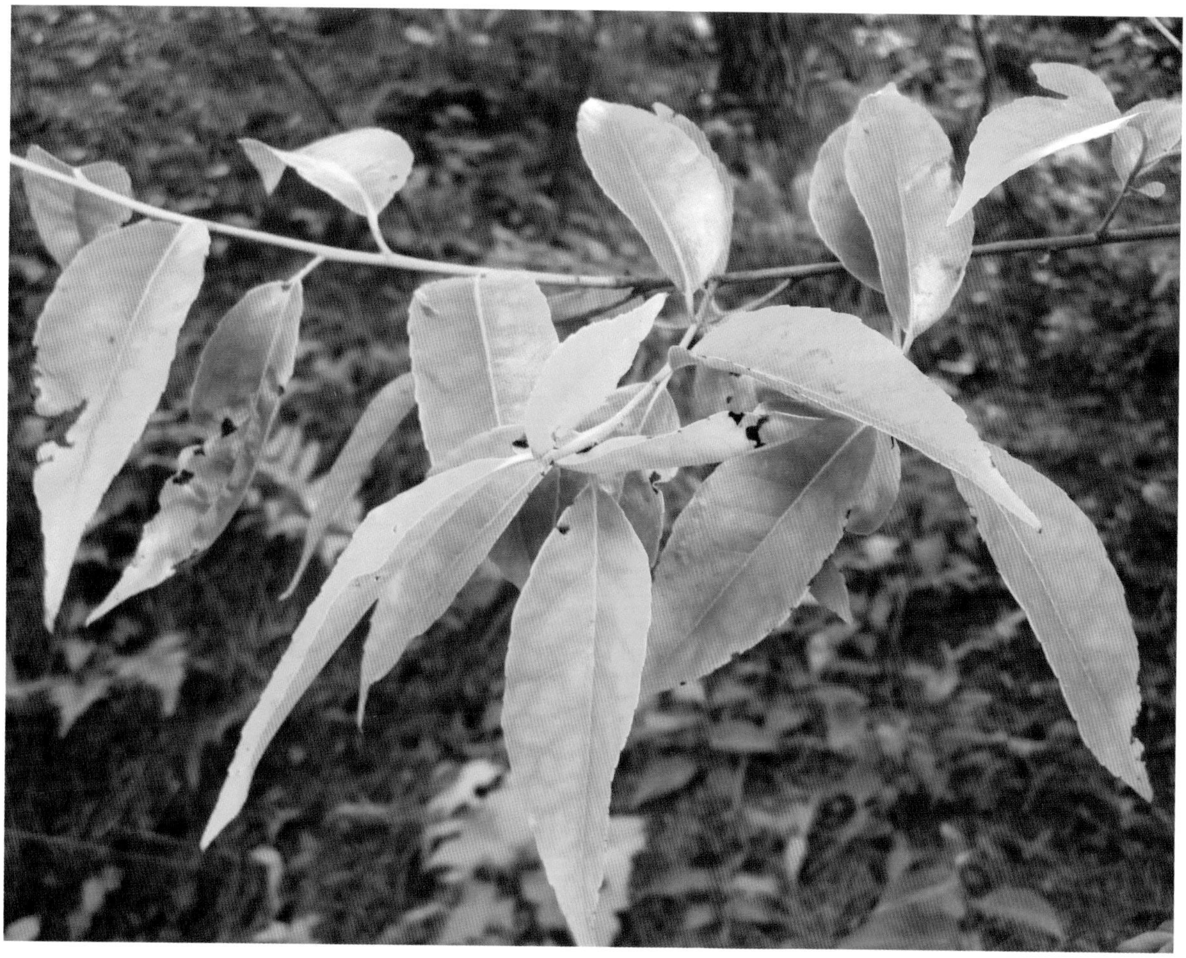

龙芽草

别名：龙头草、刀口药、狼牙草、黄龙草。
来源：为蔷薇科植物龙芽草*Agrimonia pilosa* Ledeb.的干燥地上部分。

【生境分布】生长于路旁、山坡或水边，也有栽培。分布于全国各地。

【采收加工】夏、秋二季茎叶茂盛时采割，除去杂质，干燥。

【性味功用】苦、涩，平。归心、肝经。收敛止血，截疟，止痢，解毒。主治咯血，吐血，崩漏下血，疟疾，血痢，脱力劳伤，痈肿疮毒，阴痒带下。内服：煎汤，6～12克。外用：煎汤外洗。

【精选验方】①细菌性痢疾：龙芽草40克，地锦草30克，水煎，脓多加红糖，血多加白糖，分3次服。②妇女阴痒：龙芽草60克，苦参30克，蛇床子10克，枯矾6克，每日1剂，煎汤外洗2次。③小儿多汗症：龙芽草30～50克，大枣5～10枚，水煎，取煎液频饮，每日1剂，7日为1个疗程。④鼻出血或齿龈出血：龙芽草、白茅根各15克，焦山栀9克，水煎服。⑤滴虫阴道炎：龙芽草鲜品200克（干品100克），煎汤外洗，每晚1次。

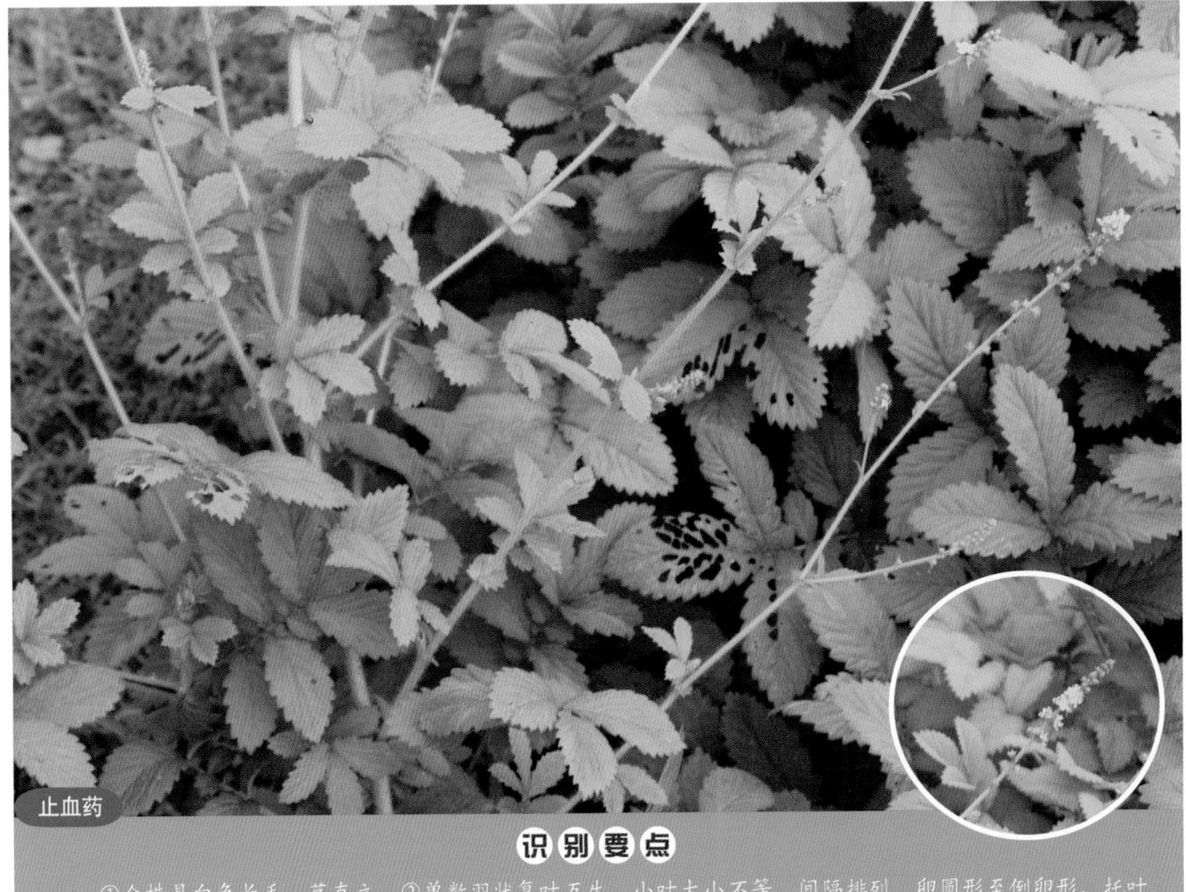

止血药

识别要点

①全株具白色长毛，茎直立。②单数羽状复叶互生，小叶大小不等，间隔排列，卵圆形至倒卵形，托叶卵形，叶缘齿裂。③穗状花序顶生或腋生，花小，黄色。

卷柏

别名：一把抓、老虎爪、长生草、万年松。
来源：为卷柏科植物卷柏*Selahinella tamariscina*(Bcanv)Spring**的全草。**

【生境分布】生长于向阳山坡或岩石缝内。分布于全国大部。

【采收加工】全年均可采收，去根洗净，晒干。

【性味功用】辛，平。归肝、心经。化瘀止血，活血通经。主治经闭痛经，癥瘕痞块，跌打损伤，镇心，除面皯、头风，暖水脏。外用可治刀伤。内服：煎汤，3～10克。外用：捣敷或研末撒。

【精选验方】①消化性溃疡：卷柏60克，切碎，猪肚1个，共炖，煮熟备用。1个猪肚分3次吃，每日1个，连用2～3日。②婴儿断脐止血：取卷柏叶洗净，烘干研末，高压消毒后，贮瓶固封。在血管钳的帮助下断脐，断端撒上药粉0.5～1克，1～3分钟后松开血管钳，即能达到止血的目的。③宫缩无力、产后流血：卷柏15克，开水浸泡后，去渣1次服。

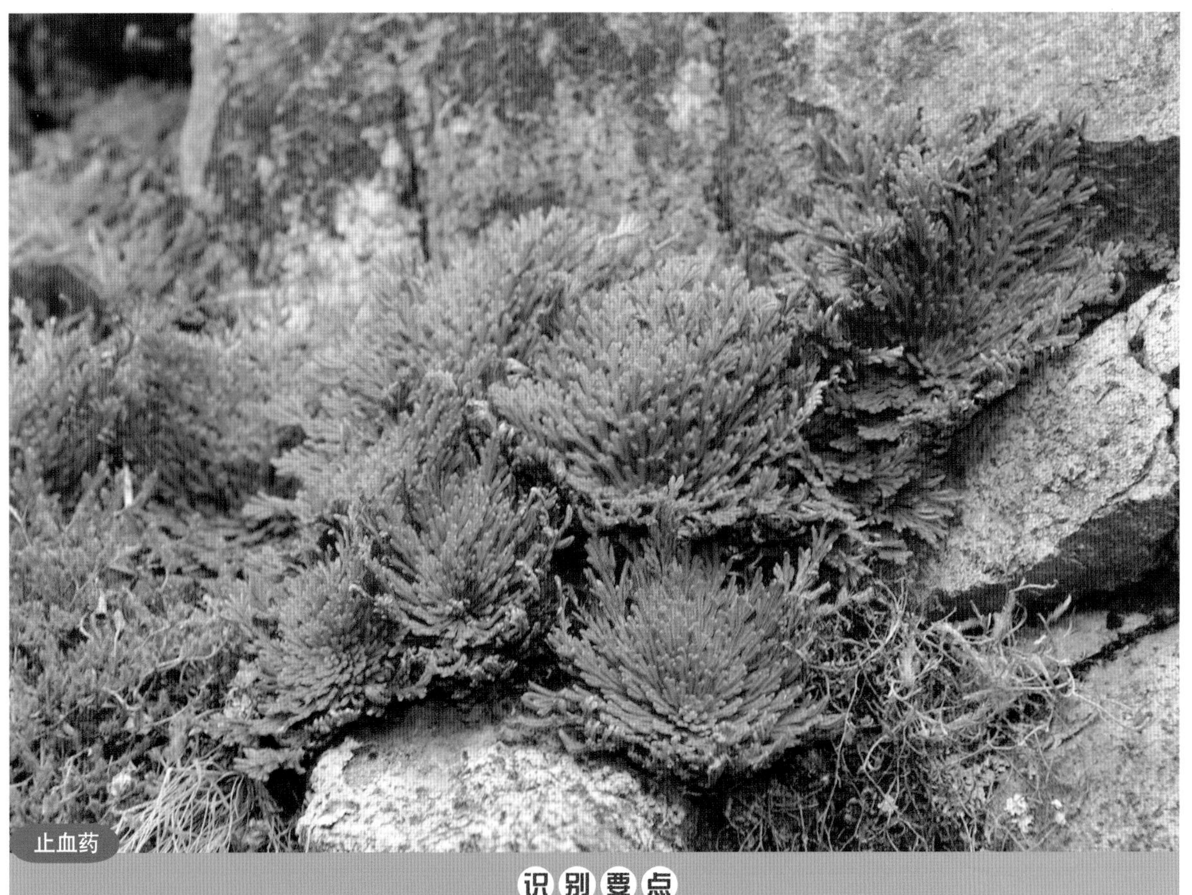

识别要点

①多年生草本。各枝丛生，直立，干后拳卷。2～3回羽状分枝。②叶二形，侧叶披针状钻形，先端具长芒，外缘向下面反卷，有微锯齿；中叶两行，斜向排列，内缘不形成二平行线，斜卵状披针形。

金线草

别名：毛蓼、山蓼、一串红、铁拳头、红花铁菱角、蓼子七、鸡心七、九龙盘。
来源：为蓼科金线草属植物金线草*Antenoron filiforme*(Thunb.)Roberty et Vautier **的全草。**

【生境分布】生长于山地林缘、路旁阴湿处。主产于西南及陕西、甘肃、山东、江苏、安徽、浙江、江西、湖北、河南等地。

【采收加工】秋季采全草，割下茎叶，分别晒干备用。

【性味功用】辛、苦，凉。小毒。凉血止血，祛瘀止痛。主治吐血，肺结核咯血，子宫出血，淋巴结结核，胃痛，痢疾，跌打损伤，骨折，风湿痹痛，腰痛。内服：煎汤，9～30克。外用：煎水洗或捣敷。

【精选验方】①经期腹痛，产后瘀血腹痛：金线草、甜酒各30克，加水同煎，红糖冲服。②初期肺结核咯血：金线草茎叶30克，水煎服。③风湿骨痛：金线草、白九里明各适量，煎水洗浴。④皮肤糜烂疮：金线草茎叶水煎洗患处。⑤胃痛：金线草茎叶水煎服。

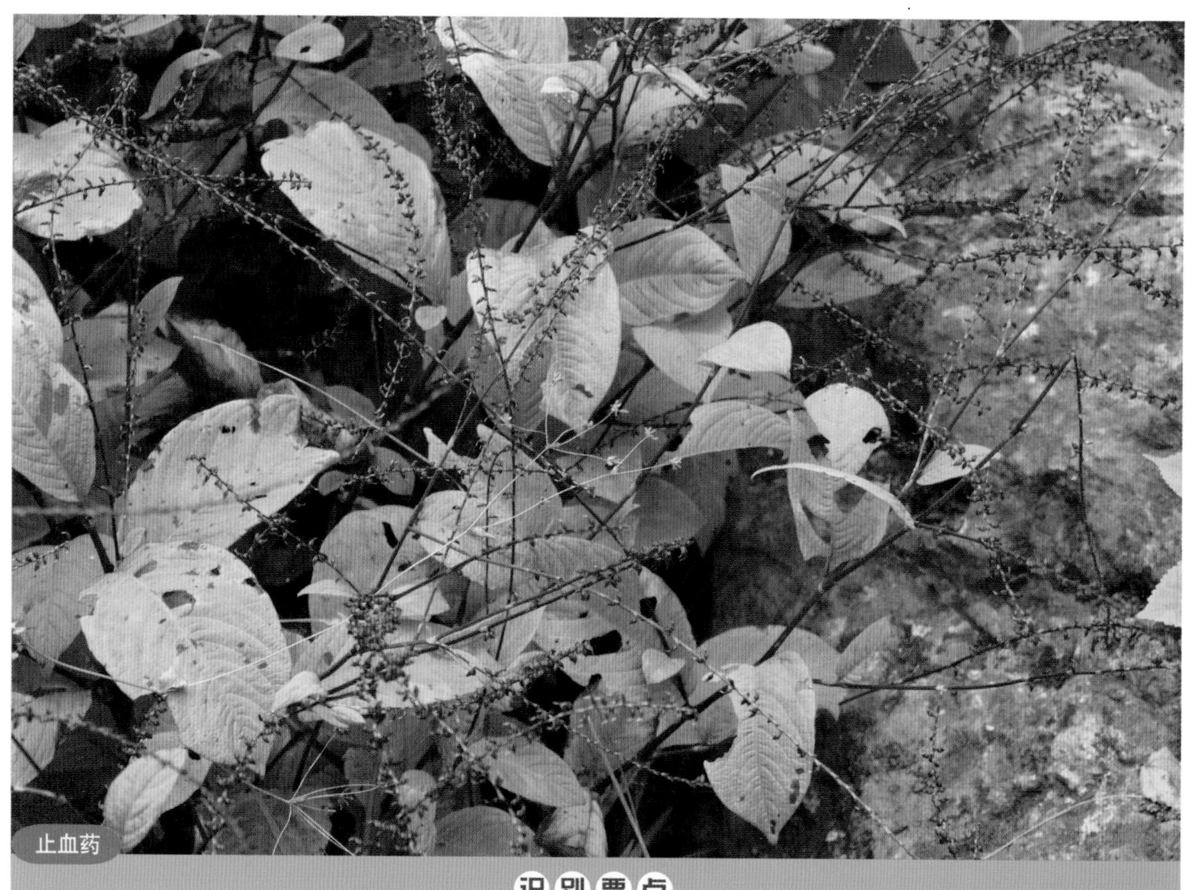

止血药

识别要点

①多年生草本。根茎横走，粗壮，常扭曲。②叶互生，椭圆形或长矩圆形，全缘，两面均有长糙伏毛，散布棕色斑点。③穗状花序腋生或顶生；花小，红色。

桃金娘

别名：岗稔、山稔、多莲、当梨根、山旦仔、稔子树、豆稔。
来源：为桃金娘科植物桃金娘*Rhodomyrtus tomentosa*(Ait.)Hassk.的根、叶和果。

【生境分布】生长于丘陵坡地。主产于福建、台湾、湖南、广东、海南、广西、贵州、云南等地。

【采收加工】果实于秋季成熟时采收，晒干。秋季挖根，洗净，切片，晒干。

【性味功用】甘、涩，平。归肝、脾经。根养血止血，涩肠固精；主治急、慢性肠胃炎，胃痛，消化不良，肝炎，痢疾，风湿性关节炎，腰肌劳损，功能性子宫出血，脱肛；外用治烧烫伤。叶收敛止泻，止血；主治急性胃肠炎，消化不良，痢疾；外用治外伤出血。果补血，滋养，安胎；主治贫血，病后体虚，神经衰弱，耳鸣，遗精。内服：煎汤，根、叶、果5～10克。外用：根、叶捣敷。

【精选验方】①小儿消化不良：桃金娘根、南天竹根各3～6克，水煎服。②孕妇贫血、病后体虚、神经衰弱：桃金娘果15克，水煎服。③鼻出血：桃金娘干果15克，塘虱鱼2条，以清水3碗，煎至大半碗服。④便血：桃金娘果15克，水煎服，每日1次，连服数次。⑤痢疾：桃金娘果9～18克，洗净，水煎，调蜜服。

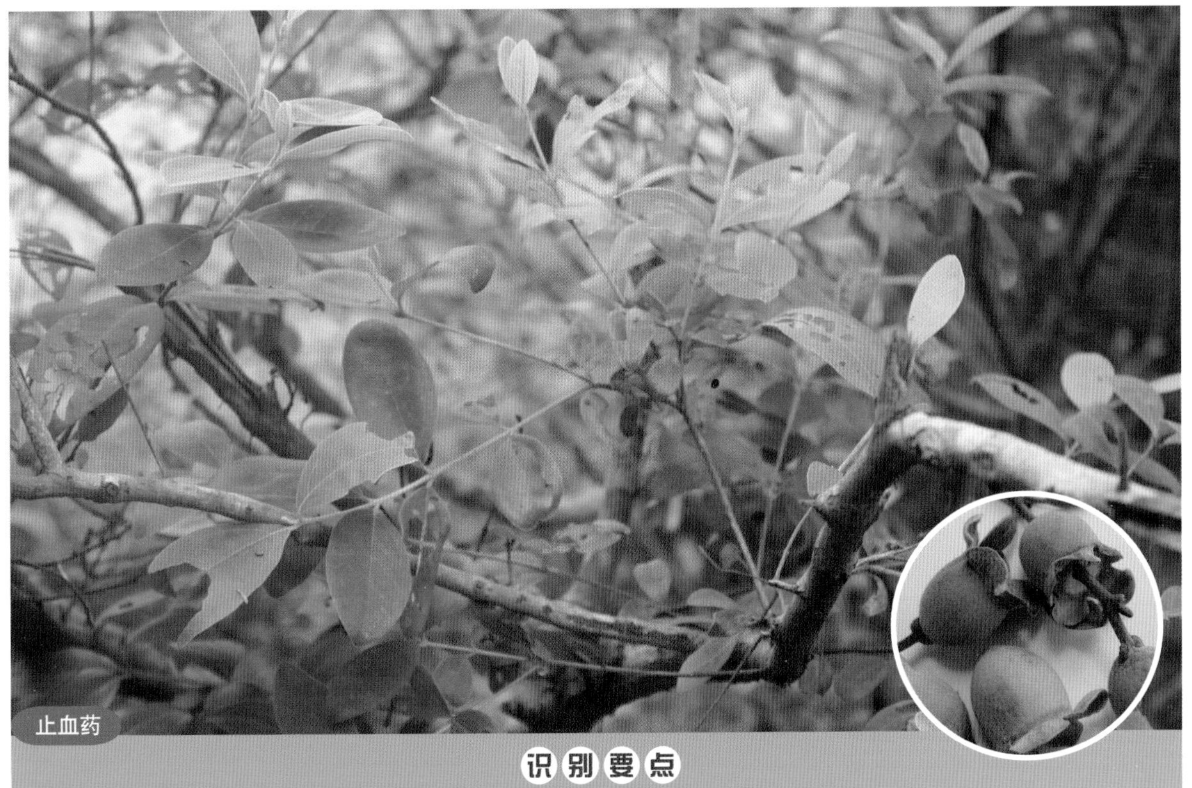

止血药

识别要点

①灌木，嫩枝有灰白色柔毛。②叶对生，叶片革质，椭圆形或倒卵形，全缘；离基3出脉，直达先端且相结合。③花单生，紫红色，有长梗。④浆果卵状壶形，熟时紫黑色。

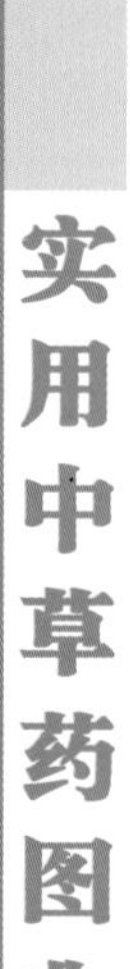

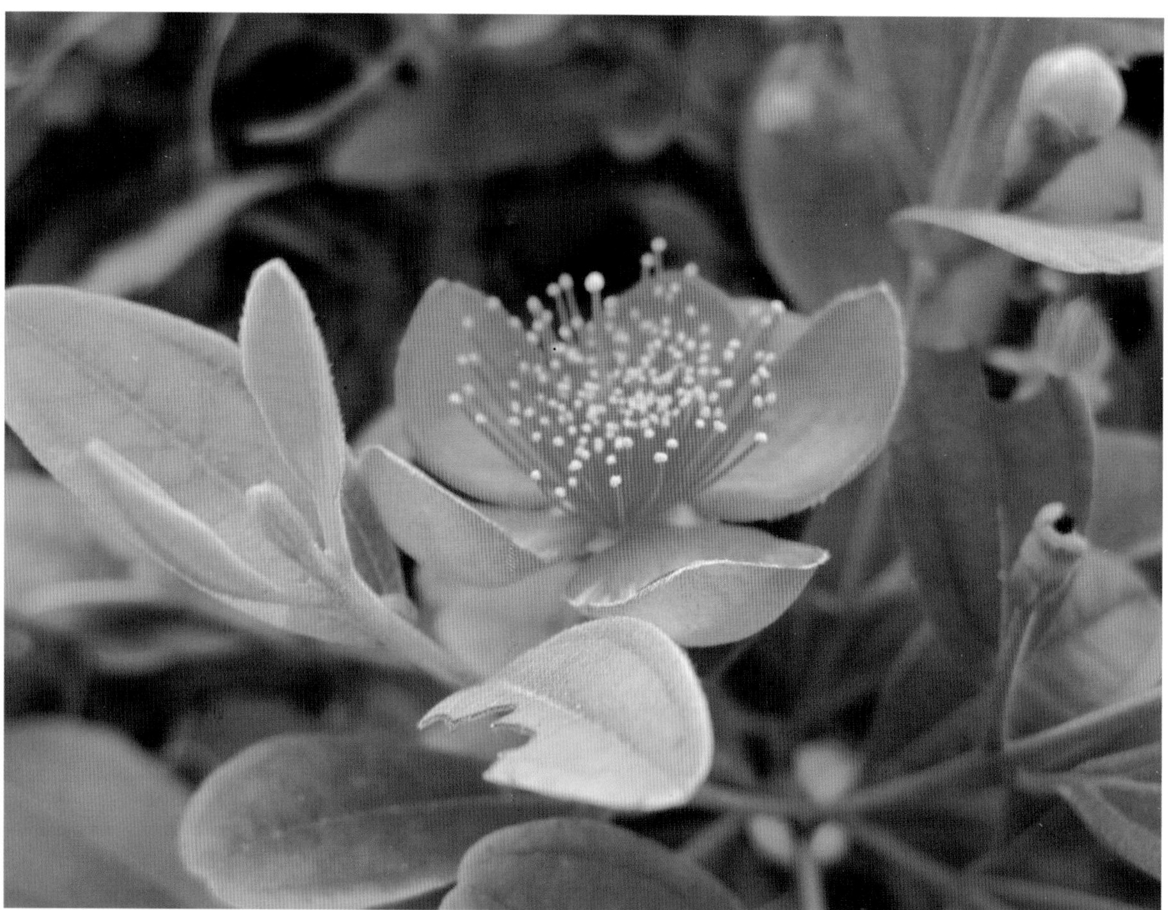

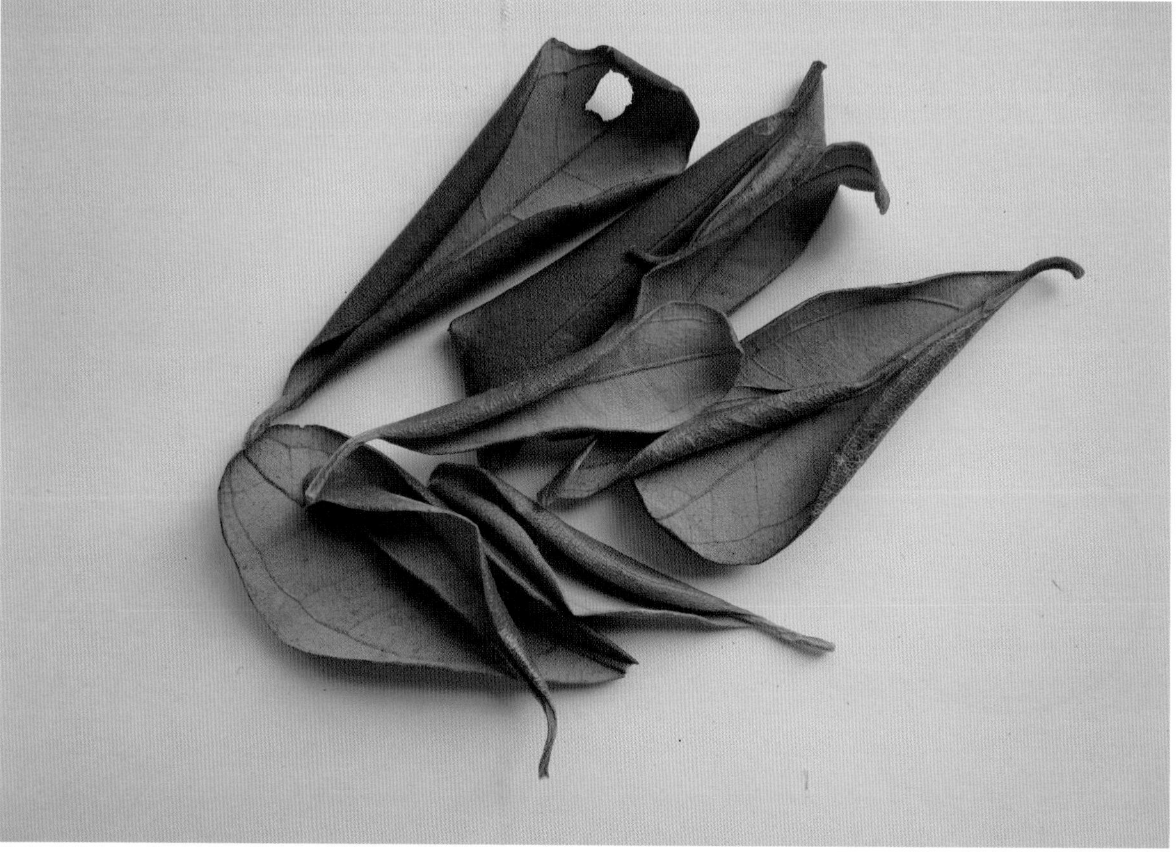

檵木

别名：白花檵木。
来源：为金缕梅科植物檵木*Loropetalum chinensis*(R. Br.) Oliv. 的叶和花。

【生境分布】生长于山坡、疏林下或灌木丛中。主产于长江以南各地。

【采收加工】叶、花夏季采收，鲜用或晒干用。

【性味功用】甘、涩，平。归脾、大肠经。收敛止血，解毒涩肠。叶主治吐血、咯血，崩漏下血，泄泻，痢疾，烧烫伤。花主治肺热咳嗽，咯血鼻衄，便血，痢疾，泄泻，崩漏。内服：煎汤，叶15～30克，花6～10克。外用：研末撒；或鲜品揉团塞鼻。

【精选验方】①子宫出血：檵木叶、大血藤各30克，水煎服。②外伤出血：檵木花适量，研末敷患处。③急、慢性痢疾、腹泻：檵木叶制成抗泻痢片，每片重0.27克，每日3～4次，每次5片。

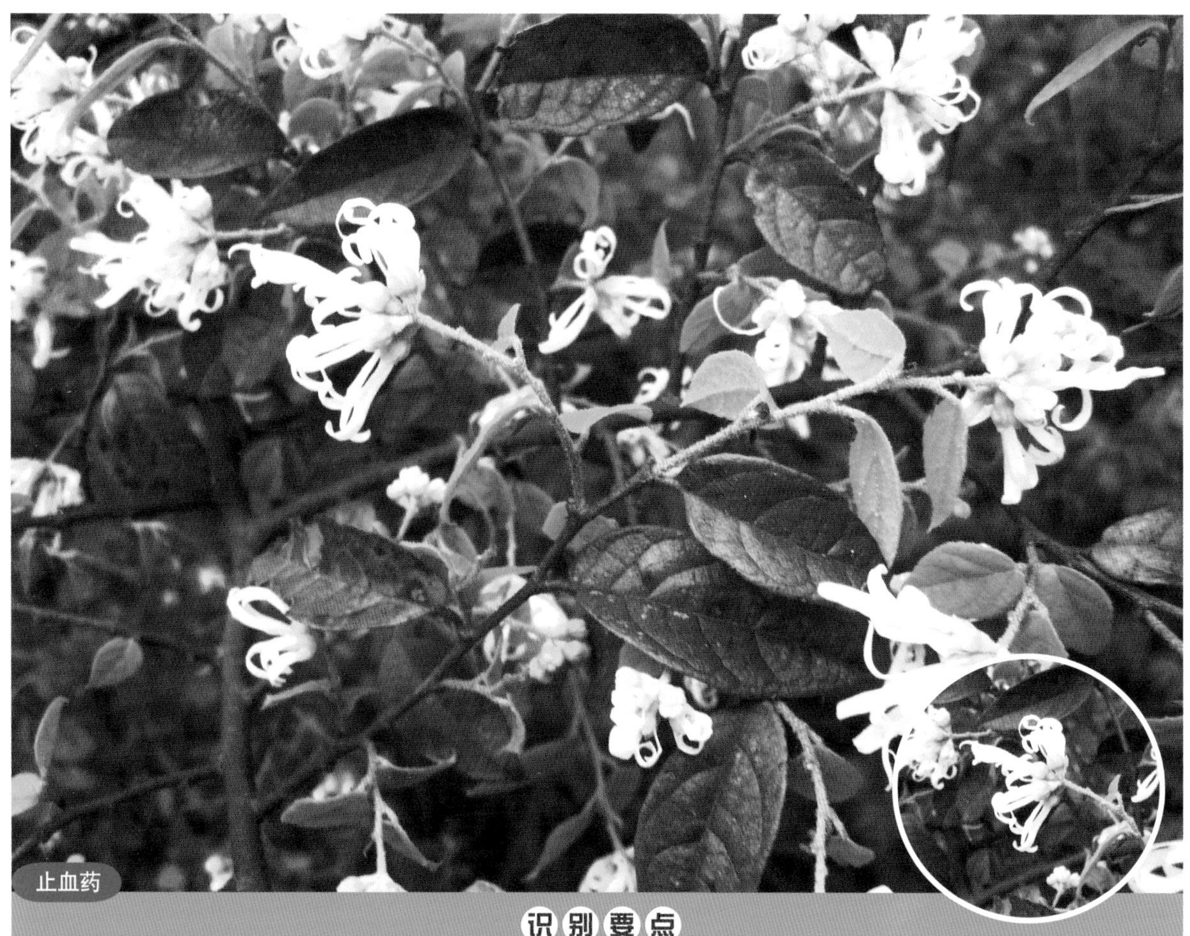

识别要点

①灌木，稀为小乔木。②叶革质，卵形，顶端锐尖，基部偏斜而圆，全缘，下面密生星状柔毛。③总状花序，花瓣白色，线形。

棕榈

别名：陈棕、棕树、棕板、棕骨、棕皮、棕衣树。
来源：为棕榈科植物棕榈_Trachycarpus fortunei_(Hook. f.)H. Wendl. **的干燥叶柄和皮。**

【生境分布】生长于向阳山坡与林间，常栽培于村边或庭园中。分布于长江流域以南各地。

【采收加工】采棕时割取旧叶柄下延部分及鞘片，除去纤维状的棕毛，晒干。

【性味功用】苦、涩，平。归肺、肝、大肠经。收涩止血。主治吐血，衄血，尿血，便血，崩漏下血。内服：煎汤，3～9克，一般炮制后用。

【精选验方】①小便不通：棕榈皮烧存性，水酒送服，每次6克。②呕血、咯血、吐血：棕榈皮、大蓟、小蓟、荷叶、侧柏叶、茅根、茜草根、大黄、山栀、丹皮各等份，烧灰存性，研极细末，白萝卜汁或白藕汁磨京墨半碗，食后调服15克。③血崩不止：棕榈皮烧存性，空心服9克，淡酒送上。④赤白带下、崩漏，胎气久冷、脐腹疼痛：棕榈皮（烧存性）、蒲黄（炒）各等份，每服9克，空心酒调服。⑤便血：棕榈皮250克，栝楼1个，共烧成灰，每服6克，米汤调下。⑥鼻血不止：棕榈烧灰，吹入流血的鼻孔内。⑦泻痢：棕榈皮烧存性，研为末，水送服一匙。

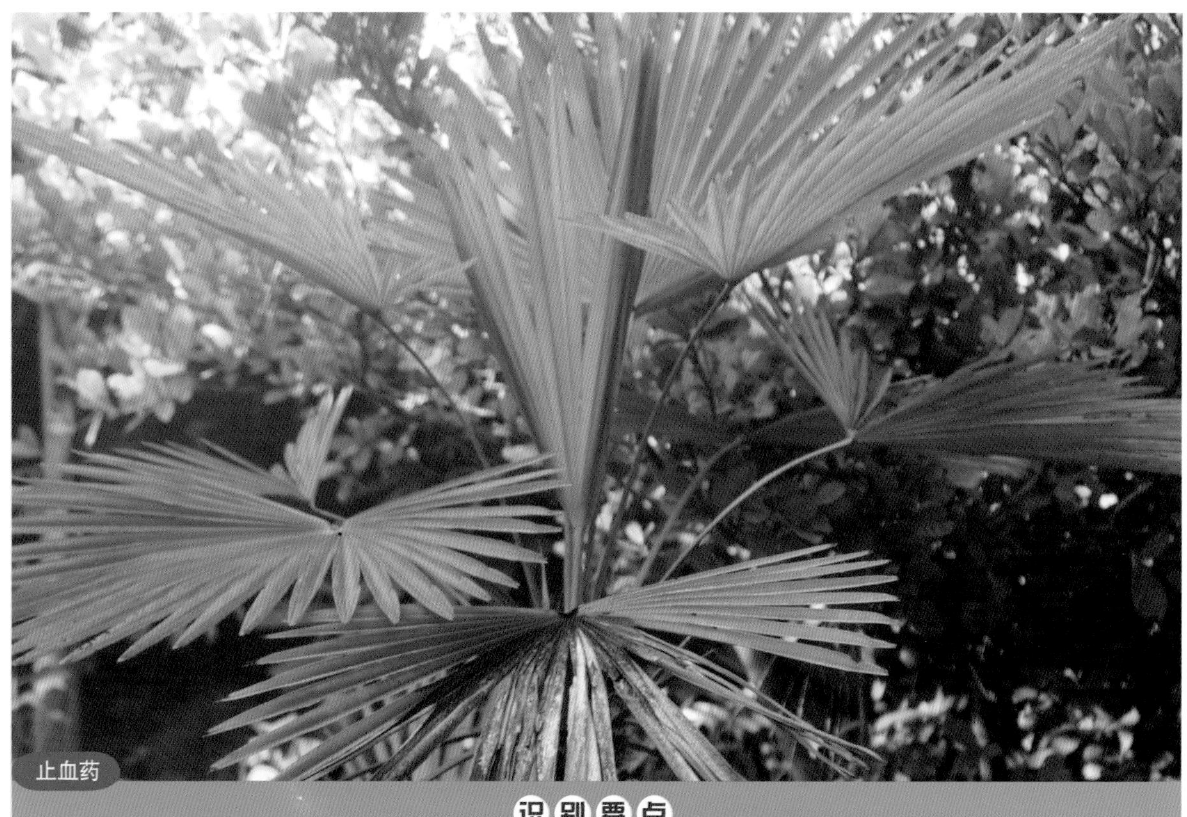

止血药

识别要点

①叶簇生长于茎顶，叶柄坚硬，边缘有小齿，基部具褐色纤维状叶鞘；叶片圆扇形，革质，具多数皱褶，掌状分裂至中部，先端再浅2裂。②肉穗状花序，短，自叶丛中抽出，花小，多数，淡黄色。

山茶

别名：薮春、山椿、茶花、洋茶、耐冬、晚山茶、曼佗罗树。
来源：为山茶科植物山茶*Camellia japonica* L. 的花。

【生境分布】生长于湿度较大的山地，喜肥沃、疏松的微酸性土壤。分布于我国长江流域以南各地。全国各地多有栽培。

【采收加工】花含苞待放时采摘，晒干或烘干。

【性味功用】甘、苦、辛，凉。归心、肝经。凉血止血，散瘀消肿。主治吐血，衄血，便血，血崩。外用治烧烫伤，创伤出血。内服：煎汤，5～10克。外用：研末调敷。

【精选验方】①咳嗽吐血：山茶花、红花、白及、红枣各3克，水煎服。②赤痢：山茶花，研末，加白糖拌匀，蒸后服。③痔疮出血：山茶花5克，研末冲服。④跌打损伤、烫伤：山茶花，焙研为末，麻油调搽敷。⑤烫伤、灼伤：山茶花焙干研末，麻油调匀，搽患处。⑥乳头皲裂疼痛：山茶焙干研末，用麻油调搽，治愈为止。⑦大便出血：山茶花焙干研末，每周5克，也可用鲜山茶叶或开水冲泡，当茶饮。⑧赤痢：山茶花20克，荫干研末，加白糖少许拌匀，上锅蒸熟分2次服完。

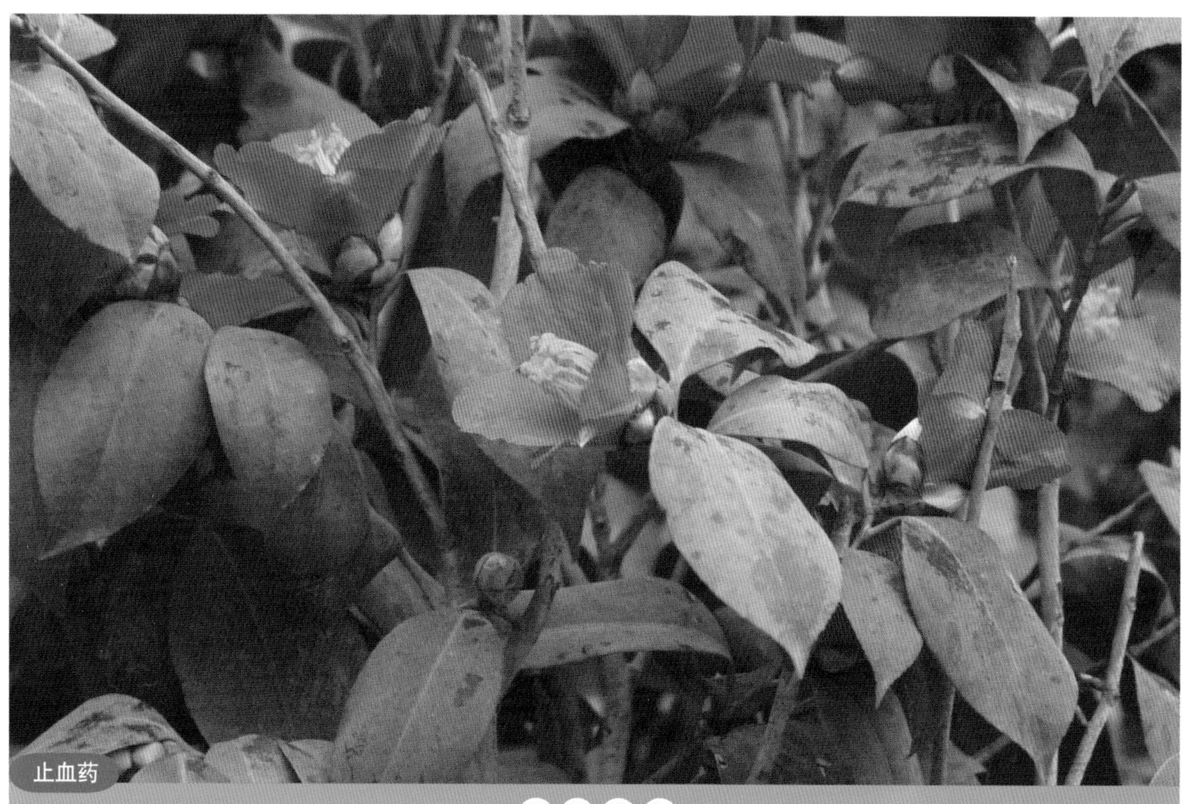

止血药

识别要点

①常绿灌木或小乔木。②单叶互生，革质，卵形至椭圆形，先端钝，基部圆形至阔楔形，边缘具软骨质细锯齿。③花单生长于叶腋，或顶生，红色，花萼5，绿色；花瓣5～7，近圆形。

地涌金莲

别名：地金莲、地涌莲。
来源：为芭蕉科象腿蕉属植物地涌金莲*Ensete lasiocarpum* (Franch.)E. E. Cheesman. **的花。**

【生境分布】生于海拔1500～2500米的山间坡地或栽于庭园。主产于云南。

【采收加工】夏、秋季花期采收，晒干或鲜用。

【性味功用】苦，涩，寒。归大肠经。收敛止血。主治红崩，白带，便血，解酒，解毒。内服：煎汤，10～15克。

【精选验方】①白带：地涌金莲10克，水煎汤。②解醉酒：地涌金莲茎10克，榨汁服。③解草乌毒：地涌金莲茎10克，取汁服。

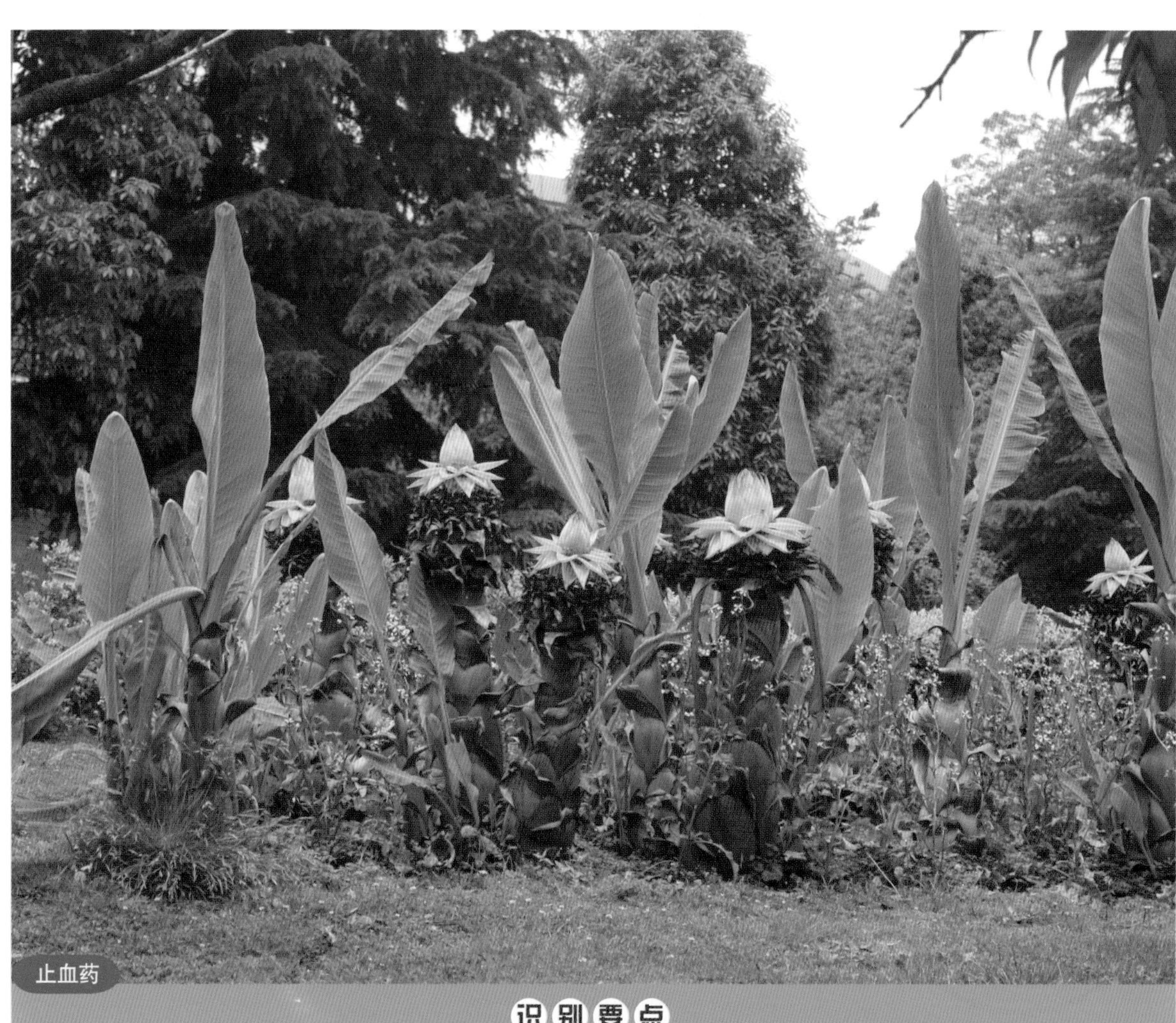

止血药

识别要点

①高大草本，高约1米。茎厚而粗，由叶鞘复叠而成。②巨形叶，长椭圆形，有白粉，全缘。③花4～6朵，簇生长于花茎上鲜黄色苞叶内，黄色。苞叶形如莲花。

苎麻

别名：家苎麻、白麻、圆麻。
来源：为荨麻科植物苎麻*Boehmeria niuea*(L.)Gaud. **的根和叶。**

【生境分布】生长于荒地或山坡上。分布于全国各地。主产于江苏、山东、陕西等地。

【采收加工】冬初挖根、秋季采叶，洗净、切碎晒干或鲜用。

【性味功用】甘，寒。归心、肝经。凉血止血。根清热利尿，凉血安胎；主治感冒发热，麻疹高烧，尿路感染，肾炎水肿，孕妇腹痛，胎动不安，先兆流产；外用治跌打损伤，骨折，疮疡肿毒。叶止血，解毒；外用治创伤出血，虫、蛇咬伤。内服：煎汤，10～30克。外用：研末敷。

【精选验方】①跌打损伤：苎麻根、野麻草各30克，水煎服。②胎动不安：苎麻根、白葡萄干各15克，莲子30克，水煎服。③金疮折损：苎麻叶（五月收取）适量，和石灰捣作团，晒干，研末敷。④外伤出血：苎麻叶、地衣毛各适量，晒干研粉撒敷。

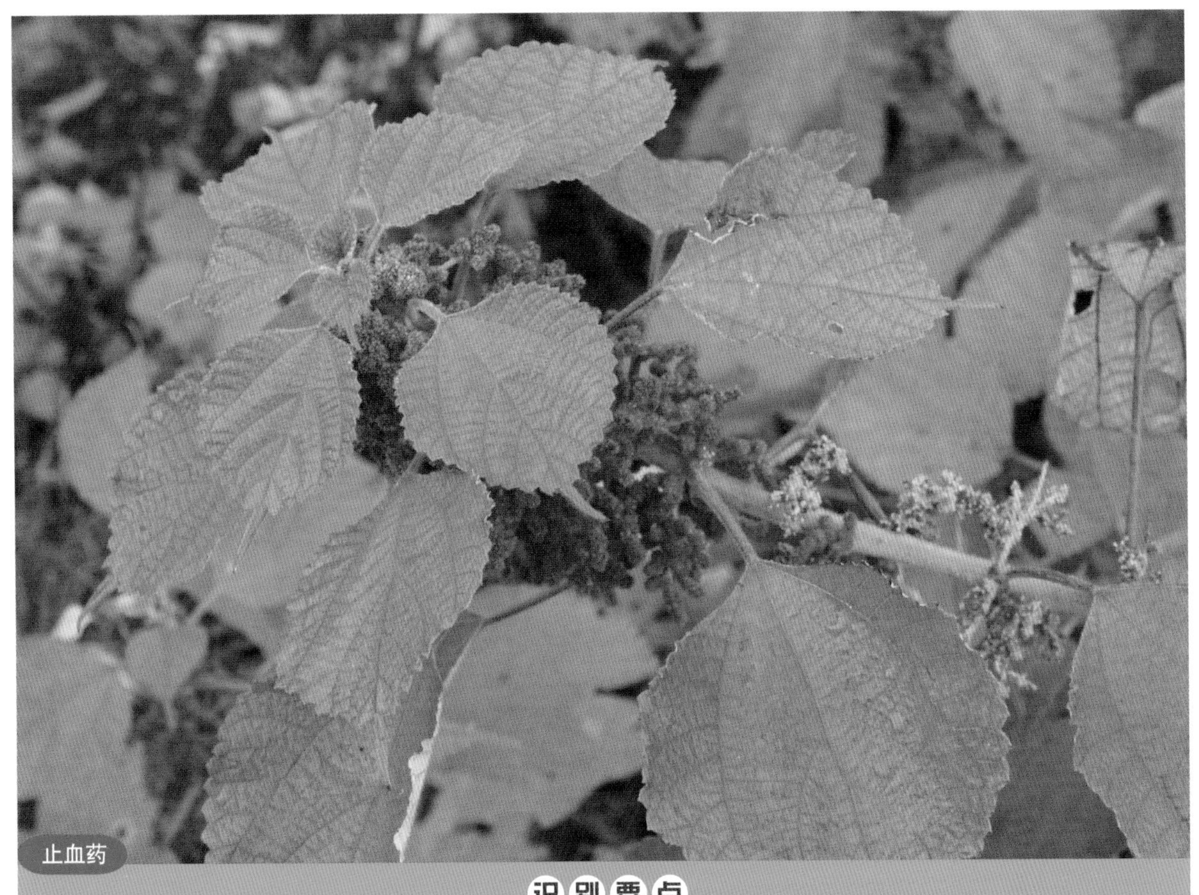

止血药

识别要点

①多年生草本或亚灌木，全体密被长绒毛。②叶互生，阔卵形或近圆形，边缘具粗齿。③花单性同株，花序圆锥形；雄花序在雌花序下，雄花黄白色；雌花淡绿色，簇生成球形。

月季花

别名：月月红。
来源：为蔷薇科植物月季*Rosa chinensis* Jacq. 的干燥花。

【生境分布】 生长于山坡或路旁。全国各地普遍栽培。

【采收加工】 全年均可采收，花微开时采摘，阴干或低温干燥入药。

【性味功用】 甘，温。归肝经。活血调经，消肿止痛。主治月经不调，痛经，闭经，跌打损伤，瘀血肿痛，淋巴管炎，痈肿，烫伤。内服：煎汤，3～5克，煎服；也可泡服，或研末服。外用：适量。

【精选验方】 ①月经不调、痛经：月季花、益母草各9克，水煎服。②肺虚咳嗽咯血：月季花同冰糖炖服。③气滞血瘀型大便燥结：月季花3克，当归、丹参各9克，水煎服。④跌打瘀肿：月季花适量，捣烂，外敷。

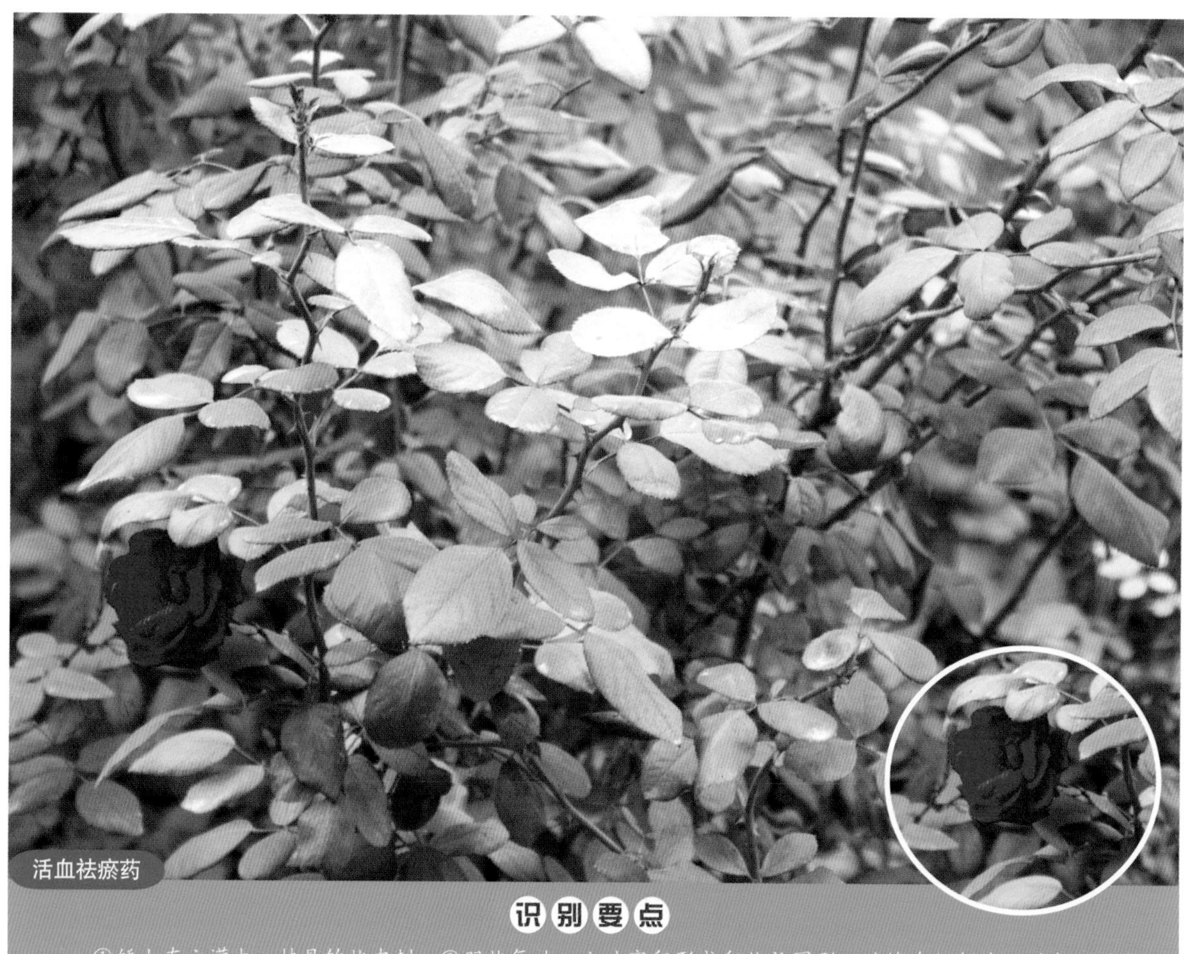

活血祛瘀药

识别要点

①矮小直立灌木。枝具钩状皮刺。②羽状复叶，小叶宽卵形或卵状长圆形，边缘有锐锯齿；叶柄及叶轴疏生皮刺及腺毛。③花单生或数朵聚生成伞房状；花瓣红色或玫瑰色，重瓣；花柱外伸。

铁包金

别名：鼠乳根、老鼠耳、鸭公青、乌龙根。
来源：为鼠李科勾儿茶属植物细叶勾儿茶*Berchemia lineata* (L.)DC. **的根。**

【生境分布】生长于山野、矮林或杂草丛中、路旁、坡地、小丘陵。主产于我国南部。

【采收加工】全年可采，洗净切片，晒干。

【性味功用】微苦、涩，平。归心、肺经。化瘀活血，镇咳止痛。主治肺结核咯血，胃、十二指肠溃疡出血，精神分裂症，跌打损伤，风湿骨痛，疔疮疖肿，颈淋巴结肿大，睾丸肿痛。内服：煎汤，15～30克。外用：捣敷。

【精选验方】①鼠疣（鼠痣）：铁包金水煎，常洗。②虫蛇咬伤：铁包金捣烂，调米粉敷贴伤口。③肺结核、肺燥咳嗽、肝炎：铁包金30～60克，水煎服。

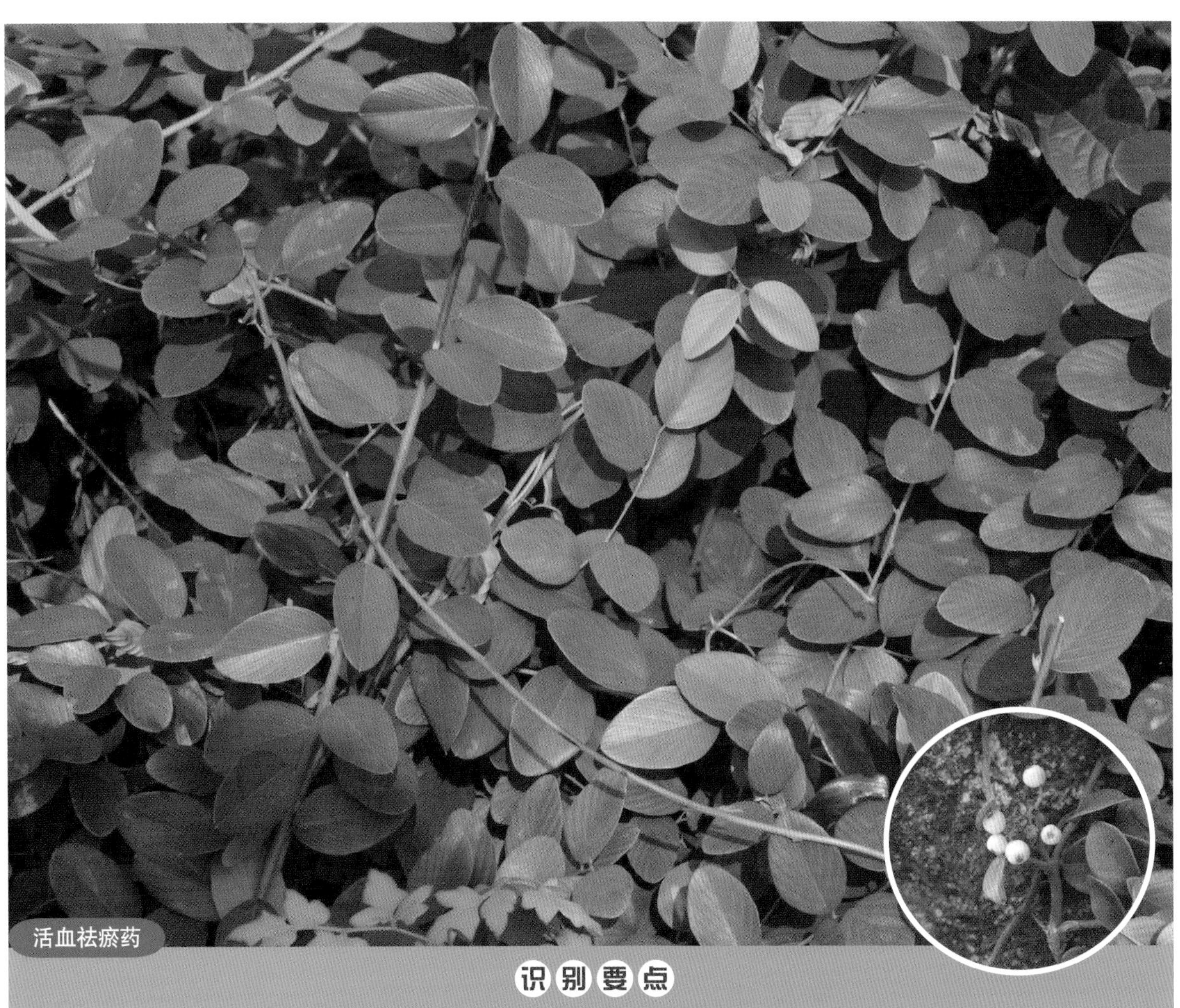

识别要点

①叶互生；托叶披针形，略长于叶柄，宿存；叶片卵形至卵状椭圆形，全缘，无毛，上面深绿色，下面灰绿色。②花簇生长于叶腋或枝顶，呈聚伞总状花序，花序轴被毛；花瓣5，匙形，白色。

活血丹

别名：连钱草、铜钱草、透骨消、肺风草。
来源：为唇形科植物活血丹*Glechoma longituba*(Nakai)Kupr.的全草。

【生境分布】生长于林缘、疏林下、草地上或溪边等阴湿处。主产于除甘肃、青海、新疆外全国大部。

【采收加工】4～5月采收全草，晒干或鲜用。

【性味功用】苦，辛，凉。归肝、胆、膀胱经。活血，清热解毒，散瘀消肿。主治尿热尿石，湿热黄疸，疮痈肿痛，跌打损伤。内服：煎汤，15～30克；或浸酒，或捣汁。外用：捣敷或绞汁涂敷。

【精选验方】①跌打扭伤，骨折：鲜活血丹30克，捣烂敷患处，并取汁调白糖内服。②风湿骨痛：活血丹适量，研末，酒调敷患处。③急性肾炎：活血丹、地荽、海金沙藤、马兰各30克，水煎服。④肾及膀胱结石：活血丹30克，水煎服。

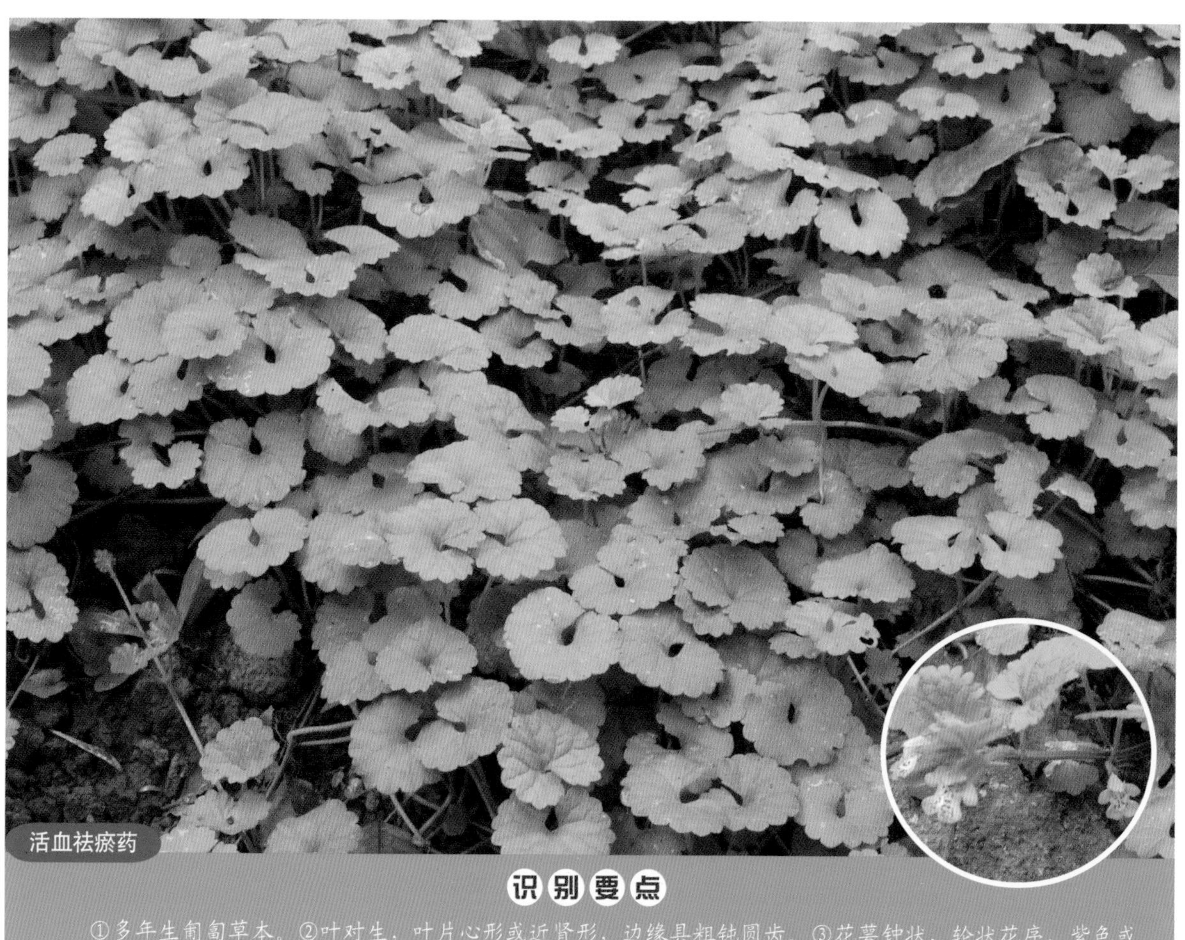

活血祛瘀药

识别要点

①多年生匍匐草本。②叶对生，叶片心形或近肾形，边缘具粗钝圆齿。③花萼钟状，轮状花序，紫色或蓝色，具短梗，单生于叶腋。

盐肤木根

别名：文蛤根、五倍根、泡木根、耳八蜈蚣、盐麸子根、五倍子根。
来源：为漆树科植物盐肤木*Rhus chinensis* Mill. **的树根。**

【生境分布】生长于山坡上、荒野、灌丛中。主产于除新疆、青海外全国各地。

【采收加工】全年均可采，鲜用或切片晒干。

【性味功用】酸、咸，平。祛风湿，利水消肿，活血散毒。主治风湿痹痛，水肿，咳嗽，跌打肿痛，乳腺炎，癣疮。内服：煎汤，9～15克，鲜品30～60克。外用：研末调敷；或煎水洗；或鲜品捣敷。

【精选验方】①咳嗽出血：盐肤木根15克，与猪肉炖服。②毒蛇咬伤：盐肤木鲜根60克，水煎，加醋少许内服，余下的药液洗伤口。③淋巴结炎：盐肤木根、破凉伞、凌霄根、酒糟等量，共捣烂敷。④水肿：盐肤木根15克，水煎服。⑤腰骨酸痛、风湿性关节痛：盐肤木鲜根50克，猪脊椎骨或脚节不拘量，酌加水、酒各半炖服。

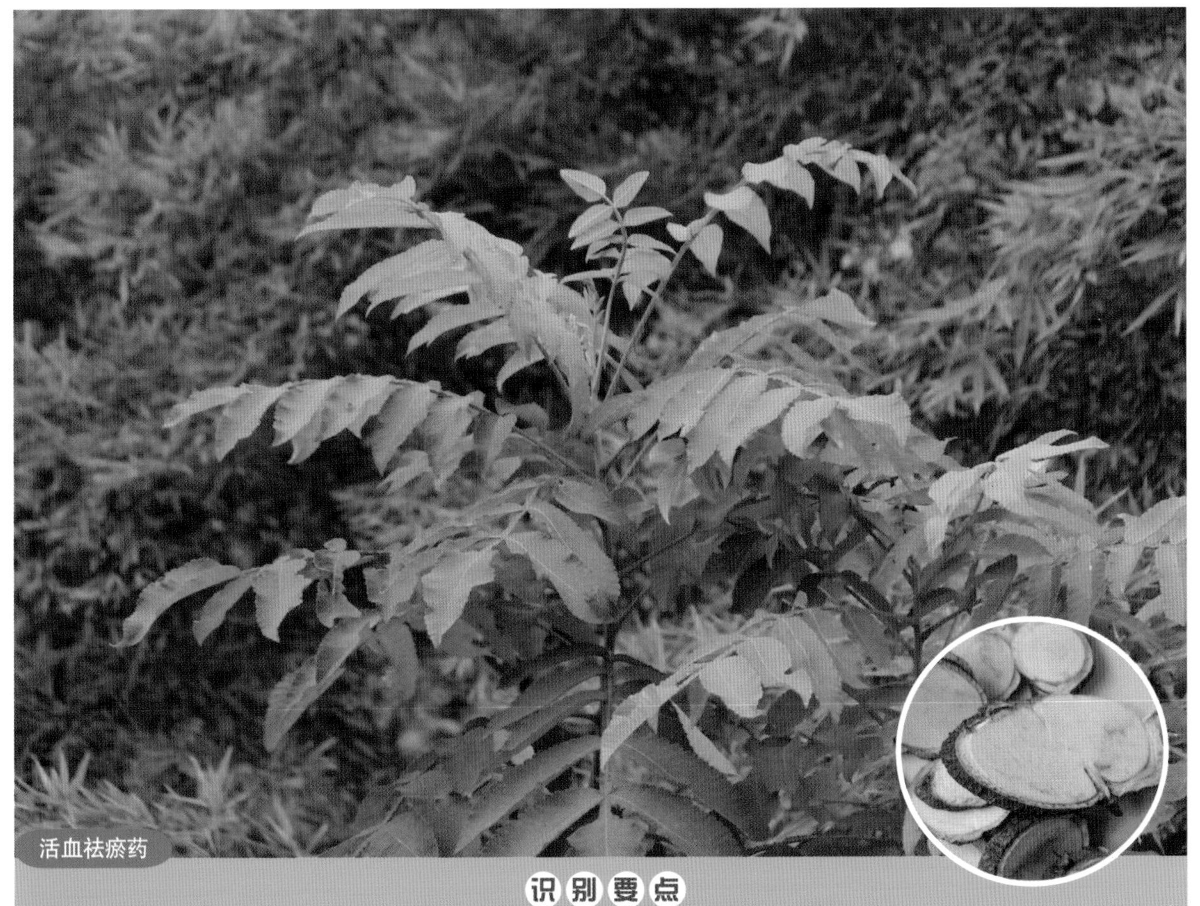

活血祛瘀药

识别要点

①奇数羽状复叶互生，小叶5～13，常为卵形或椭圆状卵形或长圆形，边缘具粗锯齿。②核果扁球形。

排钱草根

别名：叠钱草、午时灵根、阿婆钱根。
来源：为豆科植物排钱草*Phyllodium pulchelum*(L.)Desv.**的根。**

【生境分布】生长于山坡、路旁、荒地或灌木丛中。主产于江西、福建、台湾、广东、海南、广西、贵州、云南等地。

【采收加工】全年均可采，洗净，切片，晒干或鲜用。

【性味功用】淡、涩，凉，小毒。归脾、肝经。活血散瘀，清热利水。主治胁痛，黄疸，腹水腹胀，风湿性关节炎，月经不调，闭经，痈疽疔疮，跌打肿痛。内服：煎汤，15～30克，鲜品60～90克。

【精选验方】①风湿性关节炎：鲜排钱草根60～90克，洗净、捣碎，和瘦猪肉120克同炖，饭前服，连服数次。②月经不调、闭经：鲜排钱草根60～90克，老母鸡一只，酒少许，同炖，饭前服。③子宫脱垂：排钱草干根30克，炖鸡或猪蹄，服至见效。④跌打损伤：鲜排钱草根60～90克，洗净，和酒适量炖服，每日2次。

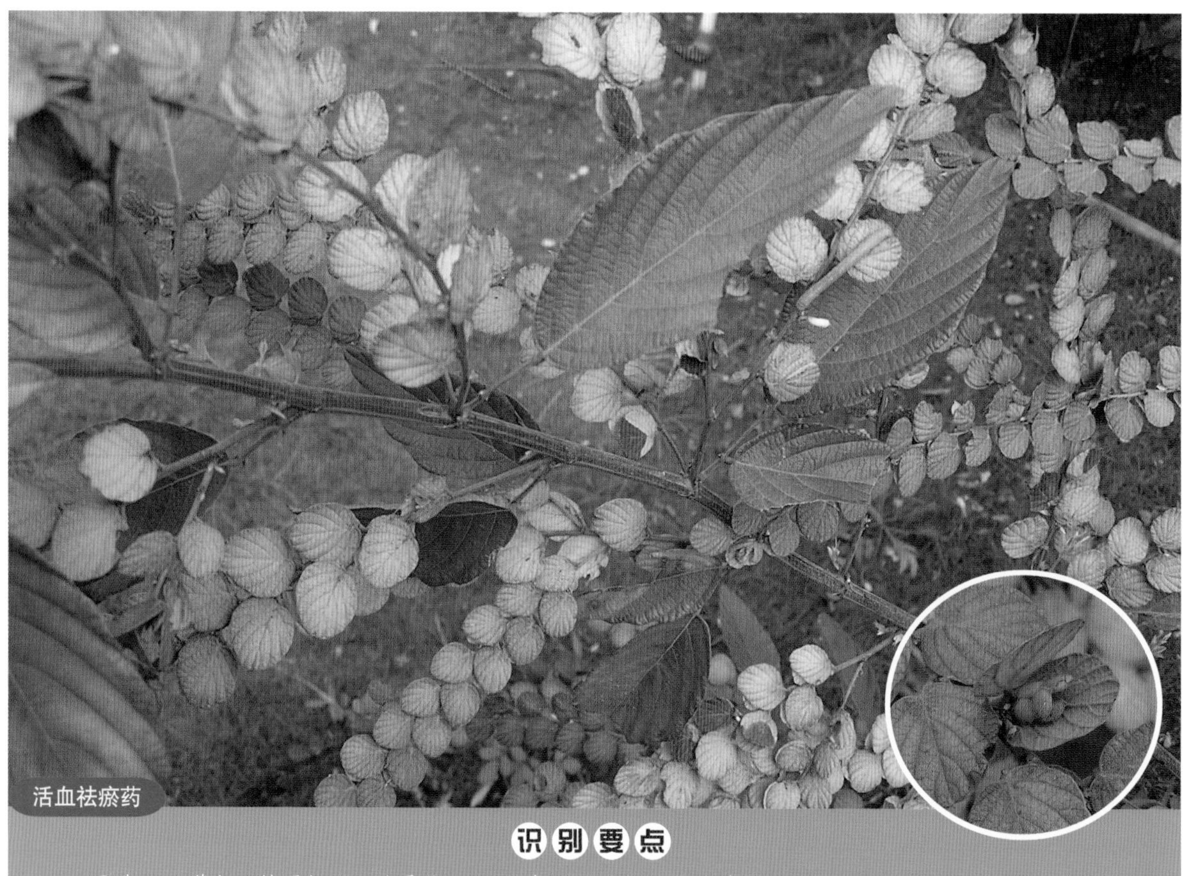

活血祛瘀药

识别要点

①直立亚灌木，枝圆柱形，被柔毛。②3出复叶，具柄；叶片革质，顶端小叶长圆形。③荚果长圆形，无毛或有柔毛，边缘具睫毛。

大驳骨

别名：大接骨、黑叶爵床。
来源：为爵床科鸭嘴花属植物大驳骨*Admatoda ventricosn* (Wall.)Nees. **的全株。**

【生境分布】生长于山地、水边、坡地、路旁灌木丛或林下湿润地，常为栽培绿篱。主产于华南各地。

【采收加工】全年可采。洗净，切段，晒干。

【性味功用】辛、微酸，平。归肝、脾经。活血散瘀，祛风除湿。主治骨折，跌打损伤，风湿性关节炎，腰腿疼，外伤出血。内服：煎汤，10～30克；或浸酒。外用：鲜品捣敷；或研末调敷；或煎水洗。

【精选验方】①骨折：大驳骨、小驳骨、酢浆草、两面针根（皆鲜）各30克，捣烂，加黄酒少许，骨折复位后外敷患处，小夹板固定，每日换药1次。②接骨、风湿痹痛：大驳骨、小驳骨各100克，泽兰、透骨消各50克，双飞蝴蝶15克，肉郎伞150克，鸡骨香25克，共捣烂，酒炒热外敷。

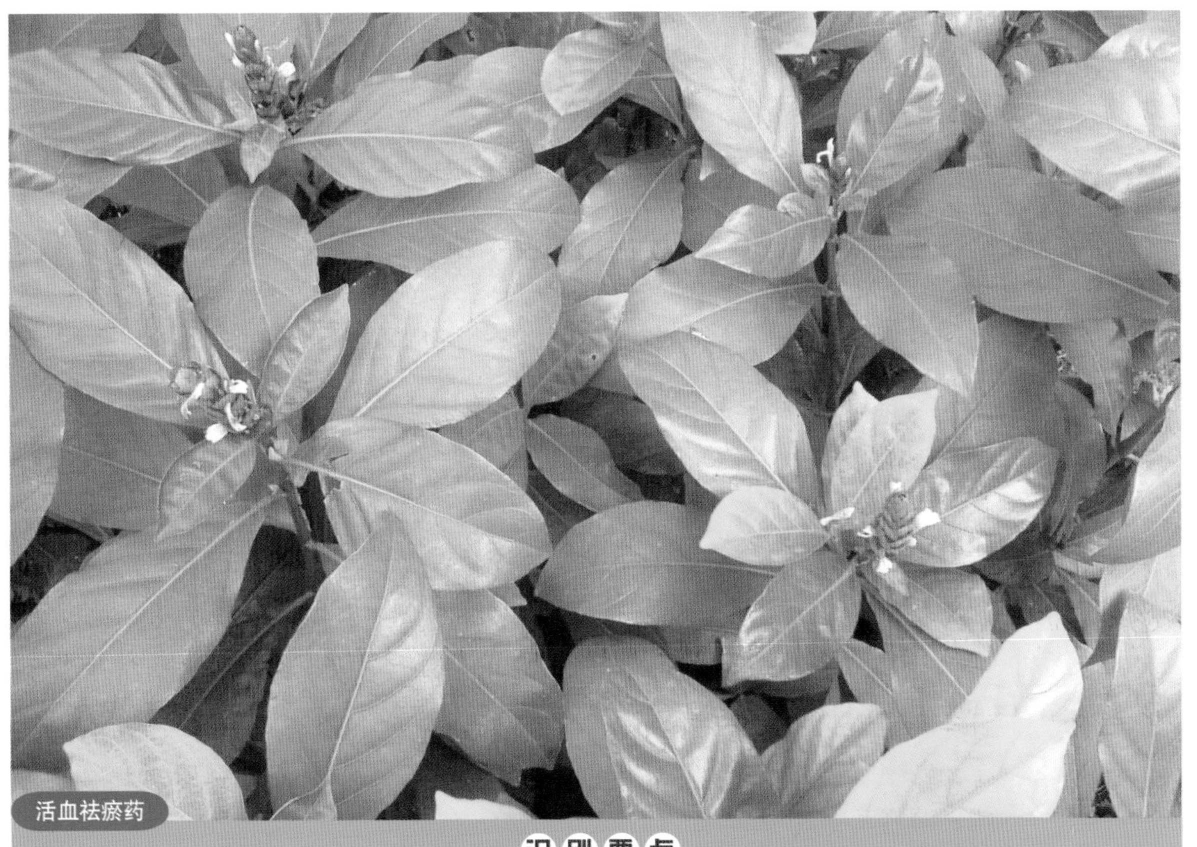

活血祛瘀药

识别要点

①常绿灌木。茎直立，粗壮，圆柱形。②叶对生，厚纸质，具短柄；叶片椭圆形，先端钝，基部渐窄，全缘。③穗状花序顶生及枝端腋生，花密集，每朵花都有一对卵形的叶状外苞片和一对窄小的内苞片；花冠2唇形，白色而有红色斑点。

凤仙花

别名：金凤花、灯盏花、好女儿花、指甲花、海莲花、指甲桃花、金童花、竹盏花。
来源：为凤仙花科植物凤仙花*Impatiens balsamina* Linne的干燥花。

【生境分布】 各地均有栽培，以湖北、江苏、河北、江西、浙江较多。

【采收加工】 立秋后采下花朵，晒干。

【性味功用】 甘、微苦，温。归肝、肺经。活血祛风，消肿止痛。主治闭经，跌打损伤，瘀血肿痛，风湿性关节炎，痈疖疔疮，蛇咬伤，手癣。内服：煎汤，1.5～3克；或研末或浸酒。外用：捣敷或煎洗。

【精选验方】 ①风湿卧床不起：凤仙花、柏子仁、朴硝、木瓜，煎汤洗浴，每日2～3次，内服独活寄生汤。②妇女经闭腹痛：凤仙花3～5朵，泡茶频饮。③水肿：凤仙花根每次4～5个，炖猪肉吃。④百日咳：凤仙花10朵，冰糖少许，炖食。⑤白带：凤仙花15克（或根30克），墨鱼30克，煮汤食，每日1剂。⑥腰胁疼痛：凤仙花9克，晒干，研末，空腹服。⑦骨折疼痛：干凤仙花3克，泡酒，内服。⑧跌打损伤：凤仙花根适量，晒干研末，每次9～15克，水酒冲服，每日1剂。

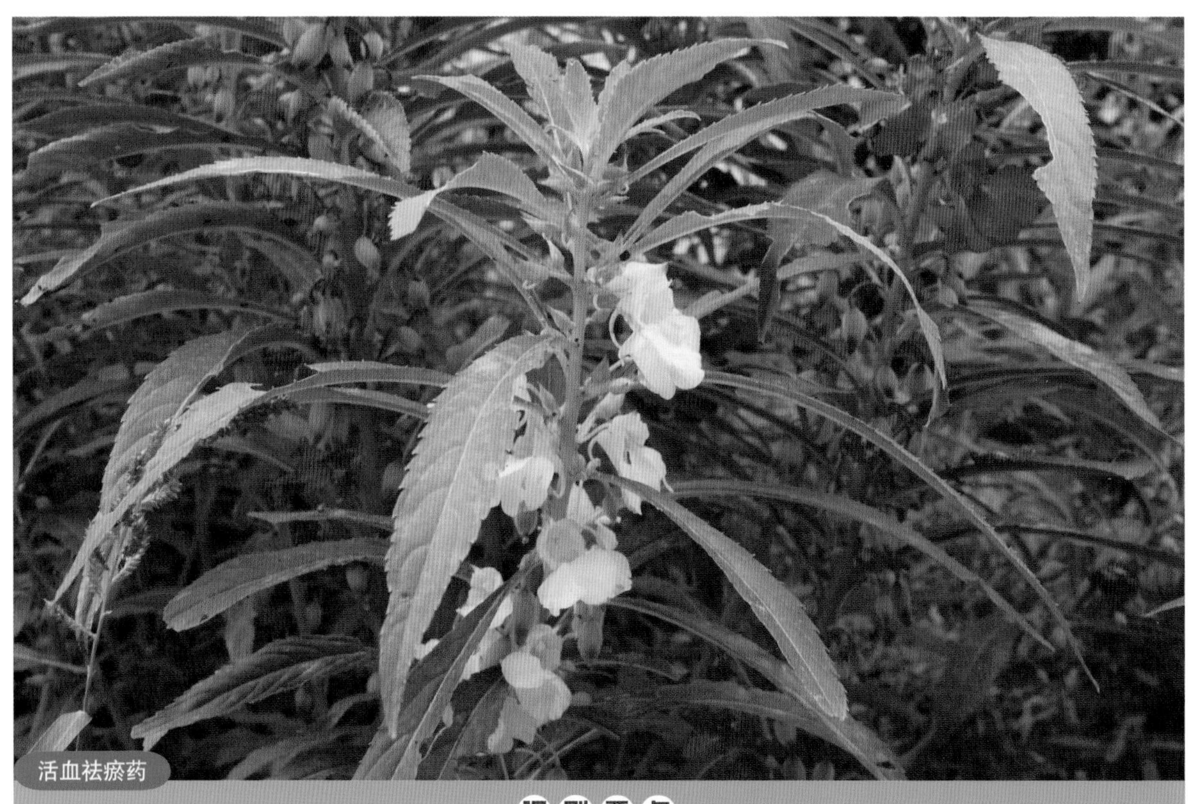

活血祛瘀药

识别要点

①茎肉质，直立，粗壮。②叶互生，叶柄两侧有数个腺体；叶片披针形，边缘有锐锯齿，侧脉5～9对。③花梗短，单生或数枚簇生叶腋，密生短柔毛；花大，粉红色或杂色，单瓣或重瓣；萼片2，宽卵形，有疏短柔毛。

龙船花

别名：百日红、映山红、红缨树。
来源：为茜草科龙船花属植物龙船花*Ixora chinensis* Lam.**的花。**

【生境分布】野生或栽培。分布广东、广西、台湾、福建等地。

【采收加工】夏季采花，晒干。

【性味功用】苦、微涩，凉。归肝经。清热凉血，散瘀止痛。主治高血压，月经不调，闭经，跌打损伤，疮疡疖肿。内服：煎汤，10～15克。外用：适量，捣烂敷。

【精选验方】①高血压：龙船花9～15克，水煎服。②月经不调、闭经：龙船花9～15克，水煎服。

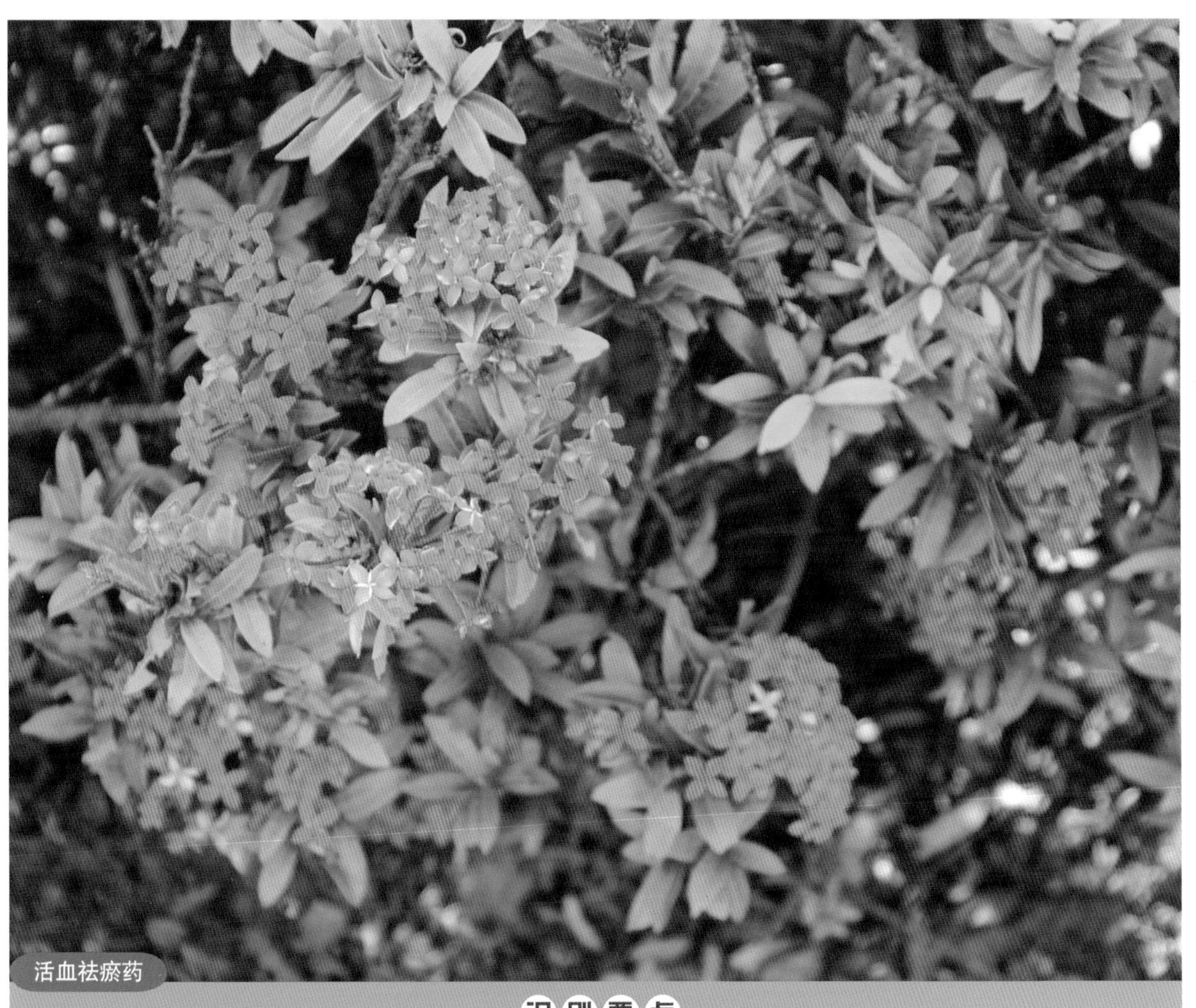

活血祛瘀药

识别要点

①叶对生，薄革质，椭圆形或倒卵形；叶柄短，托叶生长于两叶柄间，绿色，抱茎，先端具软刺状突起。②聚伞花序顶生，密聚成伞房状，花序柄深红色，花冠高脚盆状，略带肉质，红色，裂片4，近圆形。

白花丹

别名：白雪花、白皂药、山波苓、一见消、乌面马、火灵丹、假茉莉、猛老虎、白花岩陀。
来源：为蓝雪属植物白花丹*Plumbago zeylanica* L.的根和叶。

【生境分布】野生或栽培。主产于广东、广西、台湾、福建、四川、重庆、云南等地。

【采收加工】秋季采集，根晒干后入药，鲜叶仅供外用。

【性味功用】辛、苦、涩，温。有毒。祛风除湿，行气活血，解毒消肿。主治风湿痹痛，心胃气痛，肝脾肿大，血瘀经闭，跌打损伤，痈肿瘰疬，疥癣瘙痒，毒蛇咬伤。内服：煎汤，9～15克。外用：煎水洗；或捣敷；或涂擦。

【精选验方】①血瘀经闭：白花丹干根30克，或加猪瘦肉60克，水煎服。②跌打损伤：白花丹鲜叶一握，捣烂，酌加热红酒，摩擦伤口周围。③脾脏肿大：白花丹根浸酒服，重症并取叶和糯米捣烂，制成汤丸大，蒸熟，晚间睡醒服一丸。④疟疾：白花丹鲜叶7～8片，揉烂，于疟疾未发前两小时缚在手脉上（待有烧灼感时取去）。

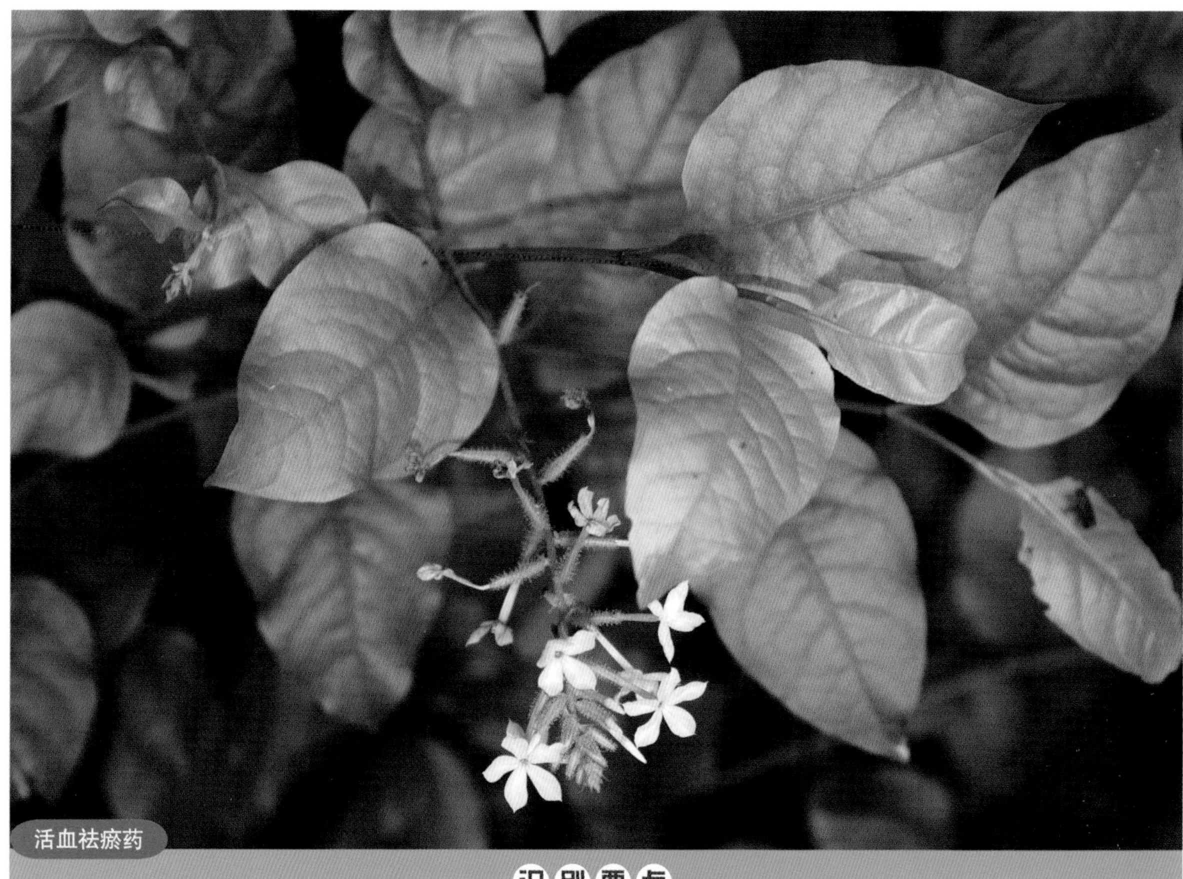

活血祛瘀药

识别要点

①茎细弱，基部木质，分枝多，光滑无毛，有棱槽，绿色。②单叶互生；叶片卵圆形至卵状椭圆形，叶柄基部扩大而抱茎。③穗状花序顶生或腋生，花萼管状，绿色；花冠白色或白而略染蓝，高脚碟状，管狭而长。

广东刘寄奴

别名：金寄奴、六月雪、乌藤菜、斑枣子、千粒米、九牛草、苦连婆、细白花草。
来源：为菊科植物奇蒿*Artemisia anomala* S. Moore的带花全草。

【生境分布】生长于林缘、灌丛中、河岸旁。主产于我国中部至南部各地。

【采收加工】夏、秋季花开时采收，晒干，防止变黑。

【性味功用】辛，微苦，温。归心、肝、脾经。破瘀通经，止血消肿，消食化积。主治经闭，痛经，产后瘀滞腹痛，风湿痹痛，便血，尿血，痈疮肿毒，烫伤，食积腹痛，泄泻痢疾。内服：煎汤，5～10克。外用：适量捣敷或研末撒。

【精选验方】①被打伤破，腹中有瘀血：广东刘寄奴、延胡索、骨碎补各30克，上三味细切，以水2000毫升，煎取七合，复纳酒及小便各一合，热温顿服。②敛金疮口，止疼痛：广东刘寄奴一味为末，掺金疮口，裹。③风入疮口肿痛：广东刘寄奴为末，掺之。④赤白下痢：广东刘寄奴、乌梅、白姜各等份，水煎服，赤加梅，白加姜。

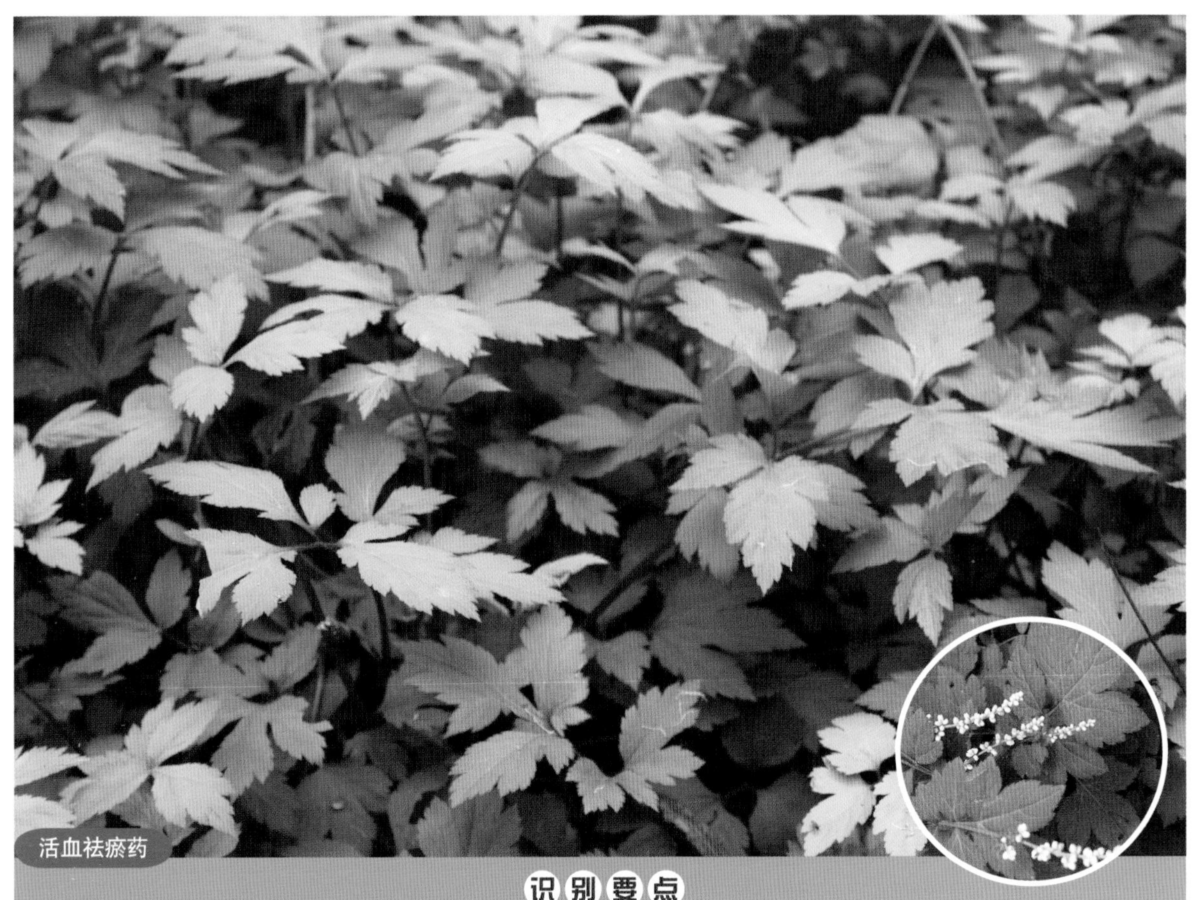

识别要点

①叶卵状椭圆形，先端渐尖，基部渐狭成短柄，边缘有密锯齿。②头状花序钟状，密集成圆锥花序；总苞棕黄色，膜质；花为管状。

蒲葵

别名：扇叶葵、葵扇叶。
来源：为棕榈科蒲葵属植物蒲葵*Livistona chinensis* R. Brown的叶。

【生境分布】栽于庭园或宅旁。分布于我国南部。

【采收加工】全年均可采，剪下叶片，切碎晒干。

【性味功用】甘，涩，平。收敛止血，活血散瘀。主治咳血，吐血，衄血，崩漏，外伤出血，自汗，盗汗。内服：煎汤，6～9克；或煅存性研末，3～6克。外用：煅存性研末撒。

【精选验方】①各种癌症：蒲葵树子（干品）30克，水煎1～2小时服。或与猪瘦肉炖服。②血崩：蒲葵叶柄15克，炒香，水煎服。③外伤出血：蒲葵叶及柄适量，煅存性，研末撒伤口处。

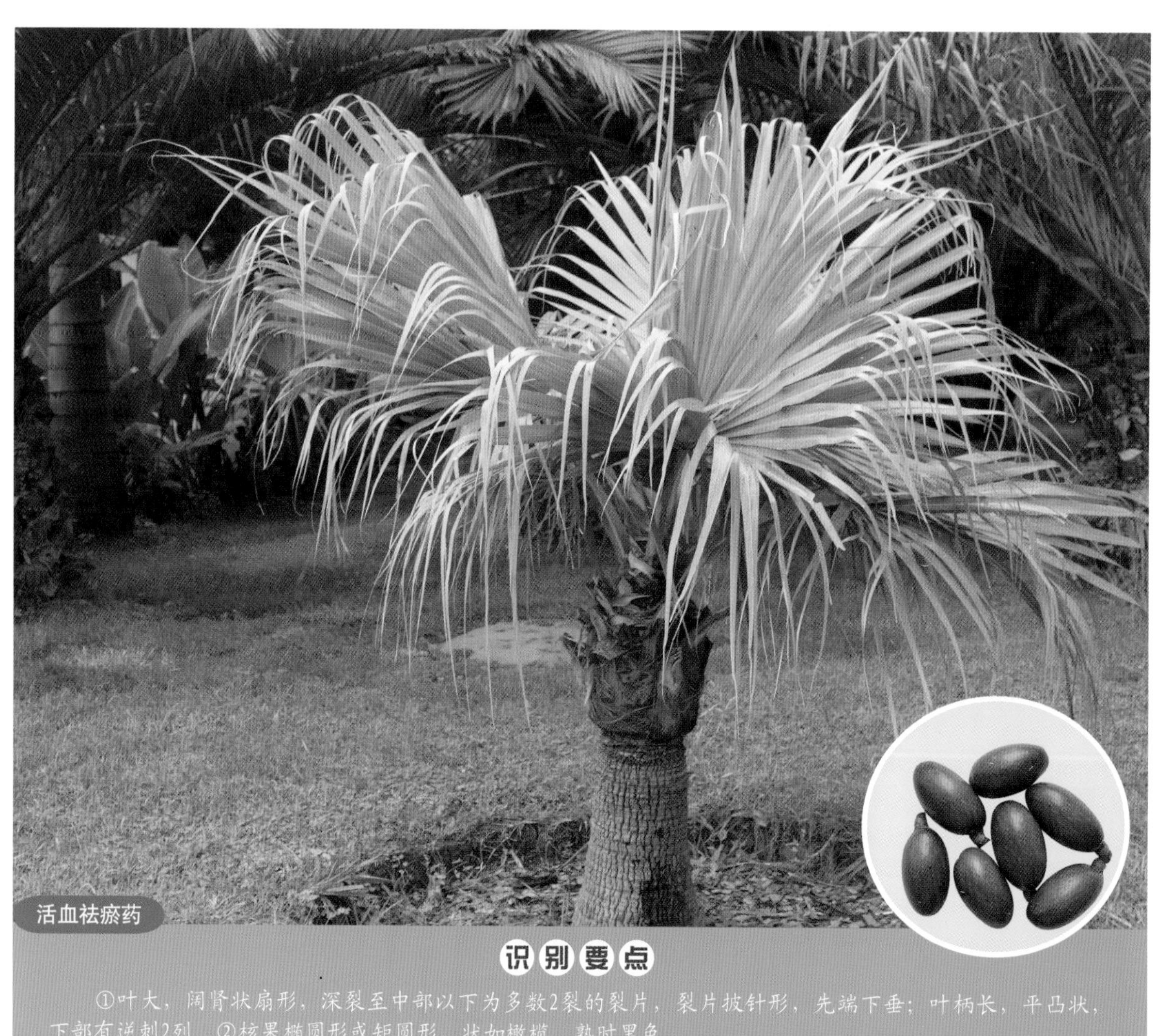

活血祛瘀药

识别要点

①叶大，阔肾状扇形，深裂至中部以下为多数2裂的裂片，裂片披针形，先端下垂；叶柄长，平凸状，下部有逆刺2列。②核果椭圆形或矩圆形，状如橄榄，熟时黑色。

牛耳枫

别名：老虎耳、假楠木、牛耳铃、猪颌木、南岭虎皮楠、岭南虎皮楠。
来源：为交让木科植物牛耳枫*Daphniphyllum calycinum* Benth.的根和叶。

【生境分布】生长于平原、丘陵的疏林下和灌木丛中。分布于江西、广东、广西等地。

【采收加工】全年可采，鲜用或晒干。

【性味功用】辛、苦，凉。归大肠经。清热解毒，活血舒筋。主治感冒发热，扁桃体炎，风湿关节痛。外用治跌打肿痛，骨折，毒蛇咬伤，疮疡肿毒。内服：煎汤，12～18克。外用：鲜叶捣烂外敷患处或煎水洗患处。

【精选验方】①跌打肿痛，骨折：鲜牛耳枫叶适量，捣烂外敷患处。②疮疡肿毒：鲜牛耳枫叶适量，煎水洗患处。③毒蛇咬伤：鲜牛耳枫全草适量，捣烂取汁敷伤处。

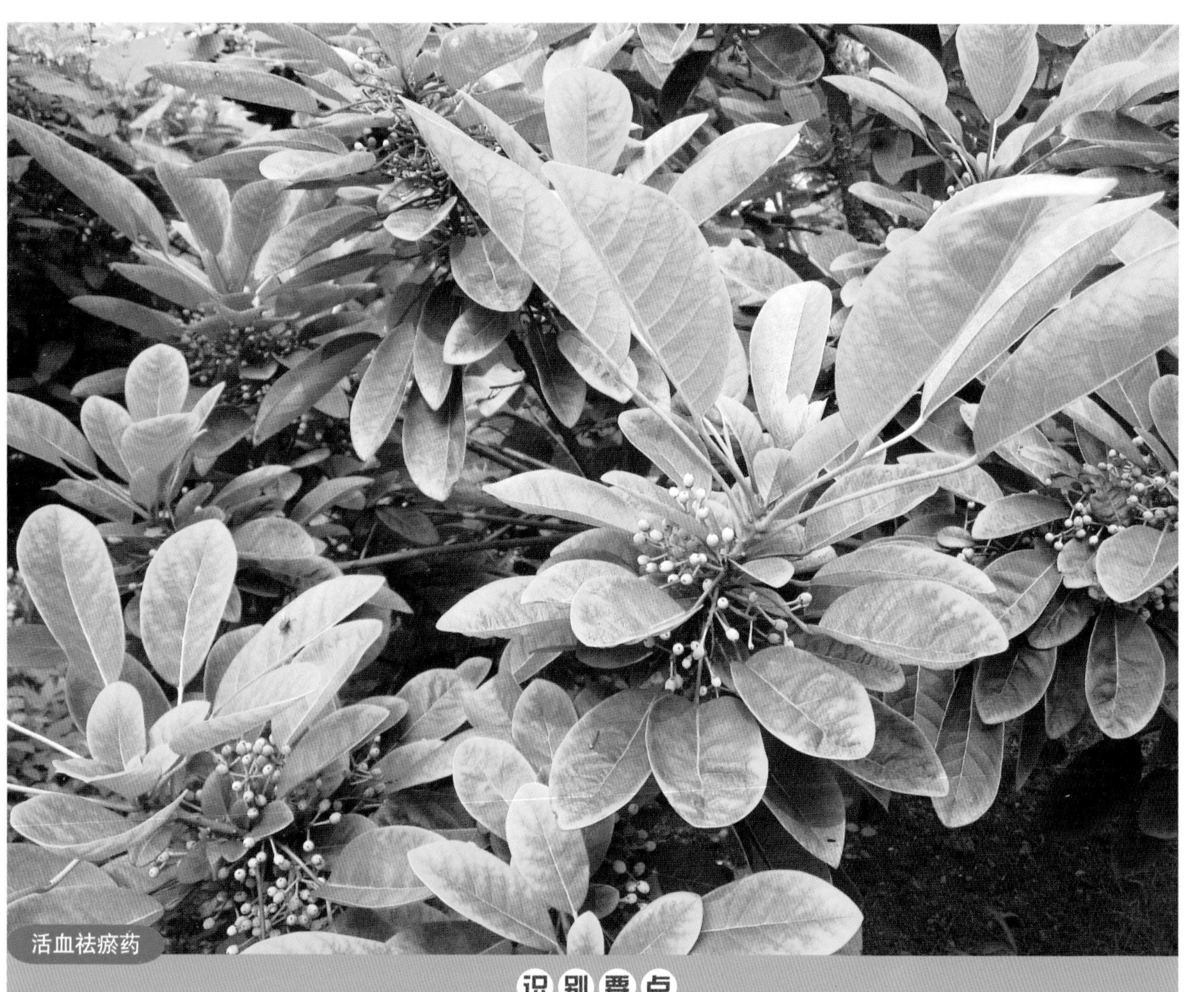

识别要点

①单叶近轮生；革质，长圆状椭圆形或长圆状倒卵圆形，基部钝或圆形，先端钝或近短尖，边缘背卷；叶柄长短不一，通常愈至上部的柄愈短。②核果卵状，具突起，基部有萼宿存。

红丝线

别名：山蓝、红蓝、青丝线、四川草、红丝线草。
来源：为爵床科红丝线草属植物红丝线*Peristrophe roxburghiana* (Schult.)Brem. **的全草。**

【生境分布】多为栽培，亦有野生长于山坡、荒地、路旁。分布于我国南部。主产于江西、福建、广西、广东等地。

【采收加工】全年可采，洗净，鲜用或晒干。

【性味功用】甘、淡，凉。清肺止咳，散瘀止血。主治肺结核咯血，肺炎，糖尿病。外用治跌打损伤肿痛。内服：煎汤，5～10克。外用：鲜品捣烂敷患处。

【精选验方】①急性气管炎、肺热咳嗽：红丝线、石仙桃各15克，石斛、麦冬各10克，水煎服。②痰火咳嗽、吐血：鲜红丝线60克，瘦肉120克，煲烂后服汤食肉。③肺结核咳血：红丝线10～15克，水煎服。④跌打肿痛：鲜红丝线适量，捣烂，酒炒外敷痛处。⑤外伤出血：鲜红丝线适量，捣烂敷患处。

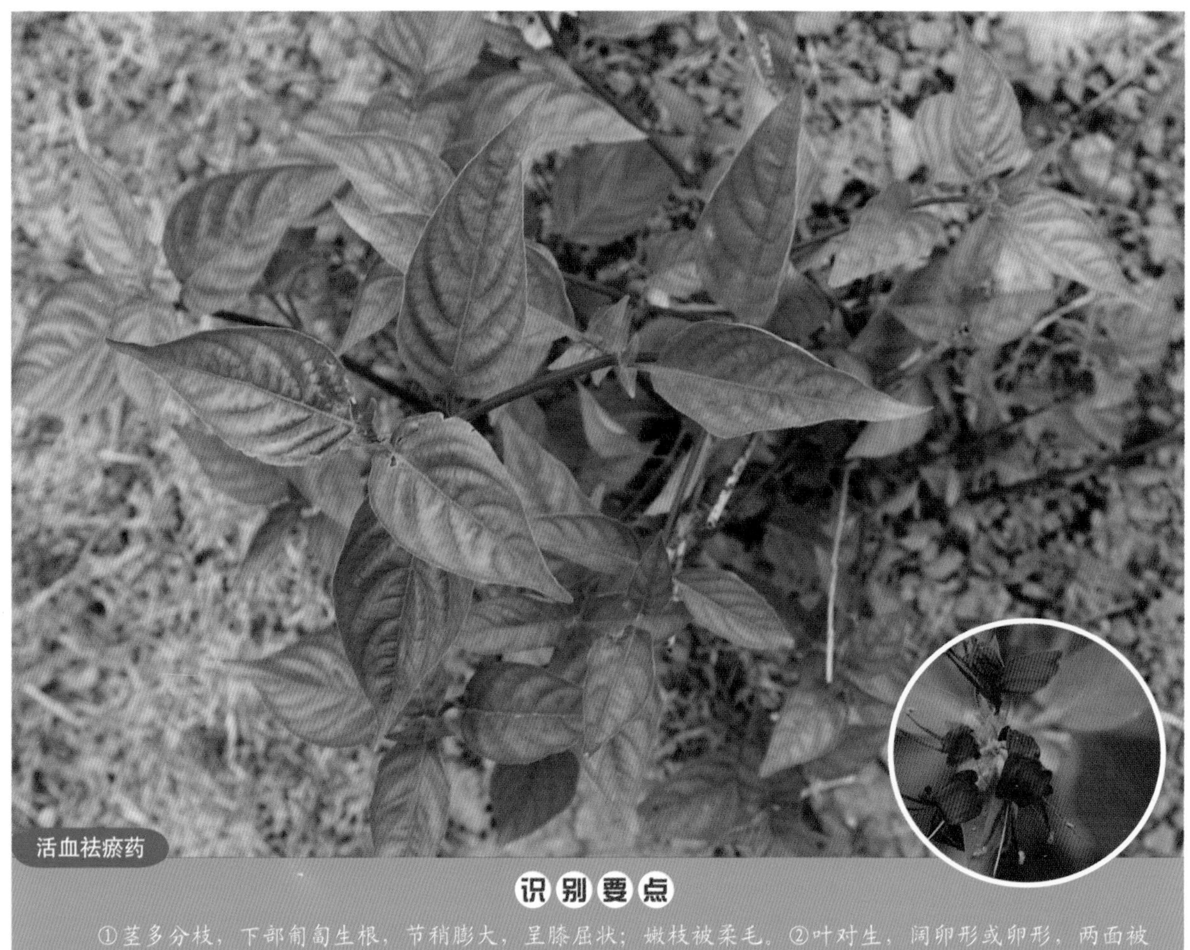

识别要点

①茎多分枝，下部匍匐生根，节稍膨大，呈膝屈状；嫩枝被柔毛。②叶对生，阔卵形或卵形，两面被毛。③花紫红色，聚伞花序腋生或顶生，花冠2唇形，下唇3裂。

苦石莲

别名：石莲子、老鸦枕头、土石莲子、青蛇子、猫儿核、广石莲子、石花生、盐棒头果。
来源：为豆科植物喙荚云实*Caesalpinia minax* Hance的种子。

【生境分布】生长于山沟、溪旁或灌丛中。主产于广东、广西、四川、贵州、云南。福建也有栽培。

【采收加工】8～9月间采成熟果实，敲破，除去果壳，取出种子，晒干。

【性味功用】苦，凉寒。归心、脾、肾经。活血散瘀，清热化湿，散瘀止痛。主治风热感冒，痢疾，尿路感染，哕逆，痈肿，疮癣，跌打损伤，毒蛇咬伤。内服：煎汤，6～9克。外用：煎水洗，或捣敷。

【精选验方】①感冒：苦石莲、茅莓根、磨盘草各12克，香附15克，青蒿、马鞭草各10克，水煎服。②高热：苦石莲、功劳叶各15克，穿心莲、马鞭草、淡竹叶各10克，水煎服。③子宫下垂：苦石莲30克，五指毛桃根、羊耳菊根各20克，同鸡肉煲服。④脱肛：苦石莲适量，烧存性研末与适量香油呈膏状，涂搽脱出部分，以鲜海桐皮叶托着。⑤急性肠胃炎：苦石莲适量，炒研末，每次2克，开水冲服。

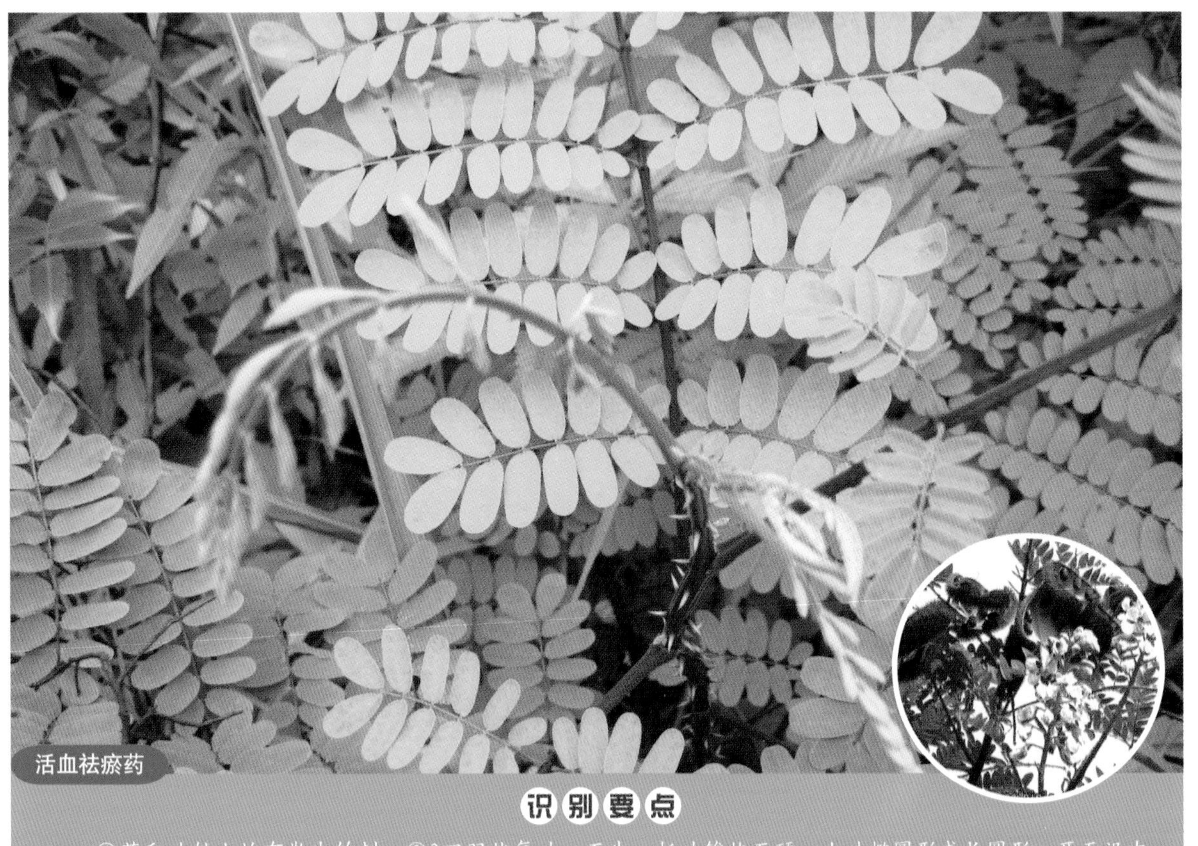

识别要点

①茎和叶轴上均有散生钩刺。②2回羽状复叶，互生，托叶锥状而硬；小叶椭圆形或长圆形，两面沿中脉被短柔毛，小叶柄甚短，其下有1枚小倒钩刺。③总状花序或圆锥花序顶生，花冠蝶形，白色，有紫色斑点。④荚果长圆形，先端圆钝而有喙，果瓣外面密生针状刺。

驳骨丹

别名：小驳骨、细叶驳骨兰、臭黄藤。
来源：为爵床科裹篱樵属植物裹篱樵*Gendarussa vulgaris* Nees.**的全株。**

【生境分布】生长于山地阴湿处、沟谷间。常栽培作绿篱。主产于广东、台湾、广西等地。

【采收加工】7～8月采，洗净，切段，晒干。

【性味功用】辛，苦，平。归肝、肾、肺经。祛风湿，散瘀血，续筋骨。主治风湿痹痛，月经不调，产后腹痛，跌打肿痛，骨折。内服：煎汤，15～30克；或研末；或泡酒。外用：鲜品捣敷；或研末调敷；或煎汤熏洗。

【精选验方】①骨折、无名肿毒：驳骨丹鲜草捣烂或干草研末，用酒、醋调敷患处。②跌打扭伤、风湿性关节炎：驳骨丹15～30克，水煎服。

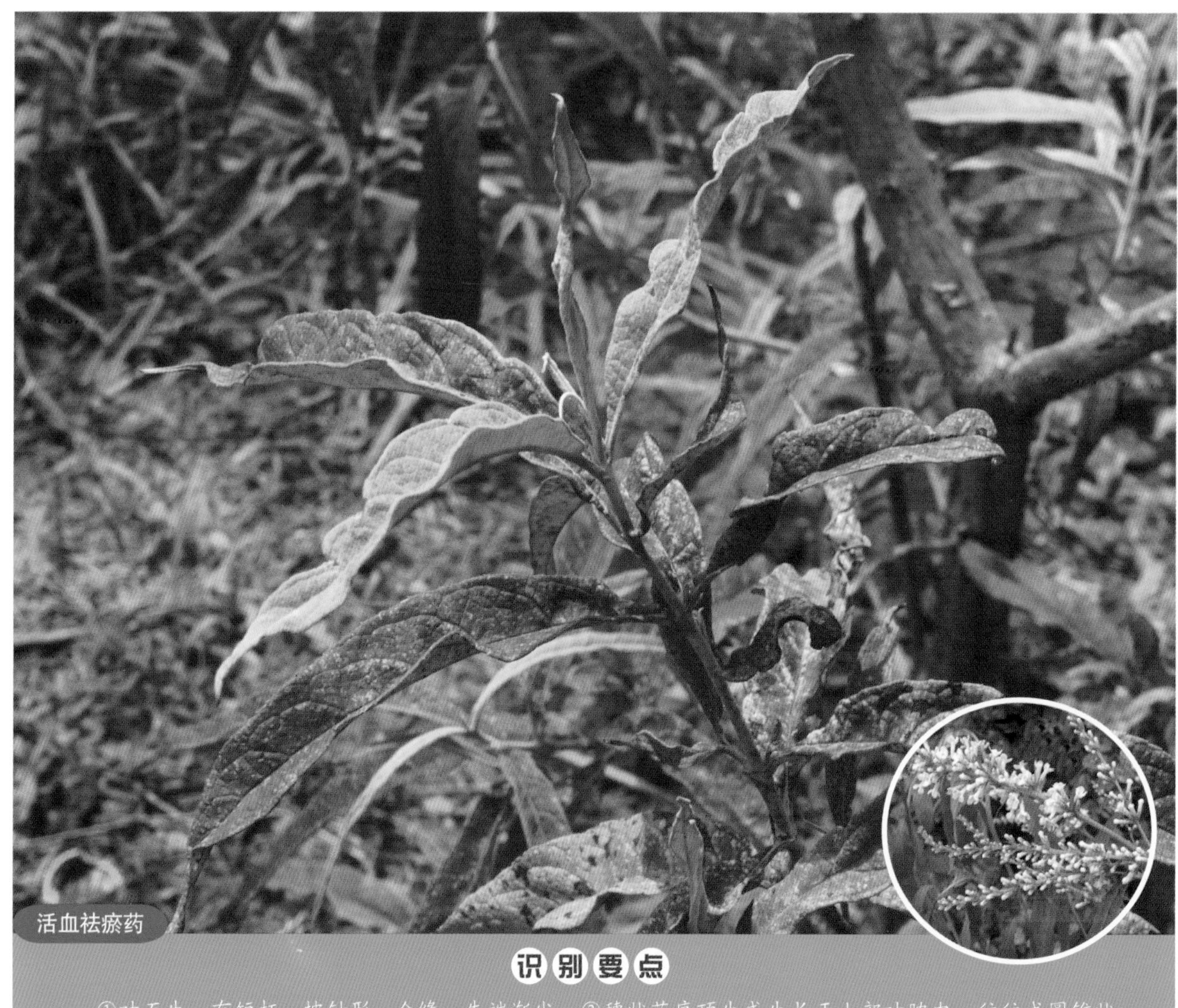

识别要点

①叶互生，有短柄，披针形，全缘，先端渐尖。②穗状花序顶生或生长于上部叶腋内，往往成圆锥状；花冠唇形，白色或粉红色，有紫斑。

及 己

别名：四叶对、四皮风、獐耳细辛、四角金、对叶四块瓦。
来源：为金栗兰科金栗兰属植物及己*Chloranthus serratus* (Thunb.)Roem. et Schult.的根或全草。

【生境分布】 生长于阴湿树林中。分布于江苏、安徽、湖北、福建、广东、广西、贵州等地。

【采收加工】 夏、秋采挖全草，洗净，晒干；或将根砍下，分别晒干。

【性味功用】 辛、温。有毒。舒筋活络，祛风止痛，消肿解毒。主治跌打损伤，风湿腰腿痛，疔疮肿毒，毒蛇咬伤。内服：煎汤，1.5～3克；或泡酒；或入丸、散。外用：捣敷或煎水熏洗。

【精选验方】 ①头疮白秃：及己研末，以樌木煎油调搽。②跌伤、扭伤、骨折：鲜及己根加盐少许捣烂，烘热敷伤处；另取根0.6～1克，水煎冲黄酒服。

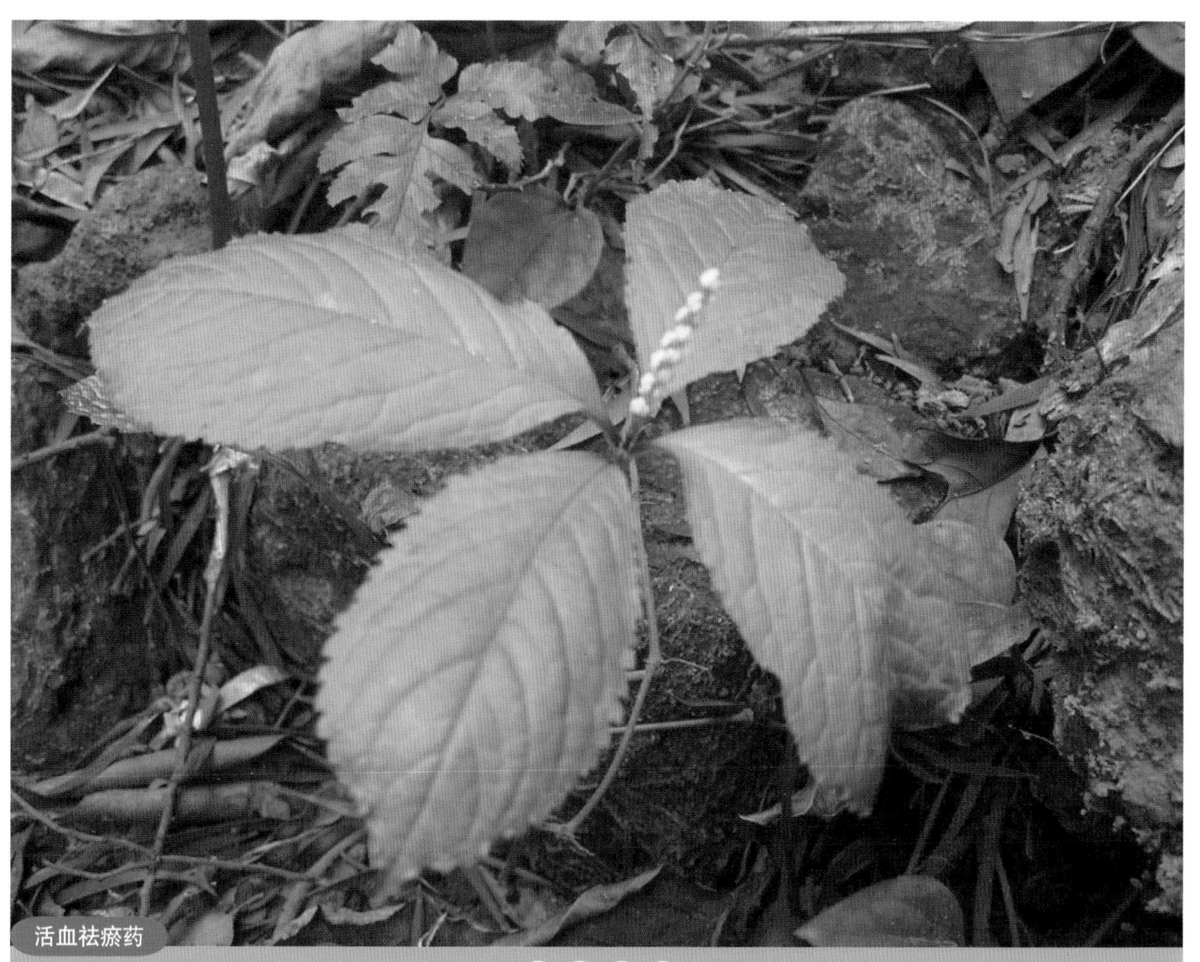

活血祛瘀药

识别要点

①根状茎横生，粗短，须根密集，状如细辛。茎单一或数个自根抽出，具明显的节，无毛，单叶对生，常4片生长于茎顶，椭圆形或卵状椭圆形。②穗状花序单一或2～3生长于茎顶，无花梗及花被。③浆果梨形。

地　锦

别名：常春藤、土鼓藤、红葡萄藤、红葛、大风藤、过风藤。
来源：为大戟科一年生草本植物地锦*Euphorbia humifusa* Willa.的干燥全草。

【生境分布】生长于荒地、路旁、田间。主产于全国大部分地区。

【采收加工】夏、秋采集，洗净，晒干，切段用。

【性味功用】苦、辛，平。归肝、胃、大肠经。清热解毒，活血散瘀。主治痢疾，黄疸，血崩，血尿，创伤出血，风疮癣疥，鸡眼。内服：煎服，15～30克。外用：捣烂敷。

【精选验方】①痢疾、肠炎及肠道传染病：鲜地锦草100克，水煎服。②慢性支气管炎、咯血、咳血、吐血、崩漏：地锦草9克，水煎服。③鸡眼：地锦捣烂敷患处。

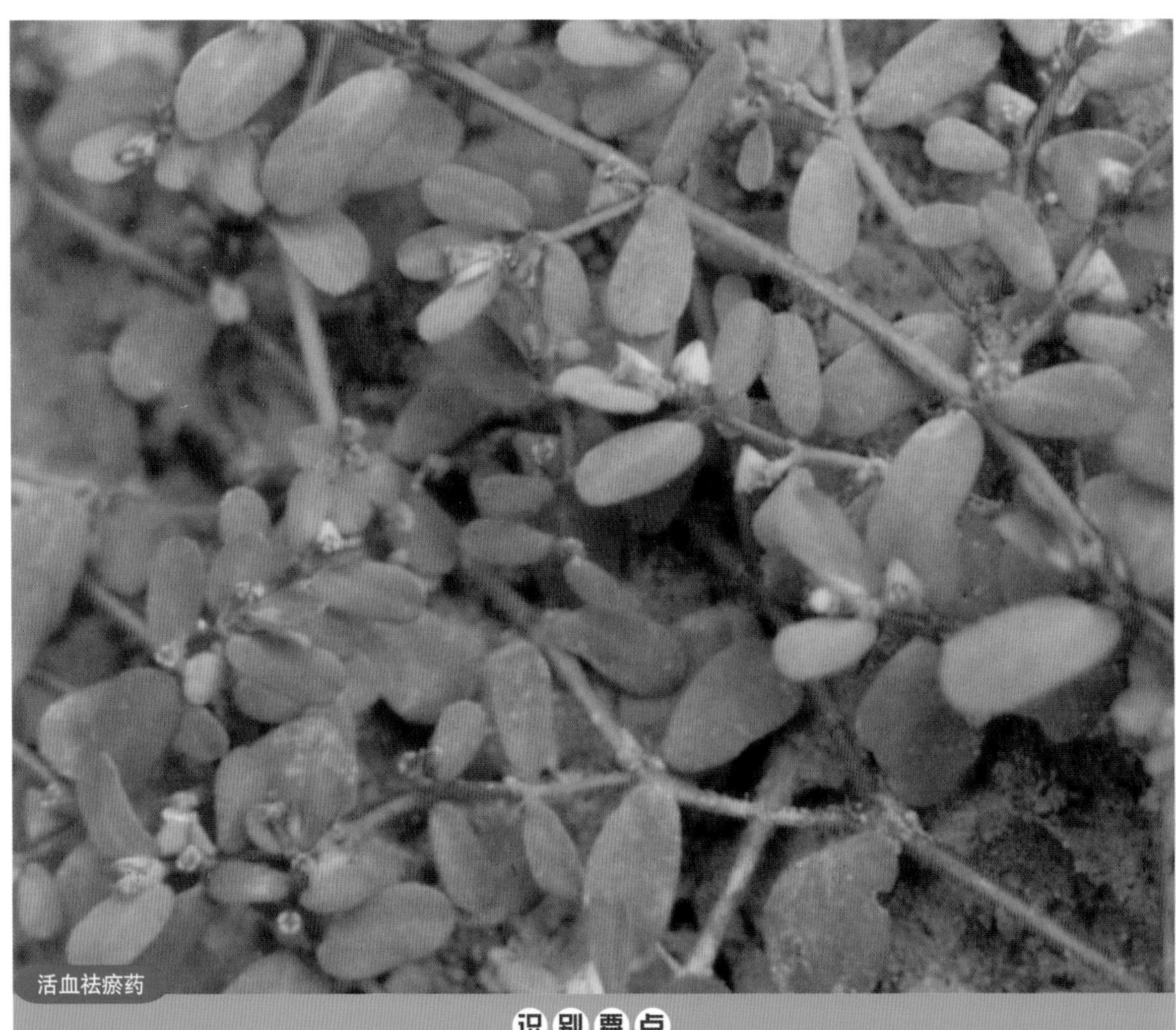

活血祛瘀药

识别要点

①茎细带紫红色，多分枝，平卧。②叶对生，长圆形，先端钝圆，基部偏斜，边缘具小锯齿或呈微波状。③杯状聚伞花序腋生，细小。

齿瓣延胡索

别名：元胡、蓝花菜、蓝雀花。
来源：为罂粟科植物齿瓣延胡索*Corydalis turschaninovii* Bess.**的块茎。**

【生境分布】生长于疏林下或林缘灌丛、山坡稍湿地。产于东北。

【采收加工】5月上旬茎叶枯萎时采挖。

【性味功用】辛，苦，温。归肝、胃经。活血散瘀，行气止痛。主治心腹腰膝诸痛，痛经，产后瘀阻腹痛，跌打肿痛。内服：煎汤，3～10克；研末，1.5～3克；或入丸、散。

【精选验方】①麻风神经痛：齿瓣延胡索9克，酒炒研末煎服，7日为1个疗程。②咳喘：醋制齿瓣延胡索，枯矾7∶3，共研细粉，每日3次，每次3克。③疝气：齿瓣延胡索（盐炒）、全蝎（去毒，生用）各等份为末，每服1.5克，空心服，盐酒送下。④尿血：齿瓣延胡索50克，朴硝25克，共研为末，每次12克，水煎服。⑤跌打损伤：齿瓣延胡索炒黄研细，每次3克，开水送服。

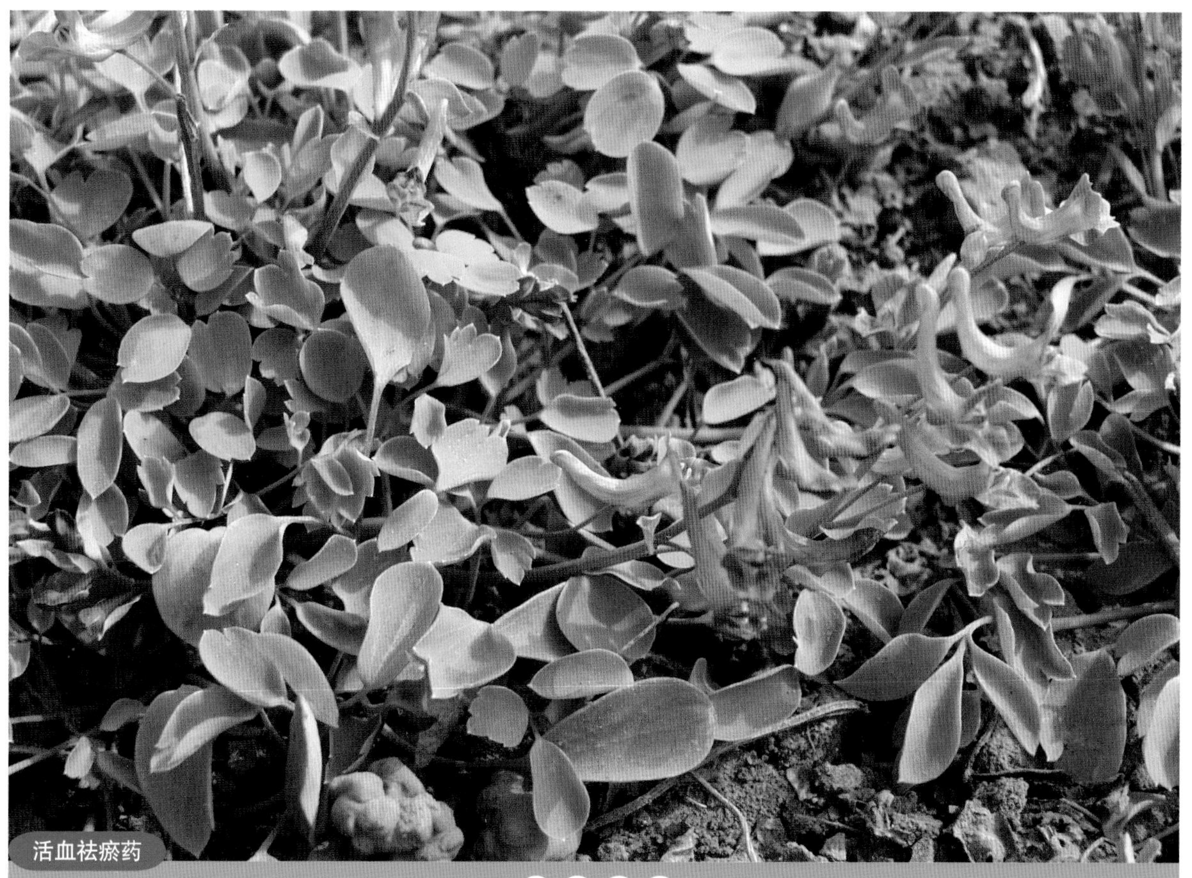

识别要点

①茎稍粗，生长于鳞片叶腋处，鳞叶较大。②茎上部生2～3叶；叶片2回3出全裂，小叶片披针形或狭倒卵形，全缘。③总状花序顶生；花瓣4，蓝紫色。

陆英

别名：蒴藋、臭草、苛草、走马前、八棱麻、走马风、八里麻、七叶金。
来源：为忍冬科接骨木属植物陆英*Sambucus chinensis* Lindl.**的根、茎及叶。**

【生境分布】生长于林下、沟边或山坡草丛，也有栽种。分布于全国大部。

【采收加工】全年可采，洗净切碎，晒干或鲜用。

【性味功用】甘，微苦，平。祛风，利湿，舒筋，活血。主治风温痹痛，腰腿痛，水肿，黄疸，跌打损伤，产后恶露不行，风疹瘙痒，丹毒，疮肿。内服：煎汤，9～15克，鲜品60～120克。外用：捣敷；或煎水洗；或研末调敷。

【精选验方】①风湿关节炎：陆英根、虎刺根、野荞麦根各15克，南五味子根6克，每日1剂，水煎3次，白酒为引，每6日为1个疗程。②腰椎劳损：陆英根、大血藤根、臭牡丹根、苦参根各300克，制草乌200克，皆洗净烘干，共研细末，红糖为丸，每次10～15克，每日2次。③跌打损伤：陆英叶100克，捣碎成泥外敷伤处，又将陆英根20克酒水各半煎服，白糖为引，每日1剂。

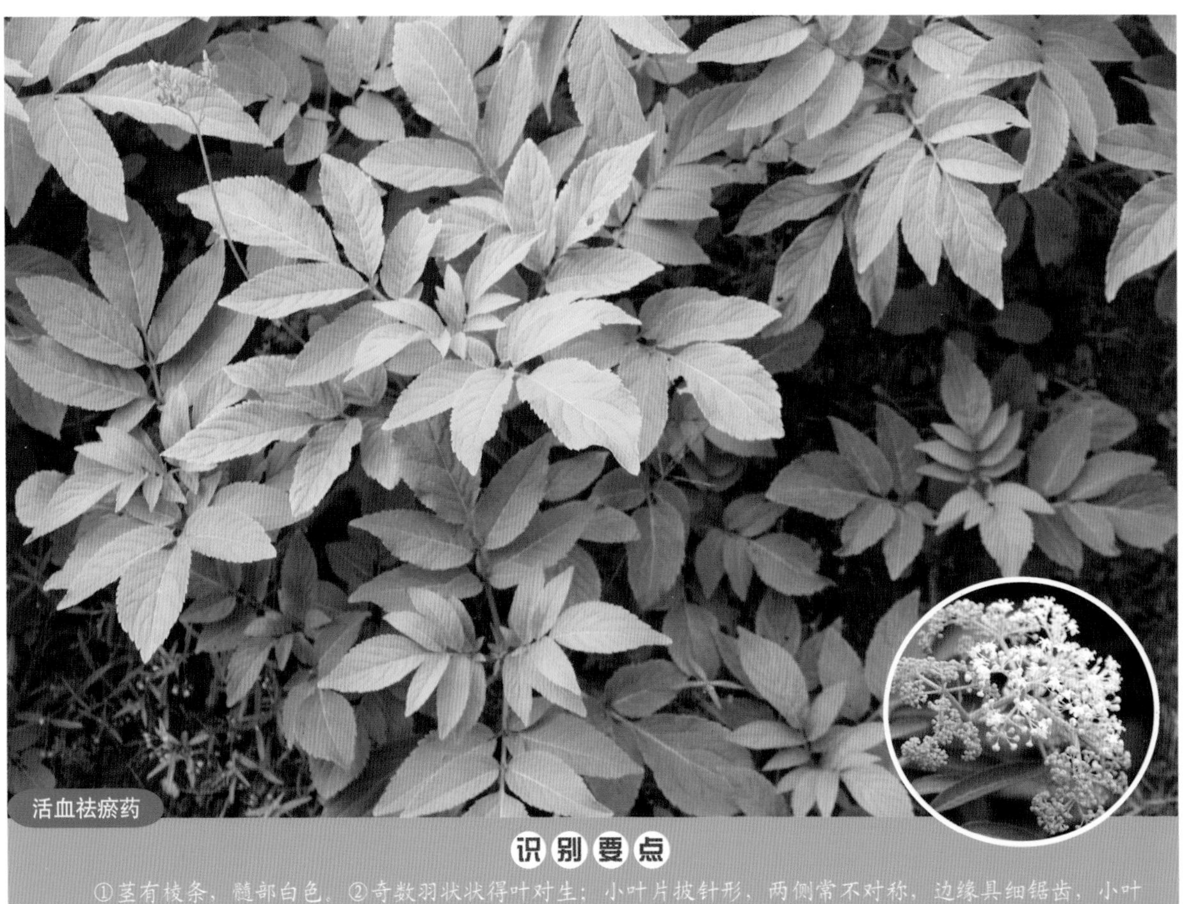

识别要点

①茎有棱条，髓部白色。②奇数羽状状得叶对生；小叶片披针形，两侧常不对称，边缘具细锯齿，小叶柄短。③大型复伞房花序顶生；各级总梗和花梗无毛至多少有毛，具由不孕花变成的黄色杯状腺体。④浆果状核果卵形，成熟时红色至黑色，果核表面有小瘤状突起。

紫薇

别名：搔痒树、紫荆皮、紫金标。
来源：为千屈菜科紫薇属植物紫薇*Lagerstroemia indica* L.的根和树皮。

【生境分布】多为栽培，少有野生。生长于山野丘陵地或灌木丛中。主产于河北、陕西及华东、中南、西南各地。

【采收加工】夏秋采剥落的树皮，晒干；根随时可采。

【性味功用】微苦、涩，平。活血，止血，解毒，消肿。主治各种出血，骨折，乳腺炎，湿疹，肝炎，肝硬化腹水。内服：煎汤，根15～30克。外用：研末或捣烂外敷。

【精选验方】①咯血、吐血、便血：紫薇30克，加水180毫升，蒸至80毫升，每日2次，每次30～40毫升。②骨折：紫薇、枇杷树根皮各30克，鲜白及、川续断各15克，煅自然铜10克，共研细粉，每日2次，每次3克。③乳腺炎：鲜紫薇叶适量，捣烂外敷。

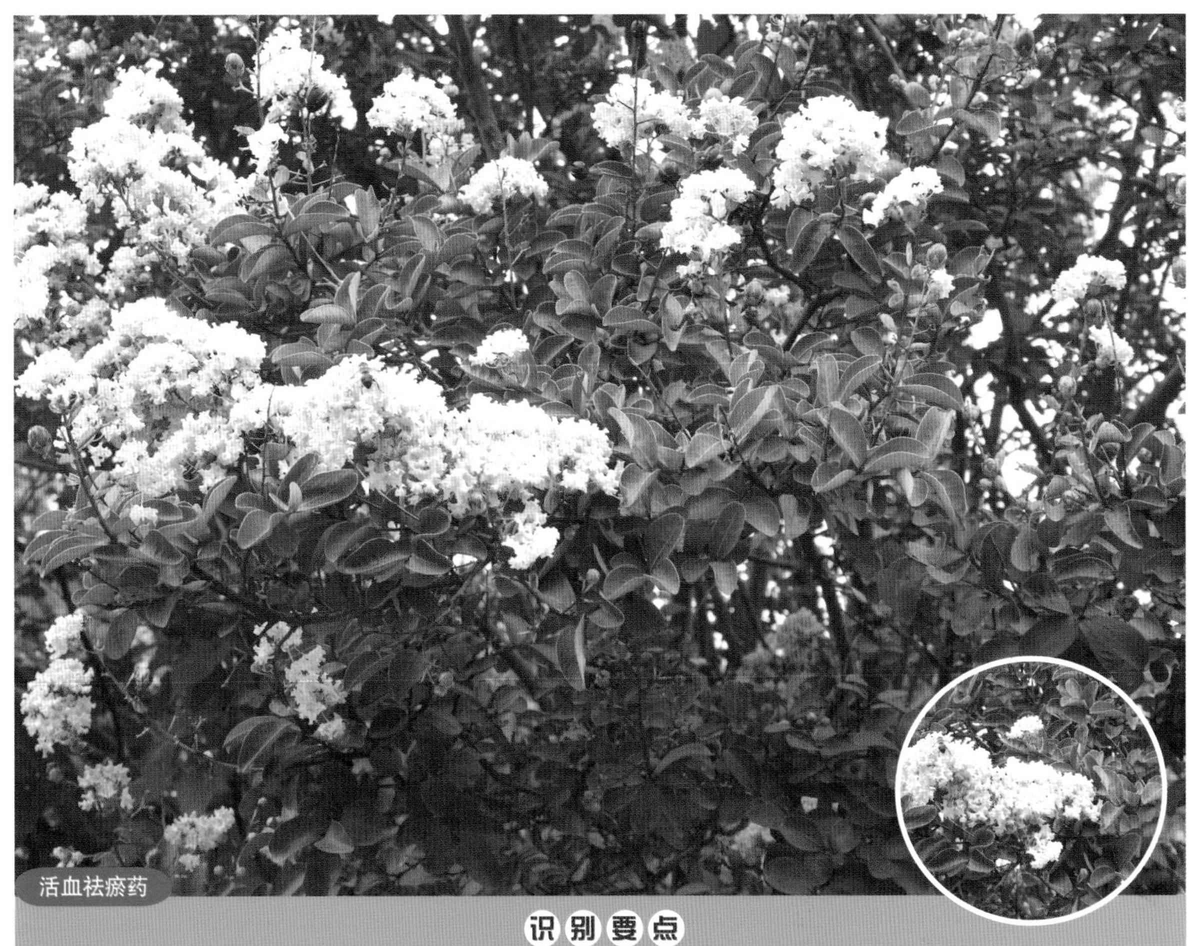

识别要点

①叶对生或近于对生，上部的互生，纸质，椭圆形至倒卵形，平滑无毛，或下面沿主脉上有毛。②圆锥状花序顶生，花淡红色或紫色，被绒毛。③蒴果圆球形。

蜘蛛香

别名：香草、乌参、臭药、马蹄香、土细辛、养血莲、养心莲、猫儿屎、老虎七、心叶缬草。
来源：为败酱科缬草属植物蜘蛛草*Valeriana jatamansi* Jones.的根状茎及根。

【生境分布】生长于疏林或溪边。主产于陕西、河南、湖北、湖南、四川、重庆、贵州、云南和西藏。

【采收加工】秋冬采挖，去残叶，洗净晒干。

【性味功用】辛、微苦，温。活血散瘀，理气止痛，消炎止泻，祛风除湿。主治腹胀腹痛，呕吐泄泻，小儿疳积，风寒湿痹，下肢水肿，月经不调。外用治跌打损伤，疮疖。内服：煎汤，3～9克。外用：磨汁涂，或捣敷。

【精选验方】①跌打损伤，筋骨痛，咳嗽：蜘蛛香9克，泡酒服。②毒疮：蜘蛛香磨醋，外擦患处。③感冒：蜘蛛香15克，生姜9克，煨水服。④胃气痛：蜘蛛香3克，切细，开水吞服；或蜘蛛香9克，煨水服。⑤呕泻腹痛：蜘蛛香、石菖蒲根各适量，用瓦罐炖酒服。⑥风湿麻木：蜘蛛香50克，煨水服，并用药渣搽患处。⑦咳嗽：蜘蛛香、猪獠参、猪鬃草、岩白菜各适量，炖猪心肺服。

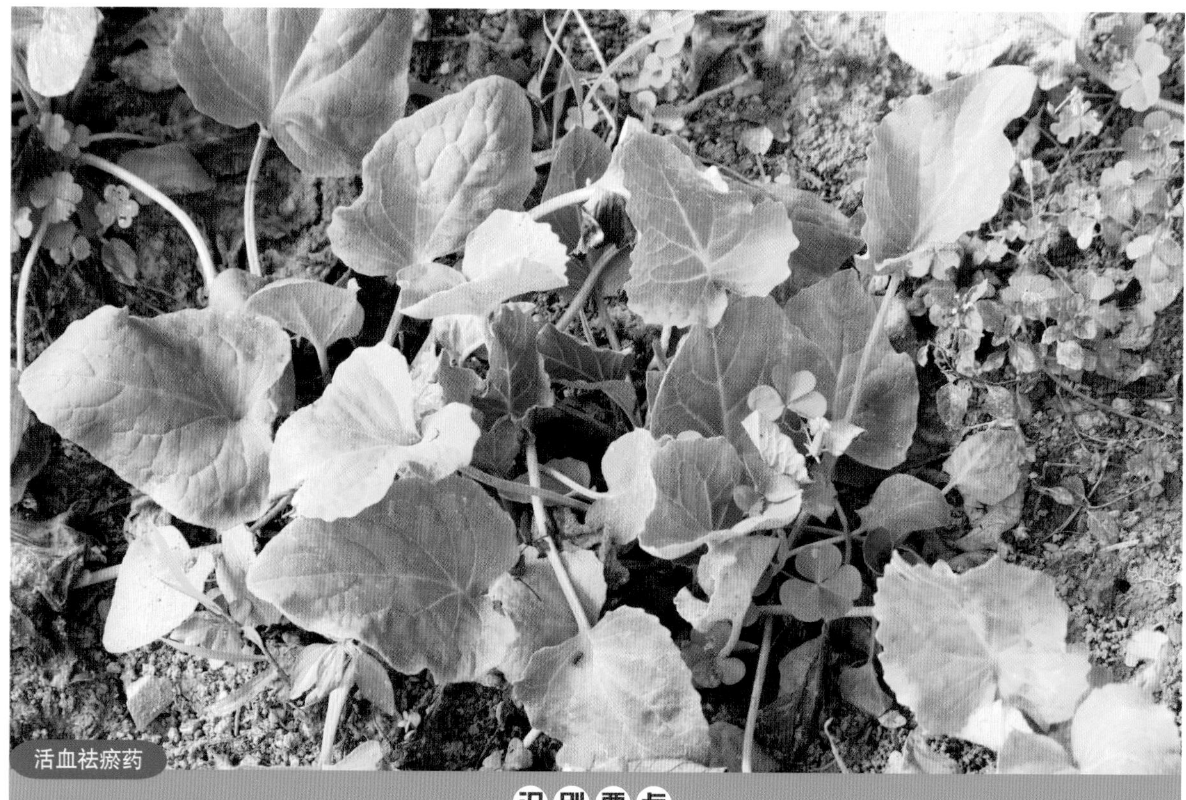

活血祛瘀药

识别要点

①根状茎横走，肥厚，节间紧密，黄褐色，有特异香气。②基生叶发达，卵状心形，先端短尖，基部心形，边缘锯齿或波状。茎生叶宽卵形或3出复叶状。

魔芋

别名：蒟蒻、花杆莲、麻芋子、花伞把、花杆南星。
来源：为天南星科魔芋属植物魔芋*Anorphophallus konjac* K. Koch的块茎。

【生境分布】生长于疏林下、林缘、溪边，或栽培于庭院。主产于我国东南至西南各地。

【采收加工】夏秋采挖，除去地上茎叶及须根，洗净，阴凉处风干。

【性味功用】辛，寒，有毒。活血散瘀，解毒散结，行瘀止痛。主治痰嗽，积滞，疟疾，淋巴结结核，癥瘕，跌打损伤，痈肿，疔疮，丹毒，烫火伤，蛇咬伤。内服：煎汤，9～15克（需久煎2小时以上）。外用：捣敷；或磨醋涂。

【精选验方】①脑肿瘤：魔芋30克，苍耳草、贯众各20克，蒲黄、重楼各15克，煎服，每日1剂，连服10～30剂。②宫颈癌：魔芋30克，阿魏10克，芙蓉叶20克，穿心莲12克，煎服，每日1剂，连服30～60剂。

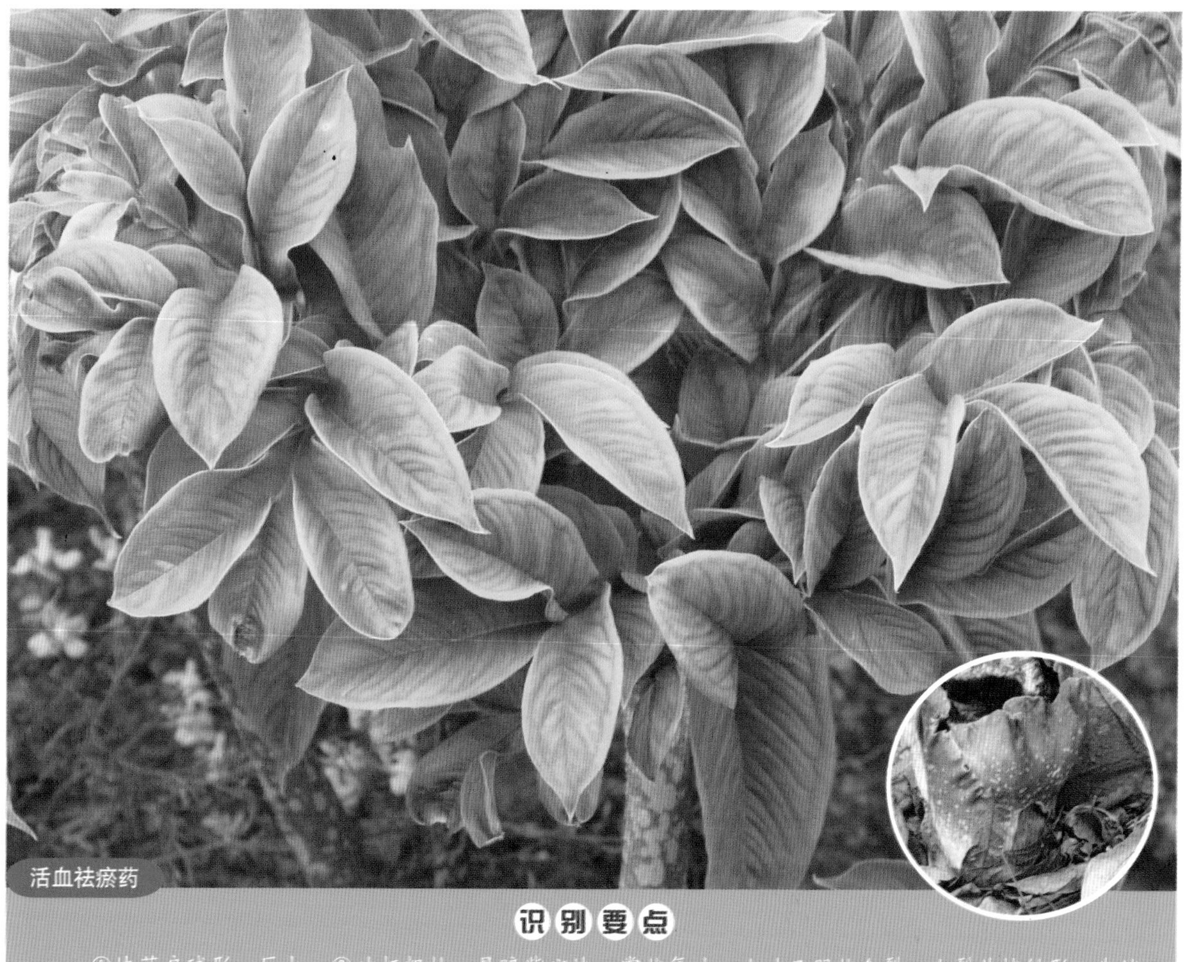

活血祛瘀药

识别要点

①块茎扁球形，巨大。②叶柄粗壮，具暗紫斑块；掌状复叶，小叶又羽状全裂，小裂片披针形，先端尖，基部楔形。③佛焰苞大，广卵形，下部筒状，暗紫色，具绿纹。

卫矛

别名：鬼箭羽、麻药、八树、篦梳风。
来源：为卫矛科卫矛属植物卫矛*Euonymus alatus*(Thunb.) Sieb.的根、带翅的枝及叶。

【生境分布】生长于山间杂木林下、林缘或灌丛中。分布于长江下游至吉林、黑龙江。多为庭园栽培植物。

【采收加工】全年采根，夏秋采带翅的枝及叶，晒干。

【性味功用】苦，寒。归肝、脾经。行血通经，散瘀止痛。主治月经不调，产后瘀血腹痛，跌打损伤肿痛。内服：煎汤，6～15克；或浸酒；或入丸、散。外用：煎汤洗。

【精选验方】①腹内包块：卫矛6克，赤芍、红花各9克，赤木3克，水煎服。②经闭、瘀血腹痛：卫矛9克，丹参15克，赤芍12克，益母草30克，香附9克，水煎服。③月经不调：卫矛茎枝15克，水煎，对红糖服。④血崩：卫矛、当归、甘草各10克，水煎，口服2次。

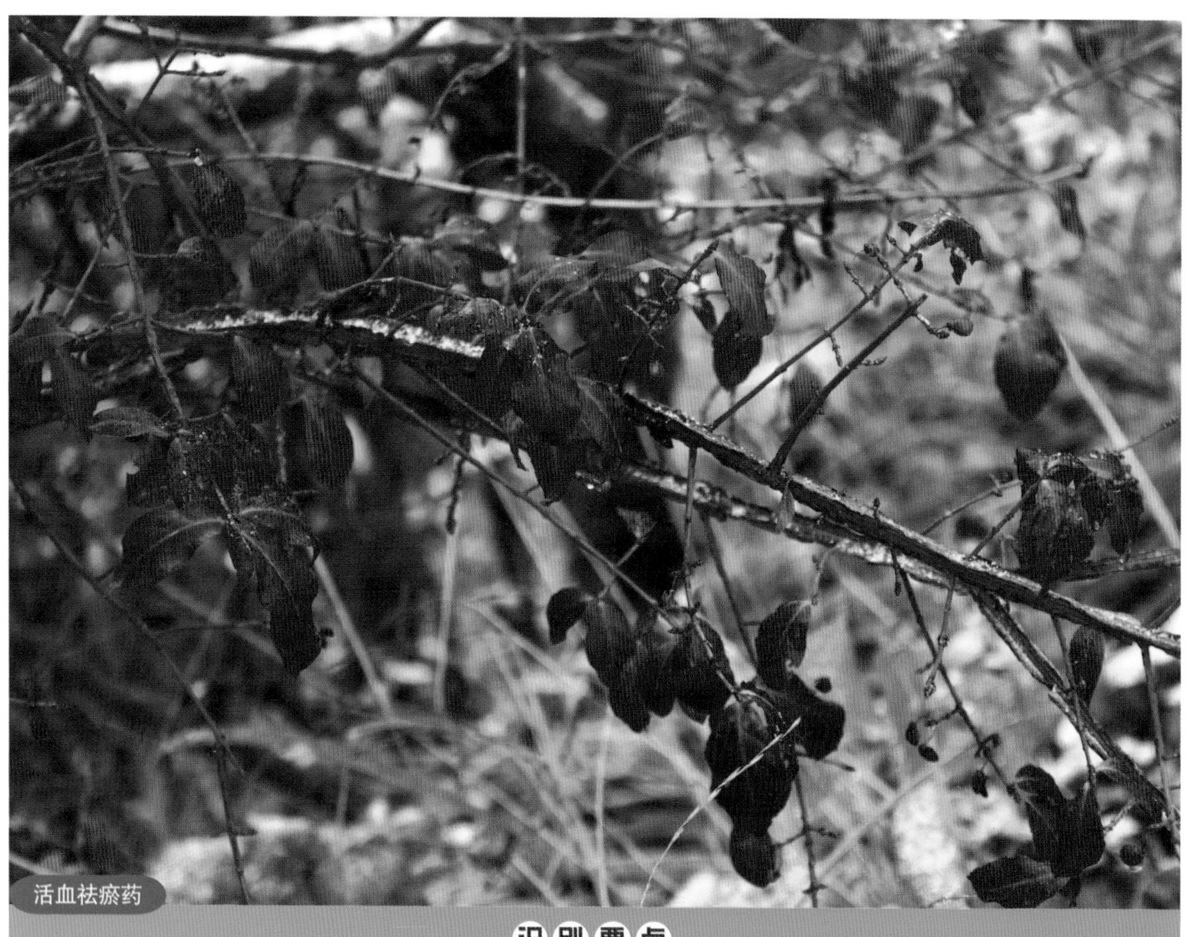

活血祛瘀药

识别要点

①小枝四棱形，有2～4排木栓质的阔翅。②叶对生，叶片例卵形至椭圆形，两头尖，很少钝圆，边缘有细尖锯齿；早春初发时及初秋霜后变紫红色。③蒴果棕紫色，4深裂。

苏木

别名：苏枋、赤木、苏方、棕木、红柴、红苏木、苏方木、落文树。
来源：为豆科植物苏木*Caesalpinia sappan* L. **的干燥心材。**

【生境分布】生长于山谷丛林中或栽培。主产于台湾、广东、广西、云南等地。

【采收加工】多于秋季采伐，除去白色边材，取其中间红棕色的心材，干燥。

【性味功用】甘、咸、辛，平。归心、肝、脾经。活血疗伤，祛瘀通经。主治经闭痛经，产后瘀阻，胸腹刺痛，外伤肿痛。内服：煎汤，3～10克。外用：适量。

【精选验方】①产后气滞作喘：苏木、人参、麦门冬各适量，水煎服。②跌打损伤：苏木（槌烂，研）100克，用酒2000毫升，煎取1000毫升，分3服，空心、午时、夜卧各1服。③偏坠肿痛：苏木100克，好酒一壶，煮熟频饮。④血晕：苏木15克，煎水，加童便一杯，顿服。

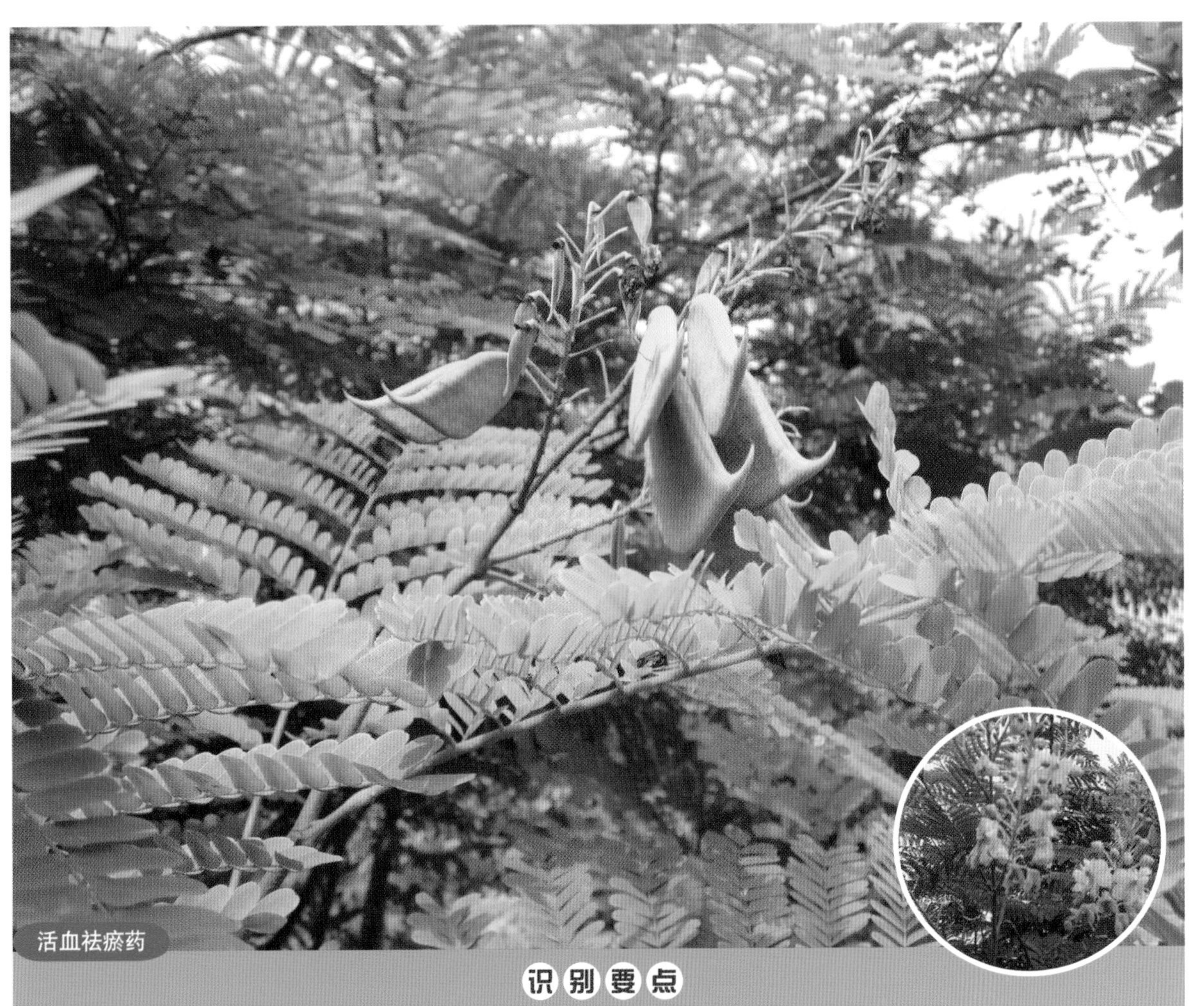

识别要点

①小枝灰绿色，具圆形凸出的皮孔。②叶为2回双数羽状复叶；羽片对生，叶轴被柔毛。③圆锥花序，顶生，宽大多花，花黄色。④荚果长圆形，偏斜，扁平，厚革质，顶端一侧有尖喙，成熟后暗红色。

蒺藜

别名：刺蒺藜、白蒺藜、硬蒺藜。
来源：为蒺藜科植物蒺藜*Tribulus terrestris* L.的干燥成熟果实。

【生境分布】生长于田野、路旁及河边草丛。分布于全国各地。主产于河南、河北、山东、安徽、江苏、四川、山西、陕西。

【采收加工】秋季果实成熟时采割植株，晒干，打下果实，除去杂质。

【性味功用】辛、苦，微温。归肝经。平肝解郁，活血祛风，明目，止痒。主治头痛眩晕，胸胁胀痛，乳闭乳痛，目赤翳障，风疹瘙痒。内服：煎汤，6～9克。

【精选验方】①老年慢性气管炎：蒺藜，制糖浆服。②风疹瘙痒：蒺藜、防风、蝉蜕各9克，白鲜皮、地肤子各12克，水煎服。③急性结膜炎：蒺藜12克，菊花6克，青葙子、木贼、决明子各9克，水煎服。④高血压、目赤多泪：蒺藜15克，菊花12克，决明子30克，甘草6克，水煎服。

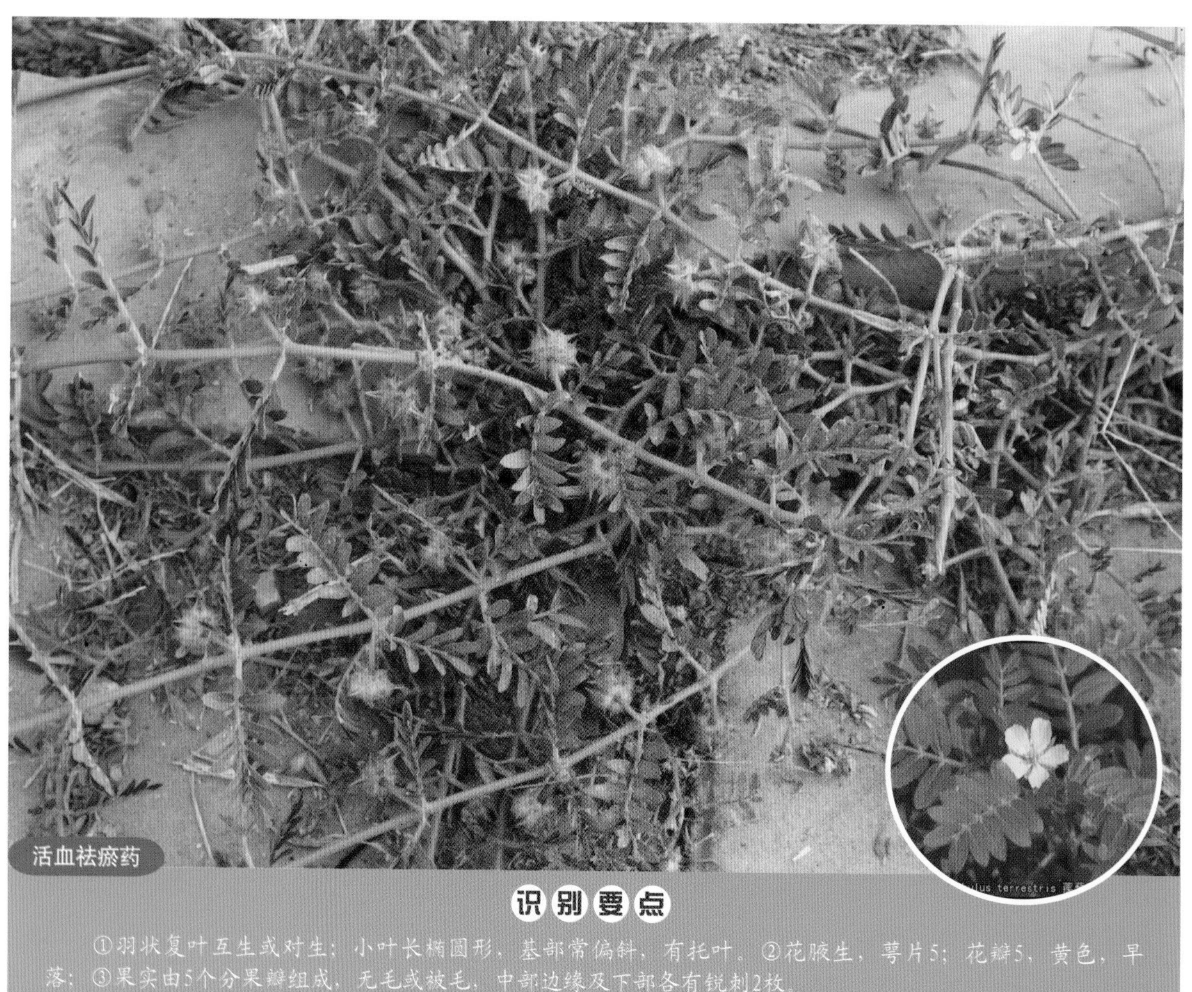

识别要点

①羽状复叶互生或对生；小叶长椭圆形，基部常偏斜，有托叶。②花腋生，萼片5；花瓣5，黄色，早落；③果实由5个分果瓣组成，无毛或被毛，中部边缘及下部各有锐刺2枚。

紫 荆

别名：乌桑、箩筐树、紫金盘、扁头翁。
来源：为豆科紫荆属植物紫荆*Cercis chinensis* Bunge**的树皮及叶。**

【生境分布】生长于山野或栽培于庭园。分布于全国大部。主产于四川、河南、湖南、湖北、江西等地。

【采收加工】4～5月采花，晒干。7～8月采收树皮，刷去泥沙，晒干。

【性味功用】苦，平。归肝、脾经。活血通经，消肿解毒。主治风寒湿痹，闭经，尿路感染，痈肿癣疥，跌打损伤，虫蛇咬伤。内服：煎汤，树皮6～15克，叶3～6克。外用：研末敷。

【精选验方】①鼻中疳疮：紫荆花阴干为末贴之。②鹤膝风挛：紫荆皮适量，老酒煎，候温常服。③妇人血气：紫荆皮为末，醋糊丸，樱桃大，每酒化服1丸。④伤眼青肿：紫荆皮适量，小便浸7日，晒研，用生地黄汁、姜汁调敷，不肿用葱汁。

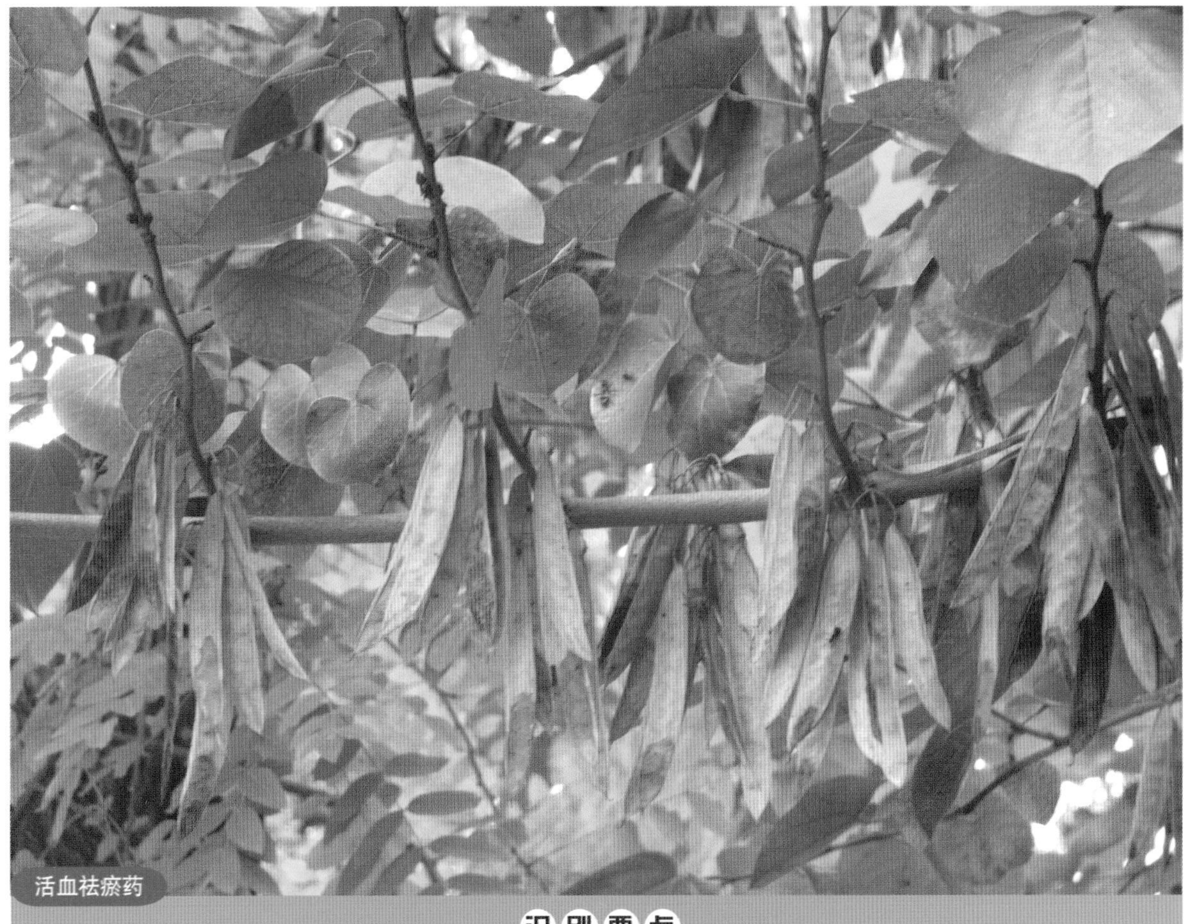

活血祛瘀药

识别要点

①单叶互生，叶片近圆形，先端急尖或骤尖，基部深心形，上面无毛，下面叶脉有细毛，全缘。②荚果狭长方形，扁平，沿腹缝线有狭翅，暗褐色。

繁缕

别名：繁蒌、滋草、鹅儿肠、鸡肠菜、合筋草、园酸菜、小被单草、鹅儿肠菜。
来源：为石竹科植物繁缕*Stellaria media*(L.)Cyr. 的茎和叶。

【生境分布】 全国各地均有分布。

【采收加工】 4～7月花开时采收，晒干。

【性味功用】 甘、微咸，平。归脾、胃经。活血祛瘀，下乳，解毒消疮。主治痢疾，肠脓肿，肺脓肿，乳腺炎，疔疮肿毒，痔疮肿痛，出血，跌打伤痛，产后瘀滞腹痛，乳汁不下等。内服：煎汤，30～60克；或捣汁。外用：捣敷；或烧存性，研末调敷。

【精选验方】 ①中暑呕吐：鲜繁缕21克，檵木叶、腐婢、白牛膝各12克，水煎，饭前服。②乌髭发：蘩缕为虀，经常食用。③肠脓肿：新鲜繁缕65克，洗净，切碎，捣烂煮汁，加黄酒少许，每日2次，温热饮服。④产妇有块作痛：繁缕草满手两把，以水煮服之，可经常饮用。⑤痈肿、跌打损伤：鲜繁缕120克，捣烂，甜酒适量，水煎服；跌打损伤加瓜子金根9克。外用鲜繁缕适量，酌加甜酒酿同捣烂敷患处。

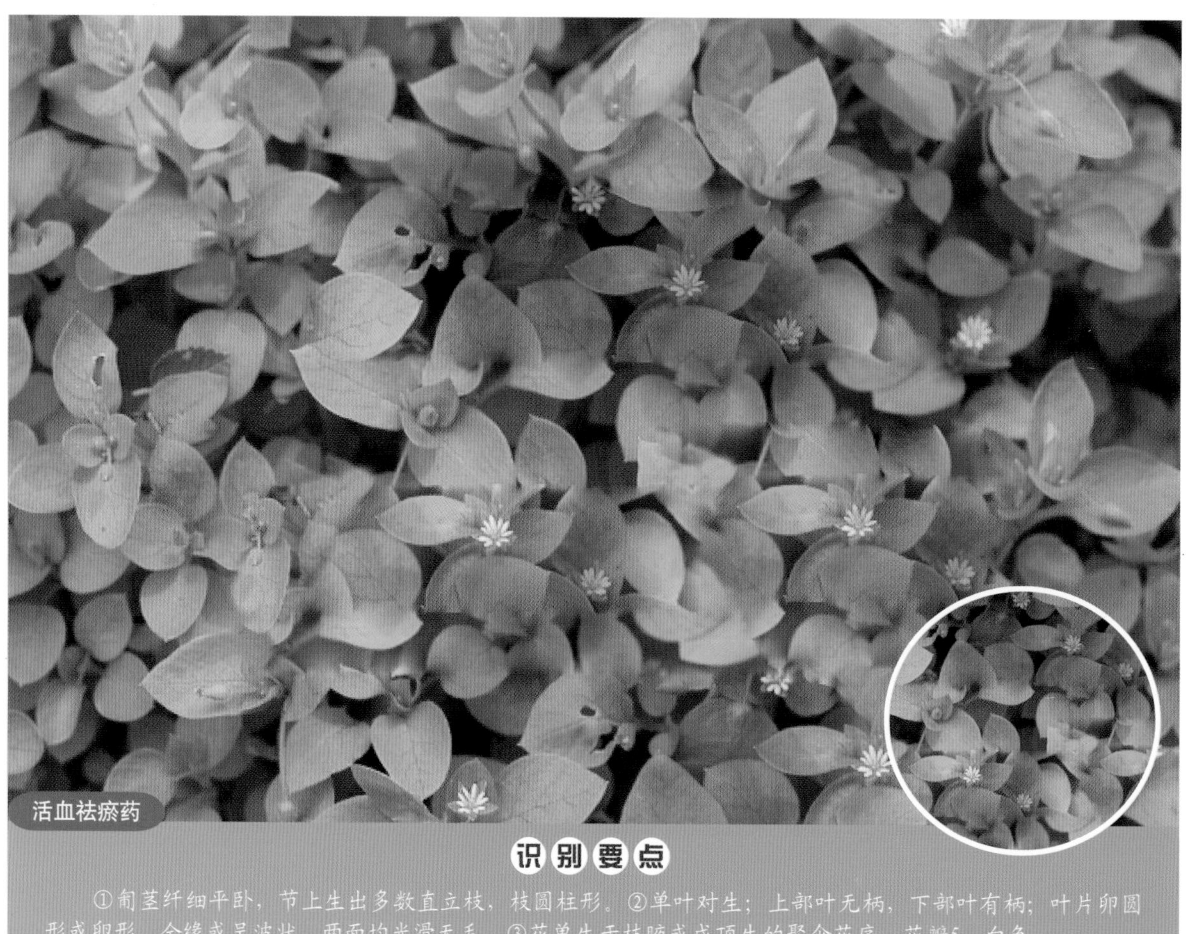

识别要点

①匍茎纤细平卧，节上生出多数直立枝，枝圆柱形。②单叶对生；上部叶无柄，下部叶有柄；叶片卵圆形或卵形，全缘或呈波状，两面均光滑无毛。③花单生于枝腋或成顶生的聚伞花序，花瓣5，白色。

鼠曲草

别名：田艾、酒曲绒、佛耳草、清明菜、土茵陈、黄花曲草。
来源：为菊科植物鼠曲草*Gnaphalium affine* D. Don的全草。

【生境分布】野生长于田边、山坡及路边。分布于我国大部。主产于江苏、上海郊区及浙江等地。

【采收加工】春夏采收，洗净鲜用或晒干。

【性味功用】甘、微酸，平。归肺经。化痰止咳，祛风除湿，解毒。主治咳喘痰多，风湿痹痛，泄泻，水肿，蚕豆病，赤白带下，痈肿疔疮，阴囊湿痒，荨麻疹，高血压。内服：煎汤，6～15克；或研末；或浸酒。外用：煎水洗；或捣敷。

【精选验方】①蚕豆病：鼠曲草60克，车前草、凤尾草各30克，茵陈15克，加水1200毫升，煎成800毫升，加白糖当茶饮。②筋骨病、脚膝肿痛、跌打损伤：鼠曲草30～60克，水煎服。③脾虚浮肿：鲜鼠曲草60克，水煎服。④无名肿痛、对口疮：鲜鼠曲草30～60克，水煎服；另取鲜叶调米饭捣烂敷患处。

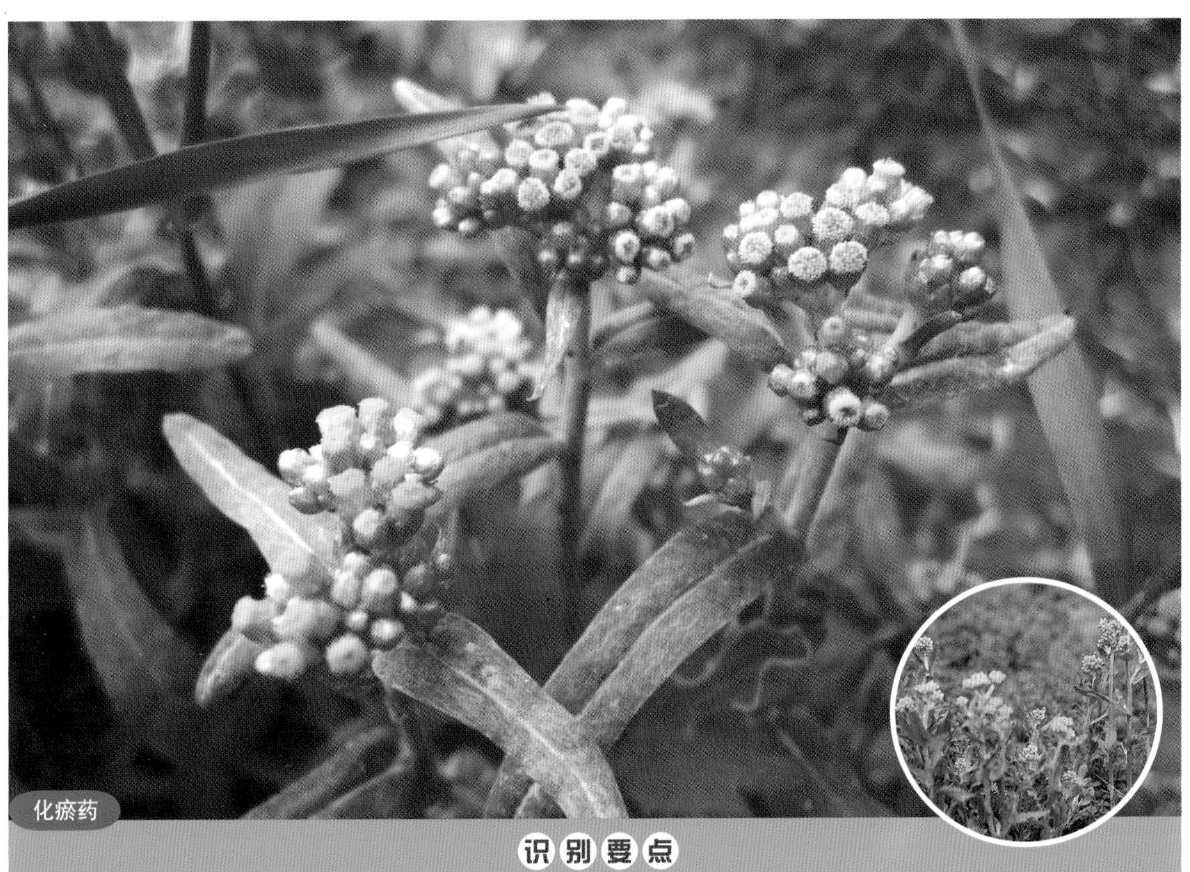

化瘀药

识别要点

①茎直立，密被白绵毛，通常自基部分枝。②叶互生；下部叶匙形，上部叶匙形至线形，全缘，无柄，质柔软，两面均有白色绵毛，花后基部叶凋。③头状花序顶生，排列呈伞房状；总苞球状钟形，苞片多列，金黄色，干膜质；花全部管状，黄色。

蚌兰花

别名：蚌花、菱角花、红蚌兰花。
来源：为鸭跖草科植物紫万年青*Rhoeo discolor* Hance.的带有苞片的花序。

【生境分布】人工栽培于庭园、花圃。我国南方各地可露天种植，其他地区多温室栽培。

【采收加工】全年可采，鲜用或晒干，或将花蒸约10分钟，晒干。

【性味功用】甘、凉，淡。归肺、脾经。清热化痰，凉血止痢。主治肺燥咳嗽，咯血，百日咳，淋巴结结核，痢疾，便血。内服：煎汤，20～30朵。

【精选验方】①肺热燥咳、咳痰带血、百日咳、鼻衄、菌痢：干蚌兰花20～30朵，水煎服。②跌打损伤：干蚌兰花15克，水煎服。③肺结核咳嗽、痰中带血、颈淋巴结炎、痔疮出血：鲜蚌兰花30克，猪瘦肉150克，水煎汤，熟后加食盐调味，饮汤食肉。

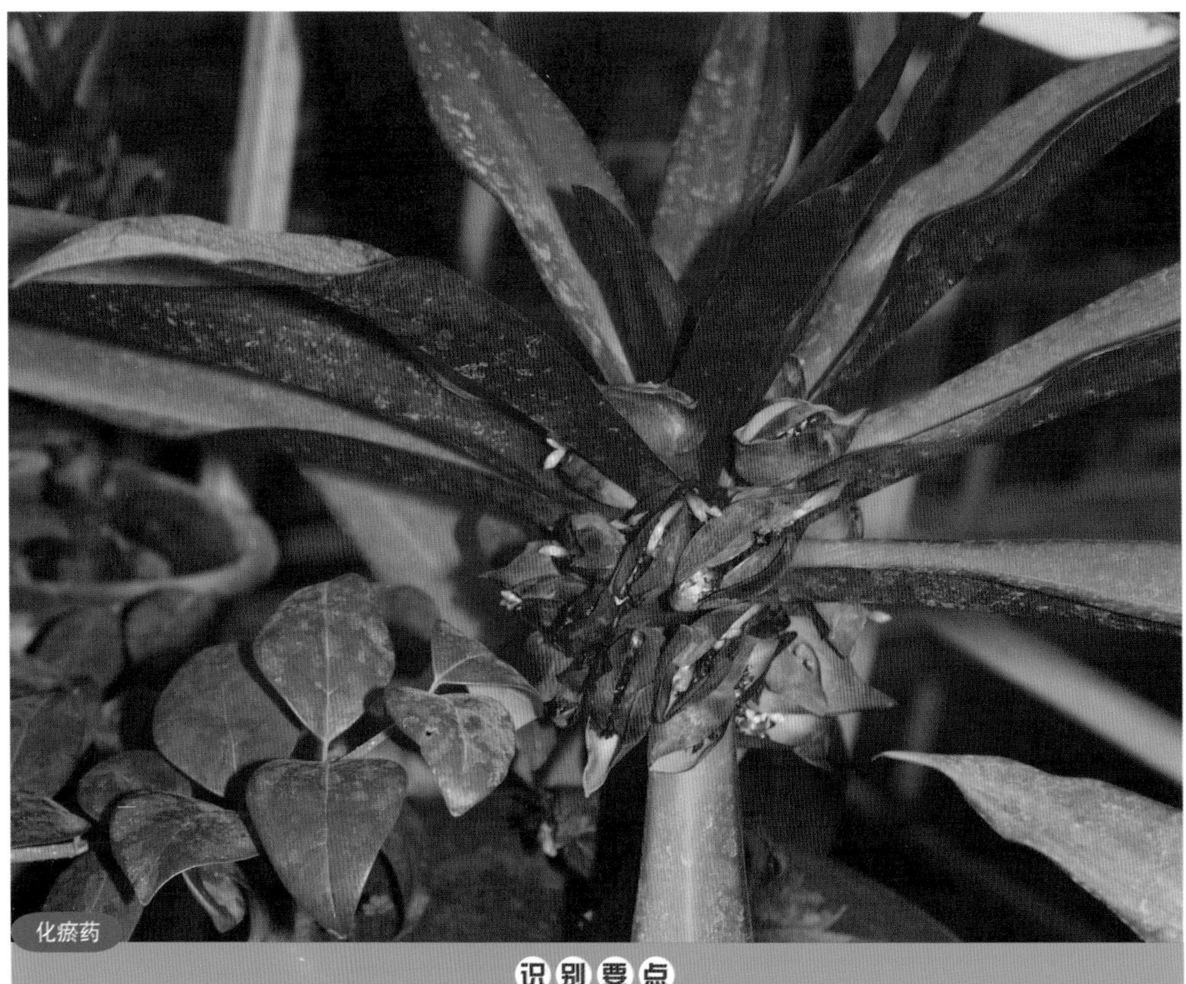

化瘀药

识别要点

①茎粗壮，多肉质，不分枝。②叶互生而紧贴，披针形，先端渐尖，基部鞘状，上面绿色，下面紫色。③花白色，腋生，具短柄，多数，聚生，包藏于苞片内；苞片2，蚌壳状，大而压扁，淡紫色；萼片3，长圆状披针形，分离，花瓣状；花瓣3，分离。

杜 衡

别名：土卤、杜蘅、杜葵、土杏、马蹄香、杜衡葵、土细辛、蘅薇香、南细辛。
来源：为马兜铃科植物杜衡*Asarum forbesii* Maxim**的全草。**

【生境分布】生长于阴湿有腐殖质的林下或草丛中。主产于江苏、浙江、安徽、江西、湖南等地。

【采收加工】春夏季采挖收集全草，洗去泥土，晒干。

【性味功用】辛，温。归肺、肝、肾、膀胱经。散风逐寒，消痰行水，活血，平喘，定痛。主治风寒感冒，痰饮喘咳，水肿，风湿，跌打损伤，头疼，龋齿痛，痧气腹痛。内服：煎汤，1.5～6克；研末，0.6～3克；或浸酒。外用：研末吹鼻，或鲜品捣敷。

【精选验方】①疮毒：杜衡根、青蓬叶各3～6克，捣烂敷患处。②蛀齿疼痛：杜衡鲜叶捻烂，塞入蛀孔中。③哮喘：杜衡，焙干研为细末，每服6～9克，如正发时，用淡醋调下，少时吐出痰涎为效。④暑天发疹：杜衡根（研粉）适量，开水吞服。⑤损伤疼痛及蛇咬伤：杜衡（研末）每次吞服0.5克；外用鲜杜衡，捣敷患处。⑥蛇咬伤：杜衡根3～6克，青蓬叶、竹叶细青各等量，金银花9～12克，野刚子15～18克，水煎，每日3次，饭前服。

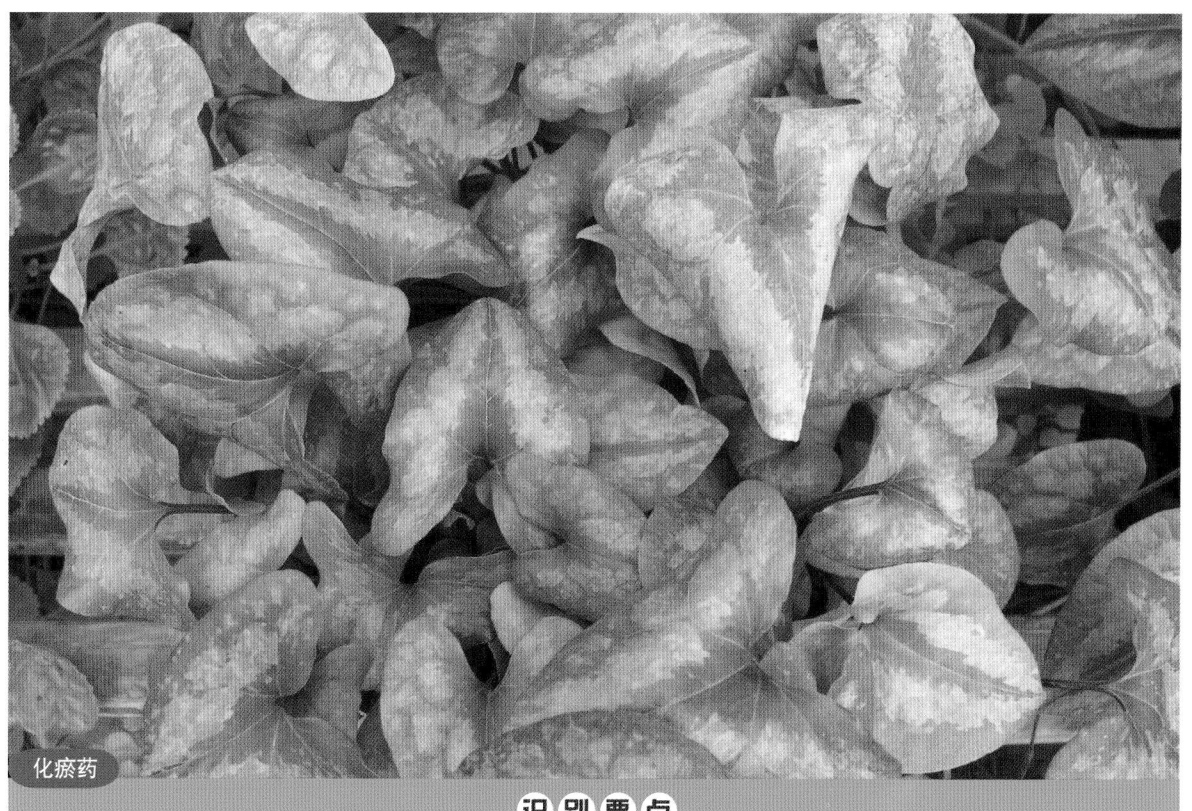

识别要点

①根状茎的节间短，下端集生多数肉质根。②叶宽心形至肾状心形，先端钝或圆，基部心形，两面略被毛，边缘及脉上密被细柔毛。

枸骨叶

别名：功劳叶、八角刺、苦丁茶、鸟不宿。
来源：为冬青科植树枸骨*Ilex cornuta* Lindl. 的干燥叶。

【生境分布】生长于山坡、溪间、路旁的杂木林或灌木林。多有栽培。主产于河南、湖北、安徽、江苏等地。

【采收加工】8～10月采收，拣去细枝，晒干。

【性味功用】苦，凉。归肝、肾经。补肝肾，养气血，祛风化瘀，滋阴清热生津。主治肺结核咯血，肝肾阴虚，头晕耳鸣，腰膝酸痛。内服：煎汤，9～15克；或浸酒或熬膏。外用：捣汁；或煎膏涂敷。

【精选验方】①头痛：枸骨叶制成茶，泡饮。②风湿性关节炎：鲜枸骨叶120克，浸酒饮。③肺结核：枸骨嫩叶50克，烘干，开水泡，代茶饮。④肺结核咯血：枸骨叶、沙参、麦冬、桑白皮各9～15克，水煎服。⑤神经性头痛：枸骨叶15克，水煎代茶饮。

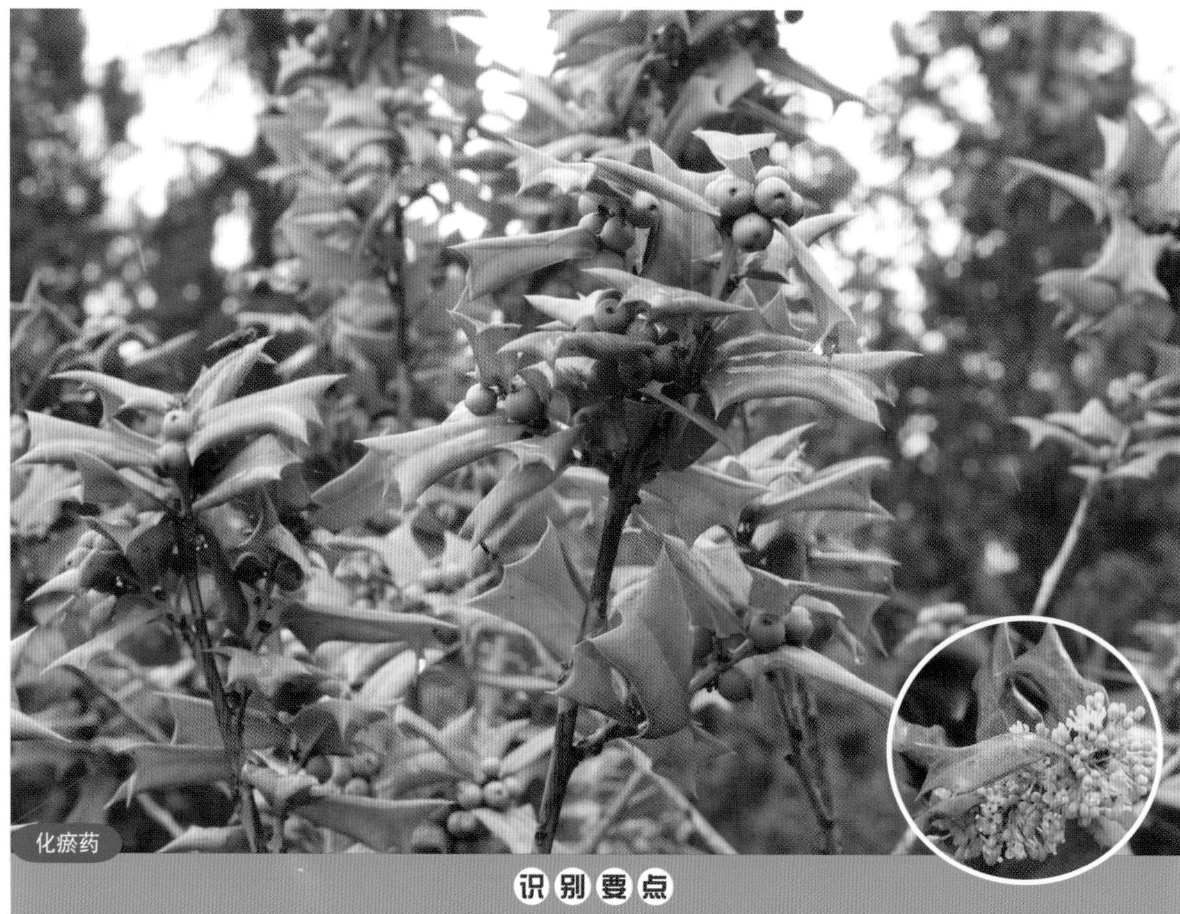

识别要点

①单叶互生，硬革质，长椭圆状直方形，先端具3个硬刺，中央的刺尖向下反曲，基部各边具有1刺，有时中间左右各生1刺，老树上叶有短柄。②伞形花序腋生，花小，黄绿色。③核果椭圆形，鲜红色。

石黄皮

别名：肾蕨、圆羊齿。
来源：为骨碎补科肾蕨属植物肾蕨*Nephrolepis cordifolia* (L.)Presl的叶或全草。

【生境分布】生长于山岩、溪边等阴湿处。主产于西南、广东、广西、海南、福建、台湾等地。

【采收加工】全年可采，除去鳞片，洗净鲜用或晒干备用。

【性味功用】甘、淡、微涩，微凉。归肝、肾、胃、小肠经。清热利湿，通淋止咳，消肿解毒。主治感冒发热，肺热咳嗽，黄疸，淋浊，小便涩痛，泄泻，痢疾，带下，疝气，乳腺炎，淋巴结结核，烫伤，刀伤，体癣，睾丸炎。内服：煎汤，6～15克，鲜品30～60克。外用：鲜全草或根茎捣敷。

【精选验方】①睾丸炎：鲜石黄皮30克，或加牛筋草鲜根30克，荔枝干10粒，酒水煎服。②乳腺炎：石黄皮全草适量，捣敷患处。③小儿疳积：鲜石黄皮、粳米各50克，同煮成稀粥，随量食用。④泌尿系感染：鲜石黄皮50克，拍碎，煎水饮用。⑤咳嗽：石黄皮、罗汉果、杏仁各适量，水煎代茶服。

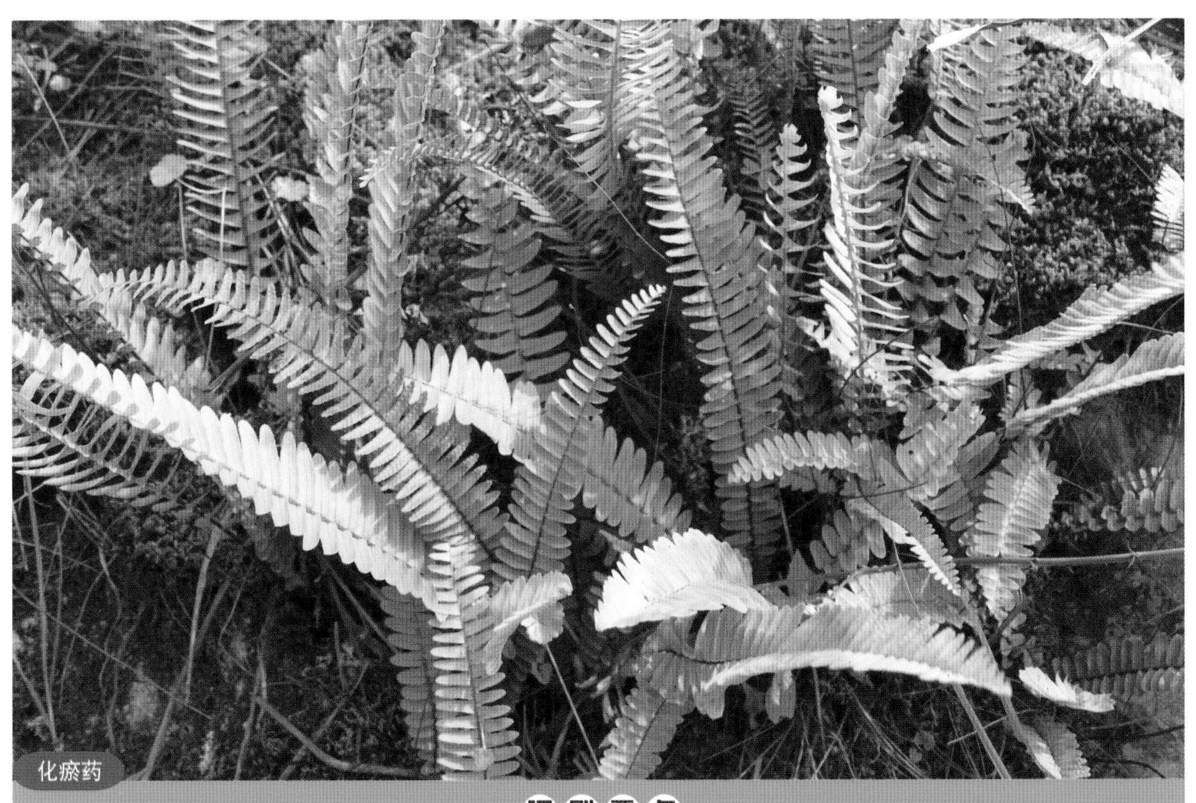

化瘀药

识别要点

①根茎近直立，主轴与根茎上密被钻状披针形鳞片，匍匐茎、叶柄和叶轴疏生钻形鳞片。②叶簇生，有叶柄；叶片革质，光滑无毛，披针形，基部渐变狭，1回羽状；羽片无柄，互生。

千日红

别名：**百日红、千日白、千年红、蜻蜓红。**
来源：**为苋科植物千日红*Gomphrena globosa* L.的花或全草。**

【生境分布】全国各地均有栽培。主产于江苏、福建、四川、广西等地。

【采收加工】夏、秋采摘花序，晒干。

【性味功用】甘、微咸，平。归肺、肝经。止咳平喘，清肝明目，化瘀解毒。主治咳嗽，哮喘，百日咳，小儿夜啼，目赤肿痛，肝热头晕，头痛，痢疾，疮疖。内服：煎汤，花3～9克，全草15～30克。外用：适量，捣敷；或煎水洗。

【精选验方】①头风痛：千日红花9克，马鞭草21克，水煎服。②气喘：千日红的花头10个，煎水，黄酒少量送服，连服3次。③白痢：千日红花序10个，水煎，黄酒少量送服。④小便不利：千日红花序3～6克，煎服。⑤小儿风痫：千日红花10朵，蚱蜢干7个，加开水炖服。⑥小儿肝热：千日红鲜花序7～14朵，水煎服。⑦小儿夜啼：千日红鲜花序5朵，蝉衣3个，菊花2克，水煎服。

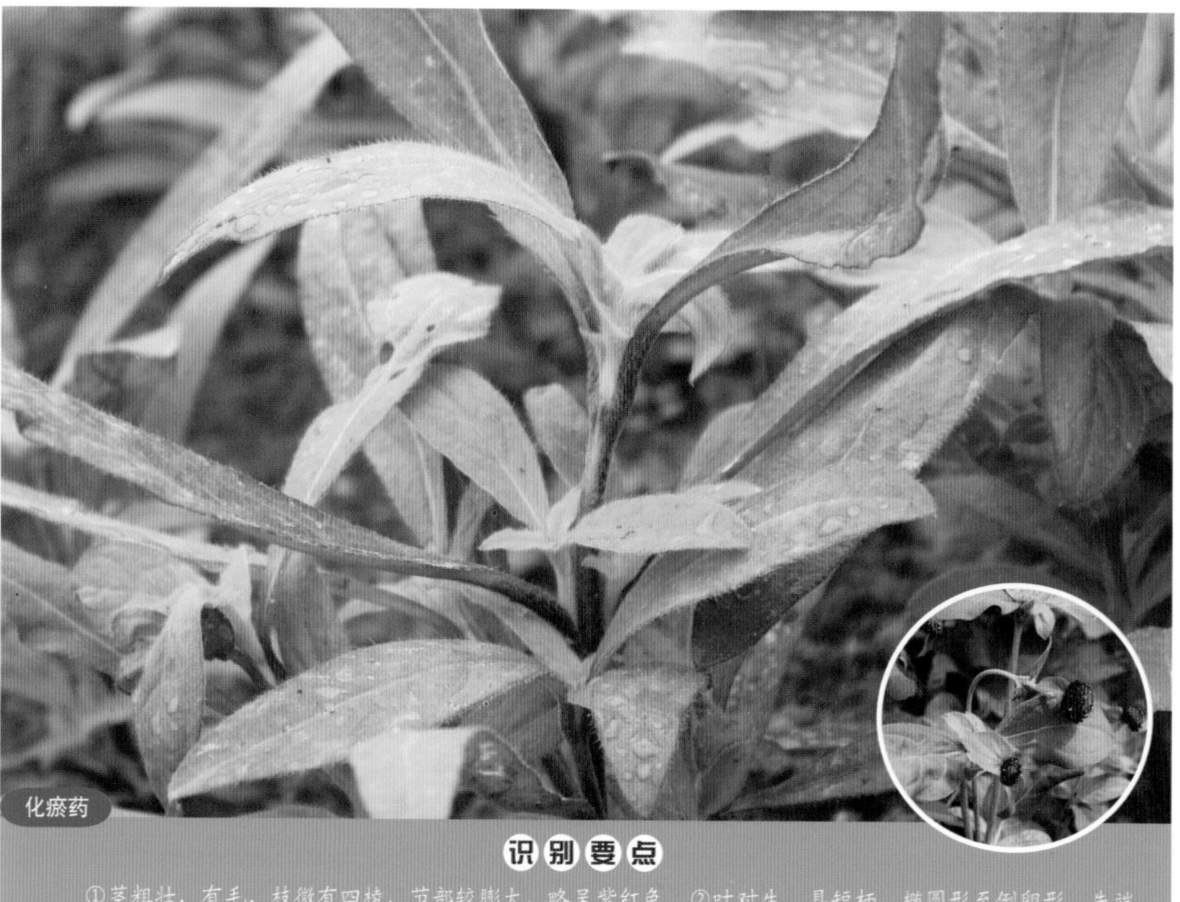

识别要点

①茎粗壮，有毛，枝微有四棱，节部较膨大，略呈紫红色。②叶对生，具短柄，椭圆形至倒卵形，先端尖或钝，基部楔形，全缘，上面粗糙具毛，下面有白软毛，边缘有纤毛。③头状花序顶生，淡紫色、深红色或白色，球形。

白鹤灵芝

别名：癣草。
来源：为爵床科白鹤灵芝属植物白鹤灵芝*Rhinacanthus nasutus* (L.)Lindau(R. communis Nees)的枝和叶。

【生境分布】栽培或野生。主产于广东、广西。

【采收加工】全年可采，鲜用或晒干。

【性味功用】甘、微苦，微寒。归肺、肝、胃、大肠、小肠经。化瘀，清热润肺，杀虫止痒。主治劳嗽，疥癣，湿疹。内服：煎汤，10～15克。外用：捣敷。

【精选验方】①早期肺结核：鲜白鹤灵芝枝叶10克，加冰糖水煎服。②各种体癣、湿疹：鲜白鹤灵芝叶适量，加煤油或75%酒精，共捣烂，涂患处。

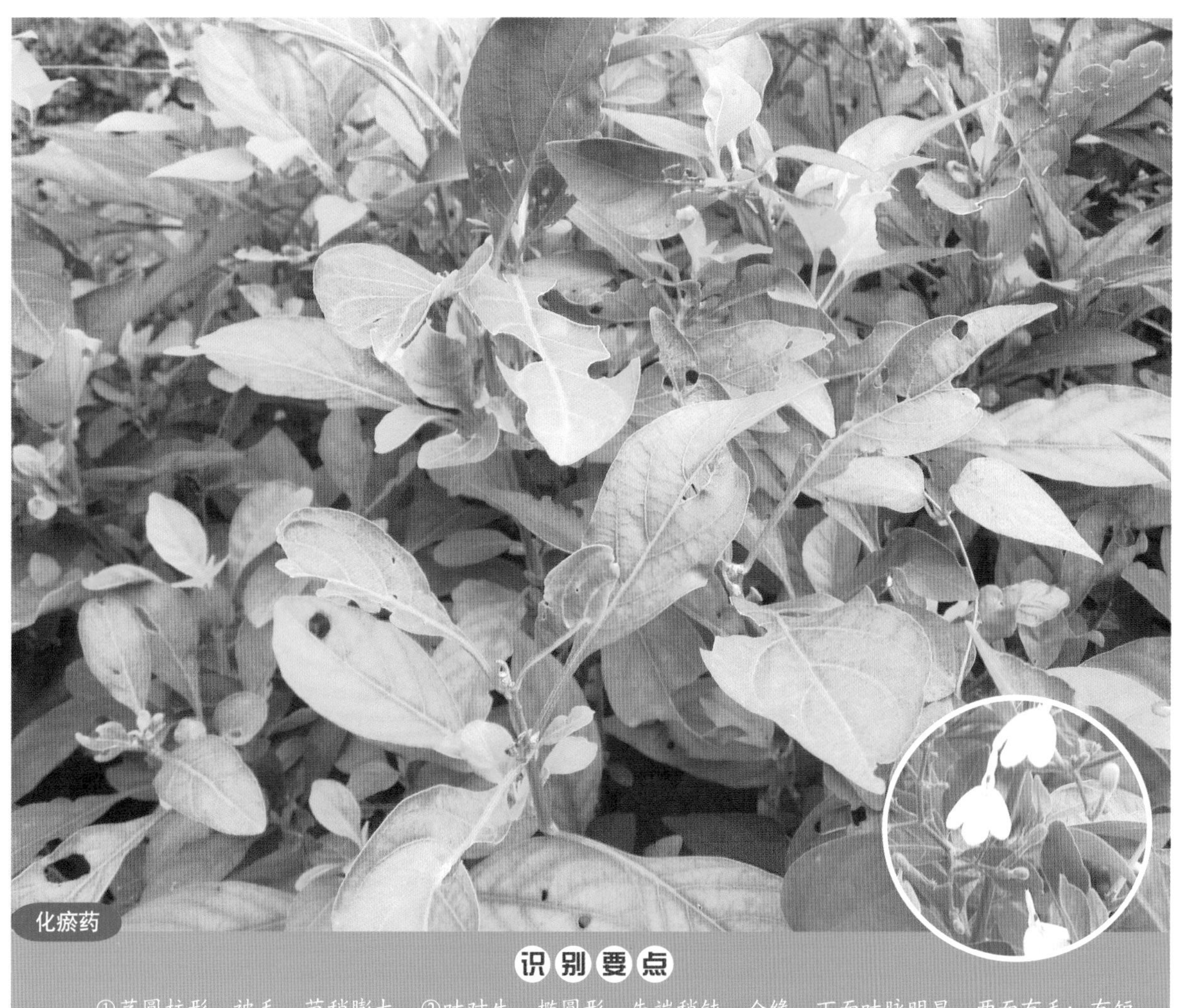

识别要点

①茎圆柱形，被毛，节稍膨大。②叶对生，椭圆形，先端稍钝，全缘，下面叶脉明显，两面有毛；有短柄。③花单生无柄，白色，2唇形。

吉祥草

别名：小青胆、玉带草、观音草、小叶万年青。
来源：为百合科植物吉祥草*Reineckea carnea* Kunth的带根全草。

【生境分布】 生长于阴湿山坡、山谷或密林下或栽培。主产于云南、贵州、广东、广西、四川、福建等地。

【采收加工】 全年可采，晒干。

【性味功用】 甘，凉。归肺、肝经。化瘀，凉血止血，清肺止咳，解毒。主治肺结核，咳嗽咯血，慢性支气管炎，哮喘，风湿性关节炎。外用治跌打损伤，骨折。内服：煎汤，6～10克，鲜者15～30克；或捣汁、浸酒。外用：捣敷。

【精选验方】 ①吐血、咳血：吉祥草30克，煨水服。②黄疸：吉祥草30克，蒸淘米水吃。③跌打损伤或骨折：吉祥草、水冬瓜根皮、凤仙花秆各适量，捣绒，加酒炒热，包伤处。

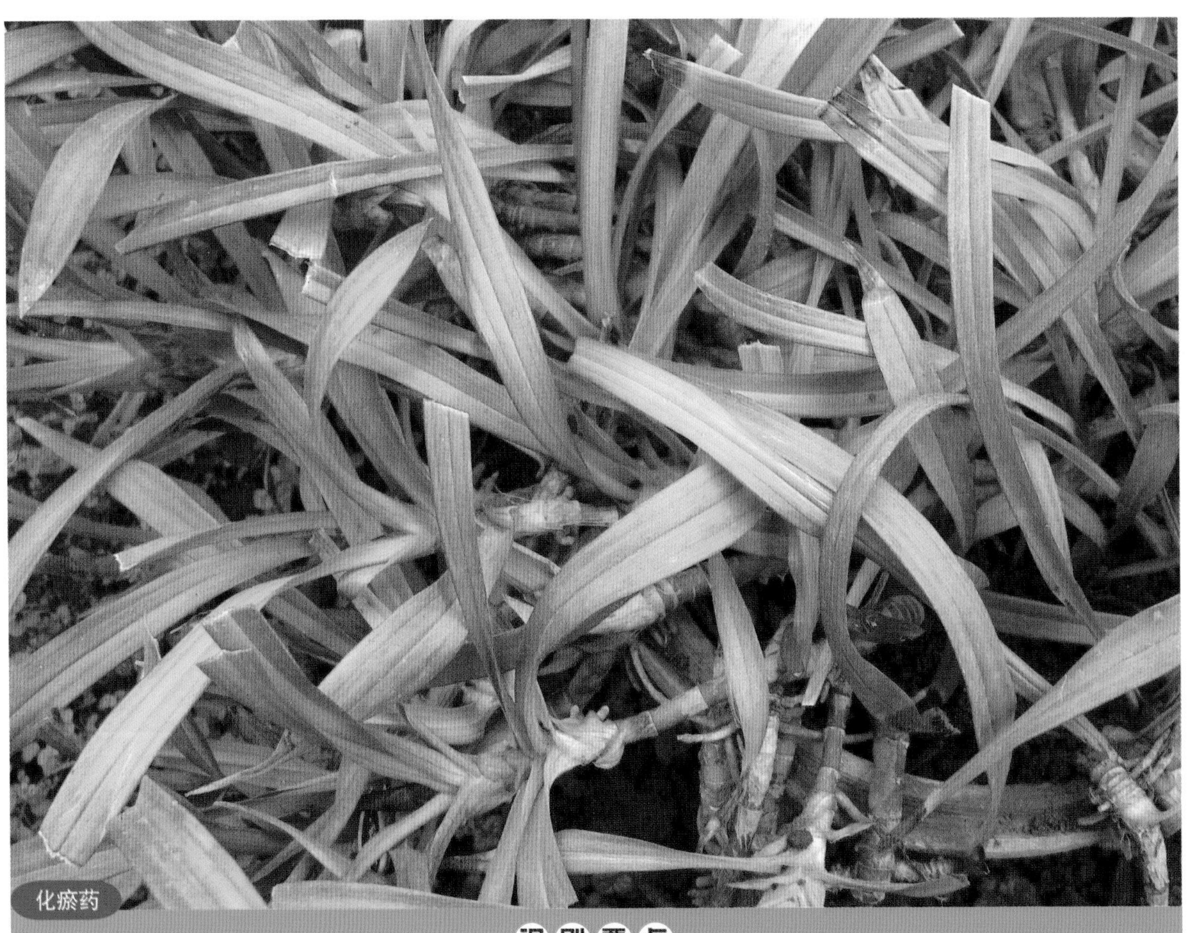

化瘀药

识别要点

①茎匍匐于地上，绿色，多节，节上生须根。②叶簇生长于茎顶或茎节，叶片条形至披针形，先端渐尖，向下渐狭成柄。

文殊兰

别名：水蕉、海蕉、朱兰叶、罗裙带、白花石蒜。
来源：为石蒜科文殊兰属植物文殊兰*Crinum asiaticum* L. var. sinicum Bak**的叶和鳞茎。**

【生境分布】生长于滨海或河旁沙地以及山涧林下阴湿处。主产于福建、台湾、广东等地。

【采收加工】全年可采，多用鲜品或洗净晒干备用。

【性味功用】辛，凉，有小毒。解毒散瘀，消肿止痛。叶主治痈疖肿，跌打骨折，头痛，关节痛。鳞茎主治咳嗽，喉痛，跌打损伤。外用：鲜品捣烂敷患处。

【精选验方】①皮肤溃疡：文殊兰叶捣烂取汁，擦敷患处。②跌扭伤筋、瘀血凝肿作痛：文殊兰叶炒软，红酒淬入，乘微热包扎在上肿处，每日换2次。③跌打损伤、骨折：文殊兰叶200克，水冬瓜、圆麻根各100克，捣烂包患处。④关节酸痛：文殊兰切碎捣烂，调麻油，烘热贴患处。

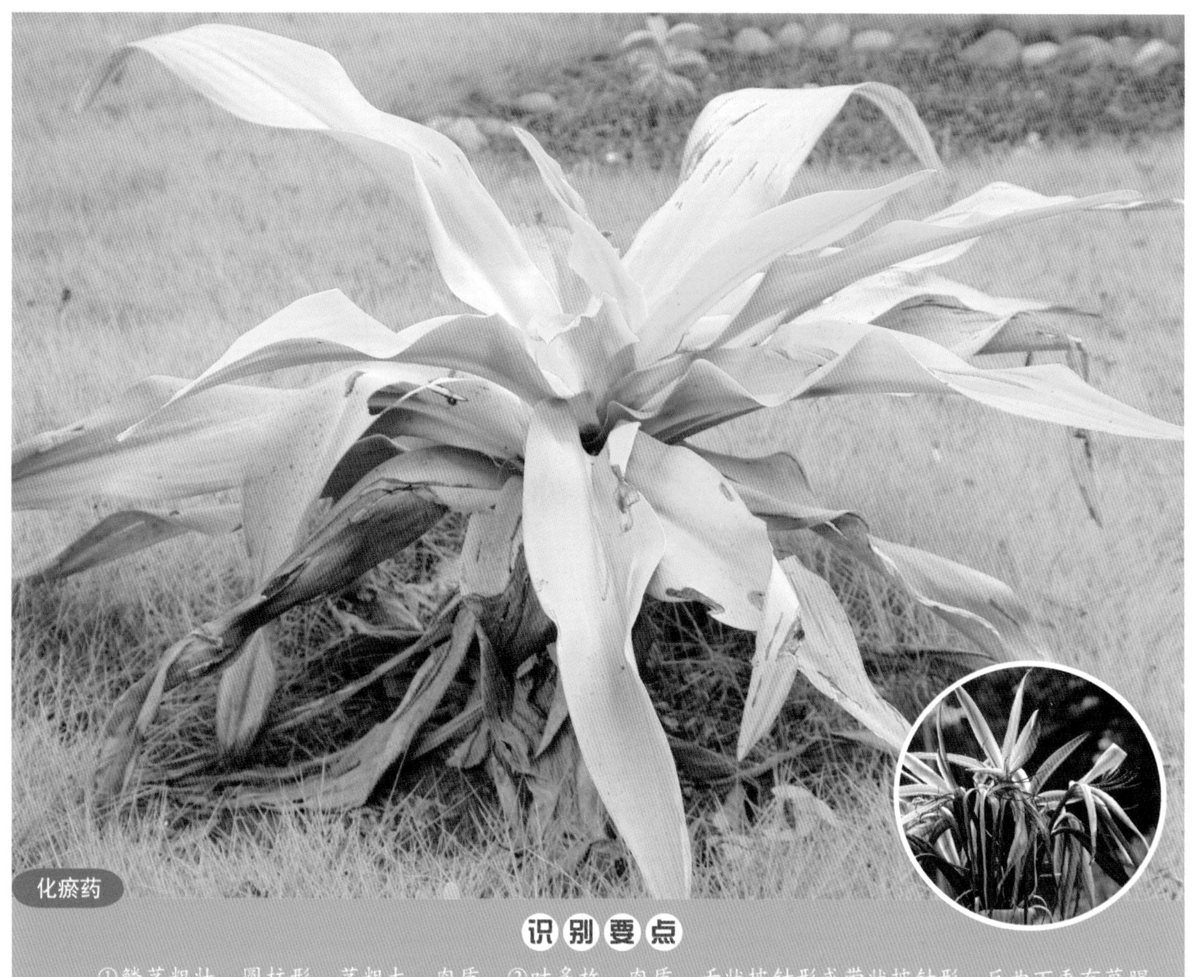

化瘀药

识别要点

①鳞茎粗壮，圆柱形。茎粗大，肉质。②叶多枚，肉质，舌状披针形或带状披针形，反曲下垂有草腥味。③夏季从叶腋间生出直立的肉质花葶，伞形花序顶生。

胡颓子

别名：四枣、柿模、半春子、半含春、羊奶奶、石滚子、甜棒锤、牛奶子根。
来源：为胡颓子科胡颓子属植物胡颓子*Elaeagnus pungens* Thunb.的根、叶及果实。

【生境分布】生长于向阳山坡或路旁。分布于江苏、浙江、安徽、江西、福建、湖南、湖北、四川、重庆、贵州、陕西等地。

【采收加工】夏季采叶，四季采根，立夏果实成熟时采果，分别晒干。

【性味功用】酸、涩，平。归肺、胃、大肠经。根祛风利湿，行瘀止血；主治传染性肝炎，小儿疳积，风湿关节痛，咯血，吐血，便血，崩漏，白带，跌打损伤。叶止咳平喘；主治支气管炎，咳嗽，哮喘。果消食止痢；主治肠炎，痢疾，食欲不振。内服：煎汤，9～15克。外用：煎水洗。

【精选验方】①慢性气管炎：胡颓子叶、鬼针草各15克，水煎服。②虚寒咳嗽、哮喘：胡颓子叶研粉，小火炒至微黄，热米汤送服。③肺结核咯血：鲜胡颓子24克，冰糖15克，开水炖服。④慢性支气管炎、支气管哮喘：胡颓子叶、枇杷叶各15克，水煎服。

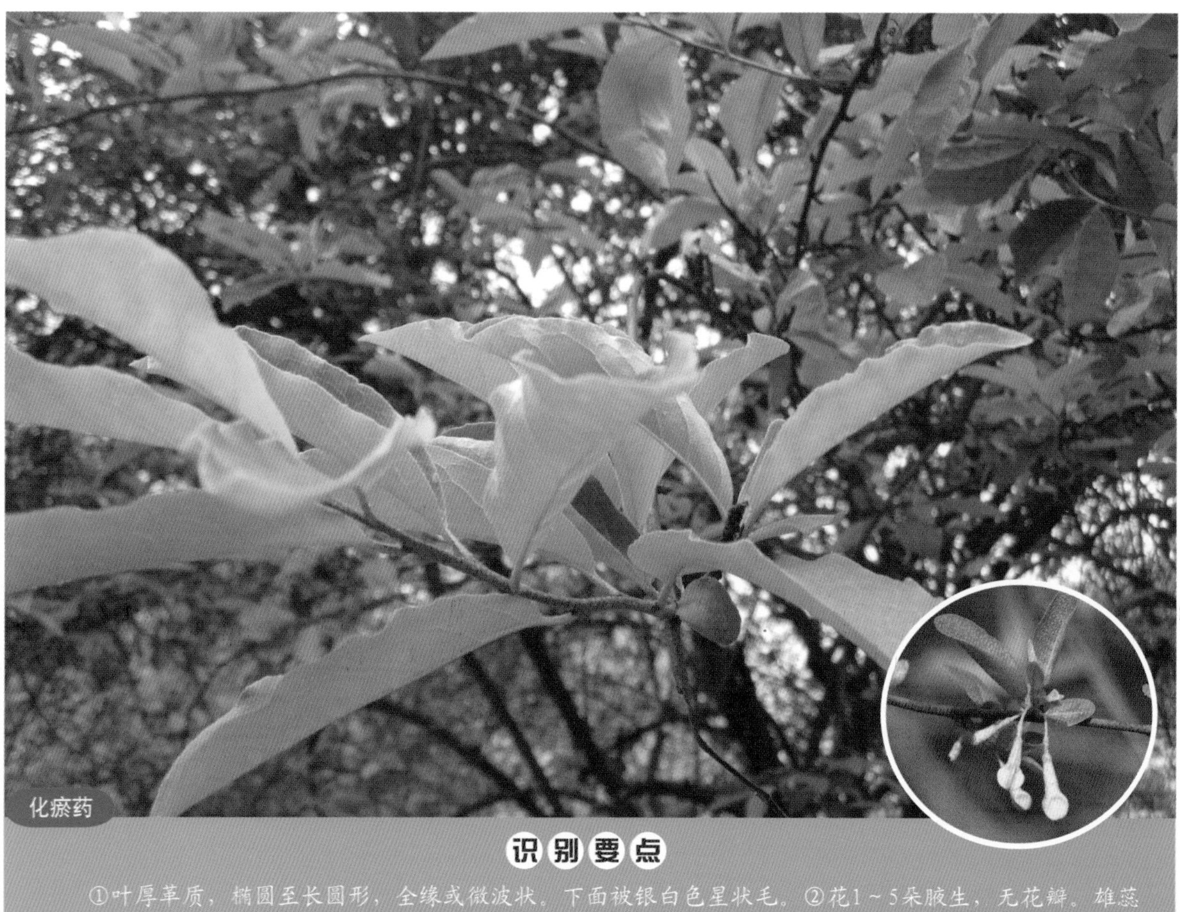

识别要点

①叶厚革质，椭圆至长圆形，全缘或微波状。下面被银白色星状毛。②花1～5朵腋生，无花瓣。雄蕊4；子房上位，花柱无毛，柱头不裂。

酢浆草

别名：酸浆草、酸酸草、斑鸠酸、三叶酸。
来源：为酢浆草科多年生草本植物酢浆草*Oxalis corniculata* L. **的全草。**

【生境分布】生长于耕地、荒地或路旁。全国各地均有分布。

【采收加工】四季可采，以夏秋有花果时采药效较好，除去泥沙，晒干。

【性味功用】酸，寒。归大肠、小肠经。安神，凉血散瘀，消肿解毒。主治感冒发热，肠炎，尿路感染，尿路结石，神经衰弱。外用治跌打损伤，毒蛇咬伤，痈肿疮疖，脚癣，湿疹，烧烫伤。煎服6～12克，鲜品30～60克。外用：捣敷或绞汁。

【精选验方】①尿血尿热：酢浆草取汁，入蜜同服。②尿结石：酢浆草、甜酒各60克，水煎服，每日3次。③鼻衄：鲜酢浆草杵烂，揉作小丸，塞鼻腔内。④齿龈腐烂：鲜酢浆草和盐少许，捣烂绞汁，用消毒棉花蘸汁，擦洗患处，每日3～5次。

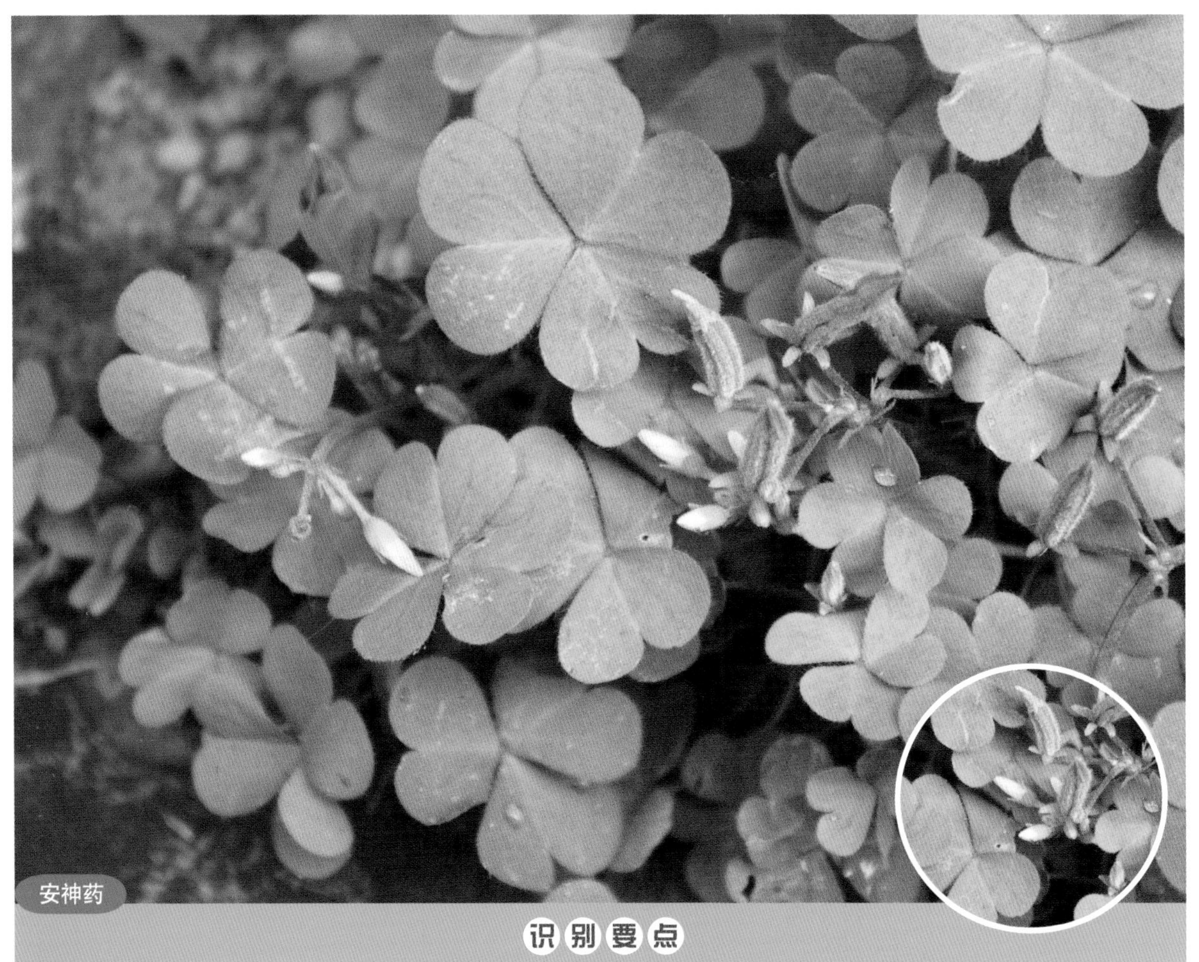

安神药

识别要点

①茎匍匐或斜升，多分枝，上被疏长毛。②叶互生，掌状复叶；托叶与叶柄连生，形小。③花1至数朵成腋生的伞形花序。④蒴果近圆柱形，有5棱，被柔毛。

白千层

别名：玉树、千层皮。
来源：为桃金娘科千皮层属植物白千层*Melaleuca leucadendra* L. **的树皮。**

【生境分布】生长于较干燥的沙地上，多为栽培。主产于福建、台湾、广东、广西等地。

【采收加工】全年可采，阴干。

【性味功用】淡，平。安神镇静，芳香解表，祛风止痛。主治感冒发热，风湿关节痛，神经痛，肠炎腹泻。外用治过敏性皮炎，湿疹。9～15克，水煎服。外用：适量，鲜叶煎水洗患处。

【精选验方】神经衰弱、失眠：白千层干皮6～9克，水煎服。

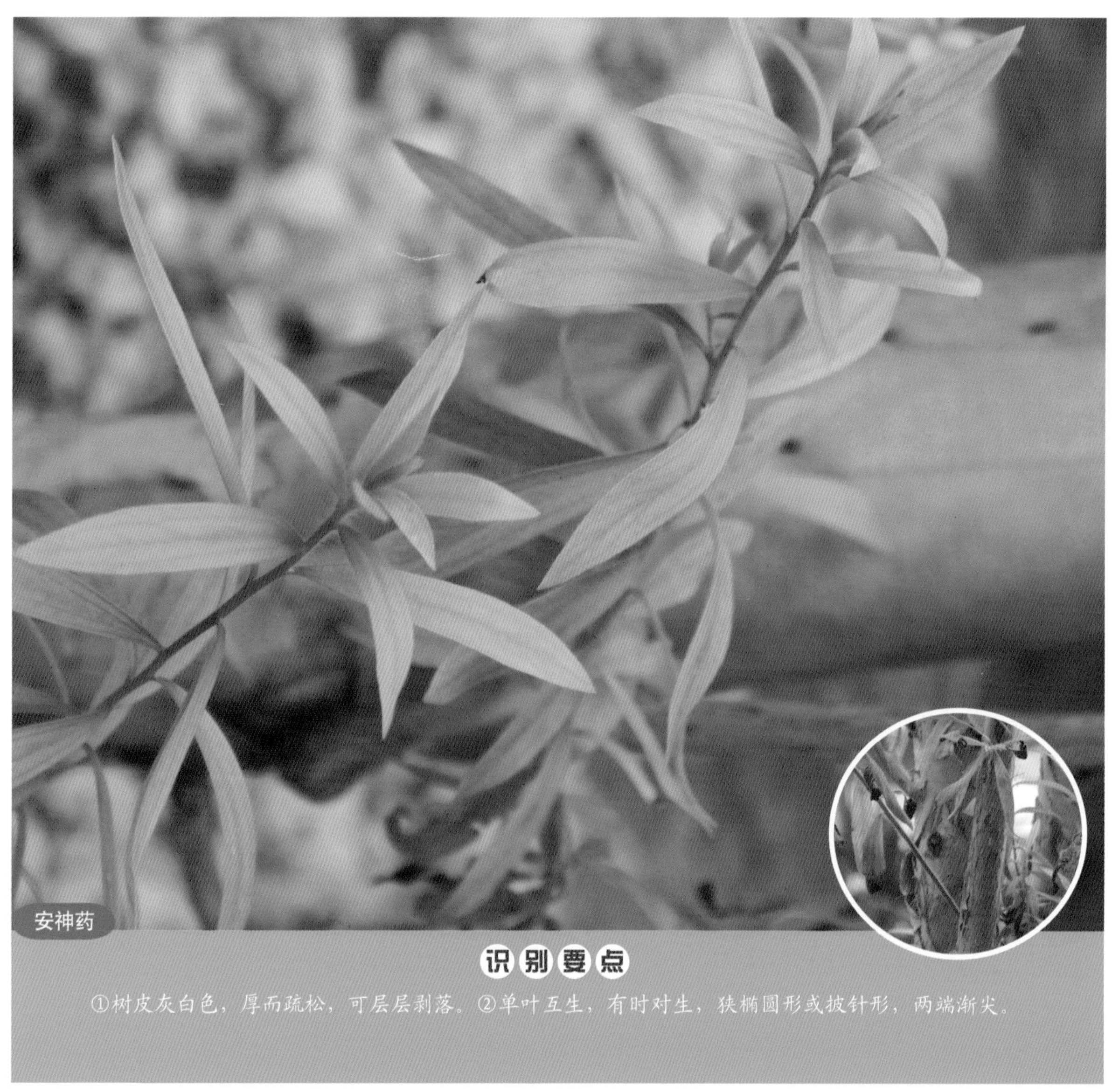

安神药

识别要点

①树皮灰白色，厚而疏松，可层层剥落。②单叶互生，有时对生，狭椭圆形或披针形，两端渐尖。

缬草

别名：臭草、拔地麻、鹿子草、小救驾。
来源：为败酱科缬草属植物缬草*Valeriana officinalis* L.的干燥根及根茎。

【生境分布】生长于山坡草地，适于酸性肥沃土壤。主产于陕西、甘肃、青海、新疆、四川、重庆、河北、河南、山东、山西、福建、台湾、湖北等地。

【采收加工】秋季采集，去净秧苗及泥土，晒干。

【性味功用】辛，苦，温。归心、肝经。安心神。主治心神不安，心悸失眠，癫狂，神经官能症，风湿痹痛，痛经，经闭，跌打损伤。内服：煎汤，3～9克，或研末；或浸酒。外用：适量，研末调敷。

【精选验方】①神经衰弱及神经病：缬草、五味子各适量，煎服或浸酒服。②腰痛、腿痛、腹痛、跌打损伤、心悸、神经衰弱：缬草3克，研为细末，水冲服。③神经官能症：缬草10克，五味子、合欢皮各3克，酒125毫升，浸泡7日，每次10毫升，每日3次。

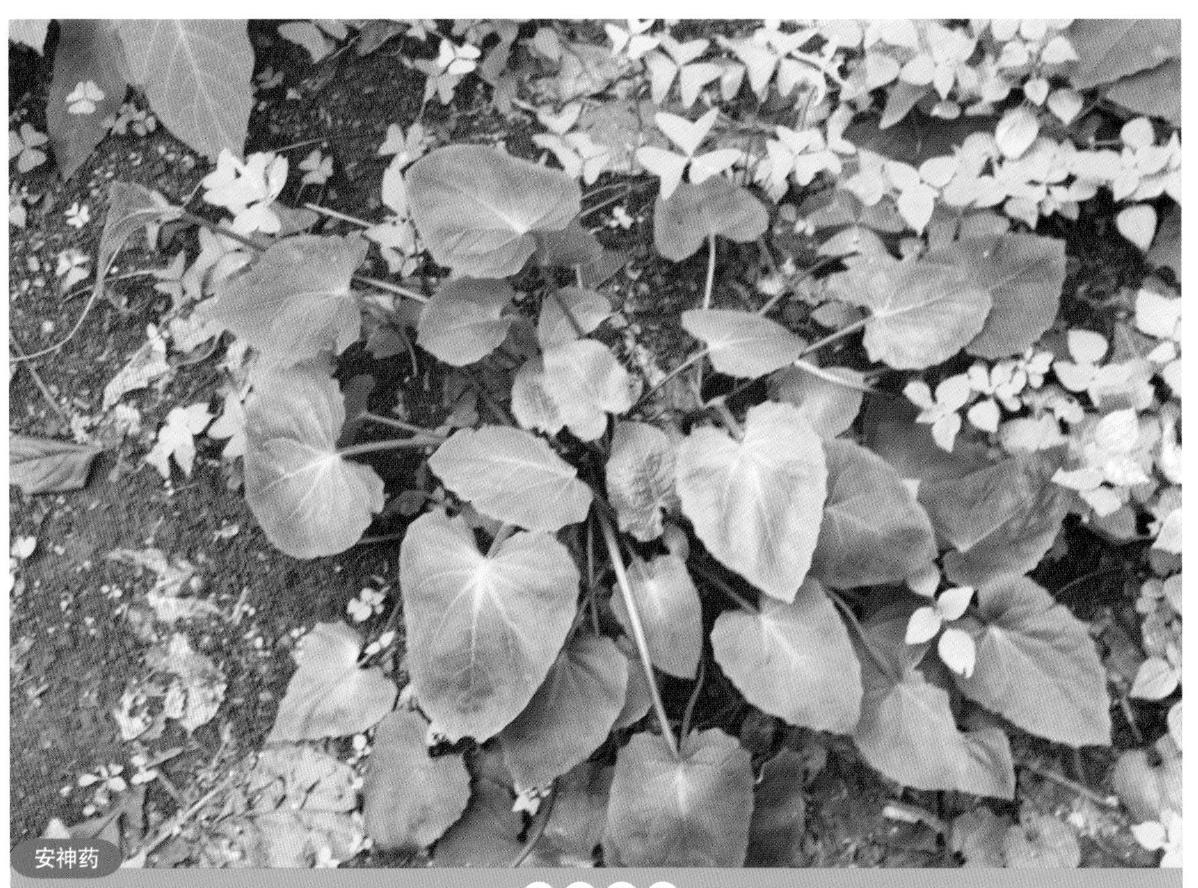

识别要点

①茎直立，有纵条纹，具纺锤状根茎或多数细长须根。②基生叶丛出，长卵形，为单数羽状复叶或不规则深裂，茎生叶对生，无柄抱茎，单数羽状全裂，全缘或具不规则粗齿。

萝芙木

别名：十八爪、山辣椒、萝芙藤、鱼胆木、火烙木、通骨消、甘榕木、三叉虎、地郎伞。
来源：为夹竹桃科萝芙木属植物萝芙木*Rauvolfia verticillata* (Lour.)Baill.**的根。**

【生境分布】生长于低山区丘陵地或溪边的灌木丛及小树林中。主产于广西、广东、福建、台湾、云南、贵州等地。

【采收加工】秋、冬采根，洗净泥土，切片晒干。

【性味功用】苦、微辛，凉。清热，降压，宁神。主治感冒发热，头痛身疼，咽喉肿痛，高血压，眩晕，失眠。内服：煎汤，10～30克。外用：鲜品捣敷。

【精选验方】①感冒头痛、身骨疼：萝芙木根9～15克，水煎服。②高血压：萝芙木根15～30克，水煎冲酒服。③腰痛：萝芙木根30克，泡酒服。④喉痛：萝芙木根适量，切细，含嚼。

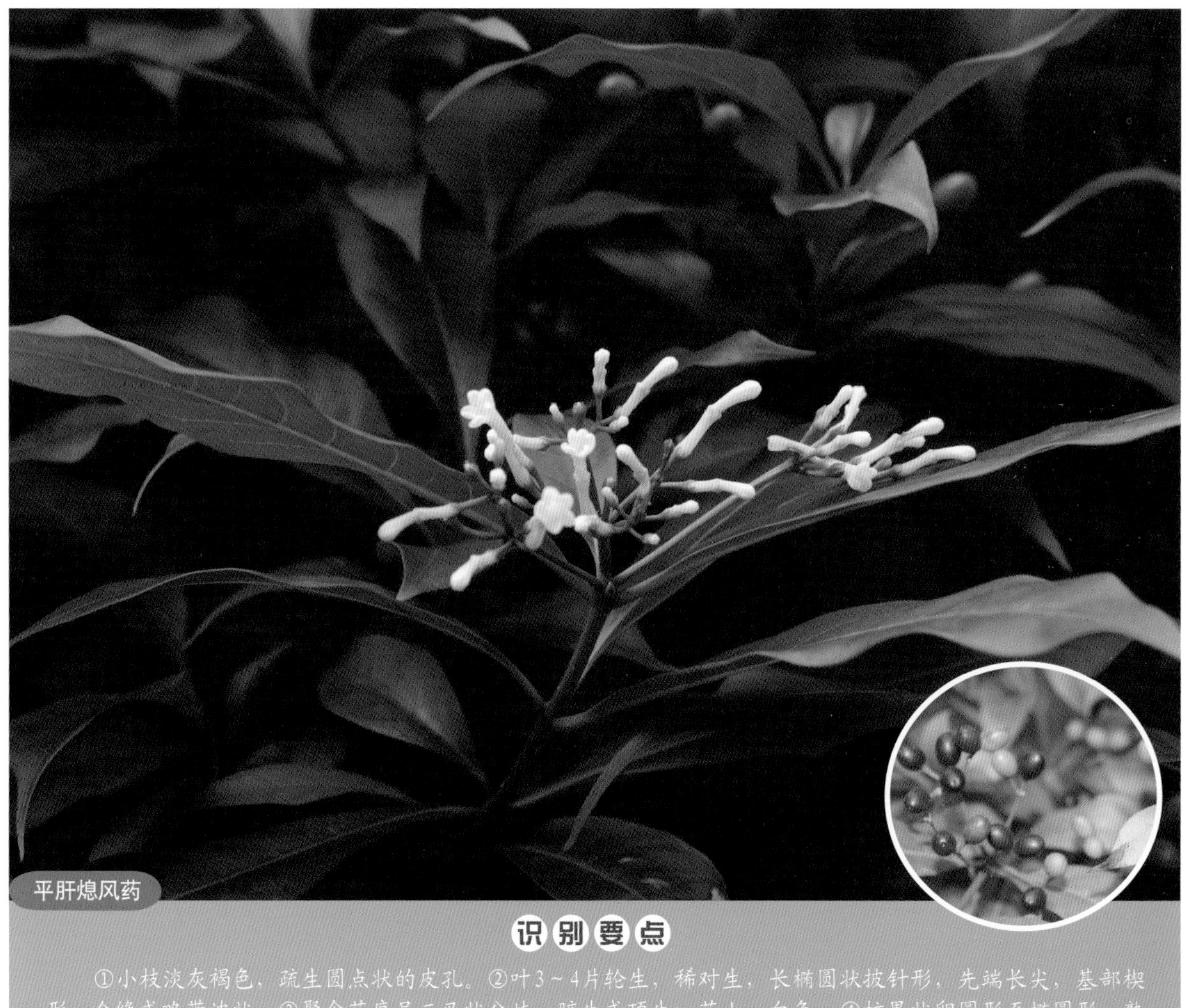

平肝熄风药

识别要点

①小枝淡灰褐色，疏生圆点状的皮孔。②叶3～4片轮生，稀对生，长椭圆状披针形，先端长尖，基部楔形，全缘或略带波状。③聚伞花序呈三叉状分歧，腋生或顶生；花小，白色。④核果状卵圆形至椭圆形，熟后黑色。

千斤拔

别名：一条根、老鼠尾、吊马墩、吊马桩、金牛尾、箭根、钉地根、土黄芩。
来源：为豆科千斤拔属植物千斤拔_Moghania philippinensis_ (Merr. et Rolfe)Li.**的根。**

【生境分布】生长于山坡草丛中。分布于福建、台湾、广西、广东、湖北、贵州、江西等地。主产于广东、广西、四川等地。

【采收加工】春、秋采挖，洗净切片晒干，也可鲜用。

【性味功用】甘，微温，平。祛风湿，强腰膝。主治风湿性关节炎，腰腿痛，腰肌劳损，白带，跌打损伤。内服：煎汤，15～30克。外用：磨汁涂；或研末调敷。

【精选验方】①风湿筋骨痛及产后关节痛：千斤拔每次20～30克，同猪蹄1具，以酒、水各半炖烂，去渣，食肉及汤。②慢性肾炎：千斤拔30～60克，水煎服。③咳嗽：千斤拔鲜根30～60克，水煎服。④跌打损伤：千斤拔20～30克，酒、水各半煎服。⑤妇人白带：千斤拔20～30克，同猪瘦肉30～60克，宽水同炖，去渣，食肉及汤。⑥肿毒：千斤拔适量，酒磨搽患处。⑦牙痛、牙痈：千斤拔30～60克，蜂房9～15克，水煎服。

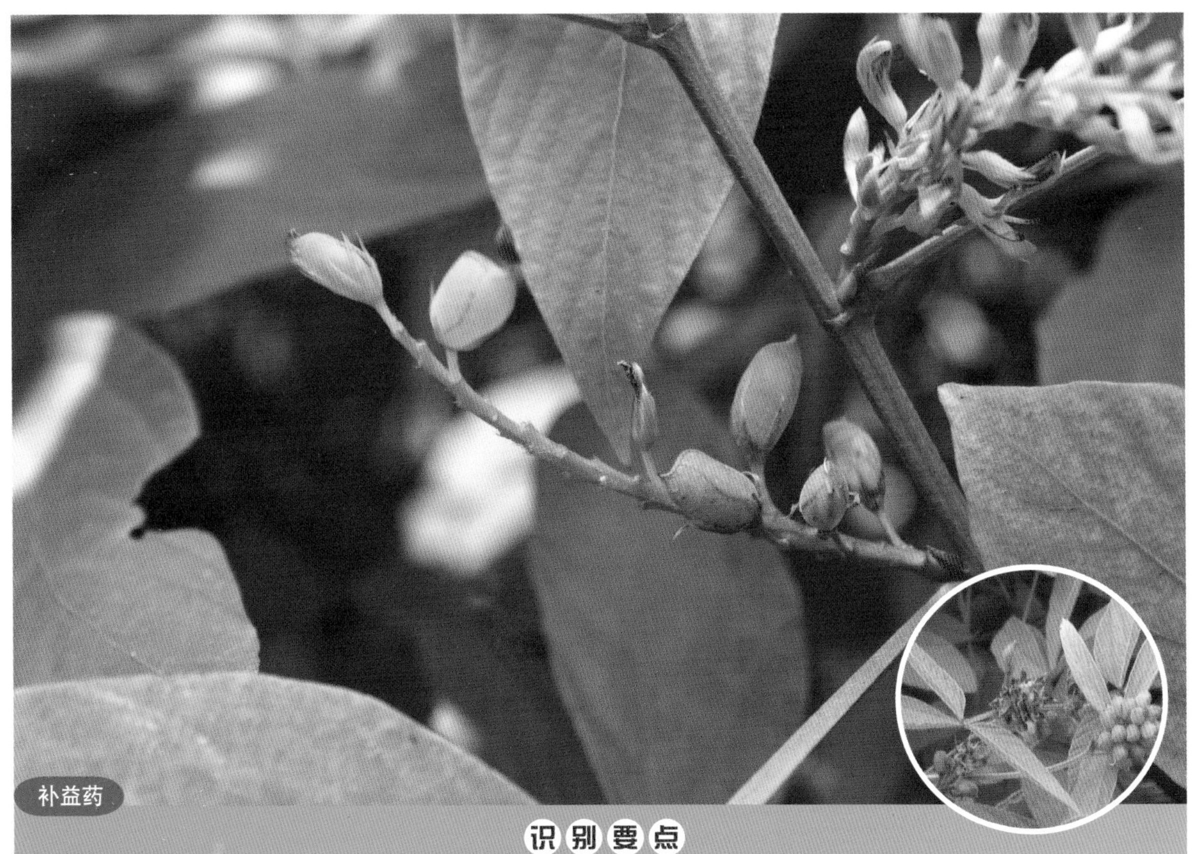

识别要点

①茎多枝而被短毛，幼时四棱形。②3出复叶互生。③秋季叶腋抽出总状花序，蝶形花冠红紫色。④荚果矩圆形，浅黄色。

牛大力

别名：猪脚笠、山莲藕、金钟根、大力薯、倒吊金钟。
来源：为豆科崖豆藤属植物美丽崖豆藤*Millettia specisoa* Champ.**的根。**

【生境分布】生长于山坡草丛中。主产于福建、台湾、广西、广东、湖北、贵州、江西等地。

【采收加工】全年可采，以秋季挖根为佳。洗净，切片晒干或先蒸熟再晒。

【性味功用】甘，平。归肺、肾经。补虚润肺，强筋活络。主治腰肌劳损，风湿性关节炎，肺热，肺虚咳嗽，肺结核，慢性支气管炎，慢性肝炎，遗精，白带。内服：煎汤，30～60克。

【精选验方】①慢性肝炎：牛大力藤根30克，十大功劳9克，甘草3克，水煎服。②胸膜炎：牛大力藤根15克，穿心莲3克，水煎服。③喉炎：牛大力、龙吐珠各100克，瘦肉250克，加水5碗，慢火煎取1碗服。④高血压、高脂血症：牛大力、千斤拔、桑寄生、鸡血藤各15克，蜜枣2粒，与猪瘦肉同炖服。

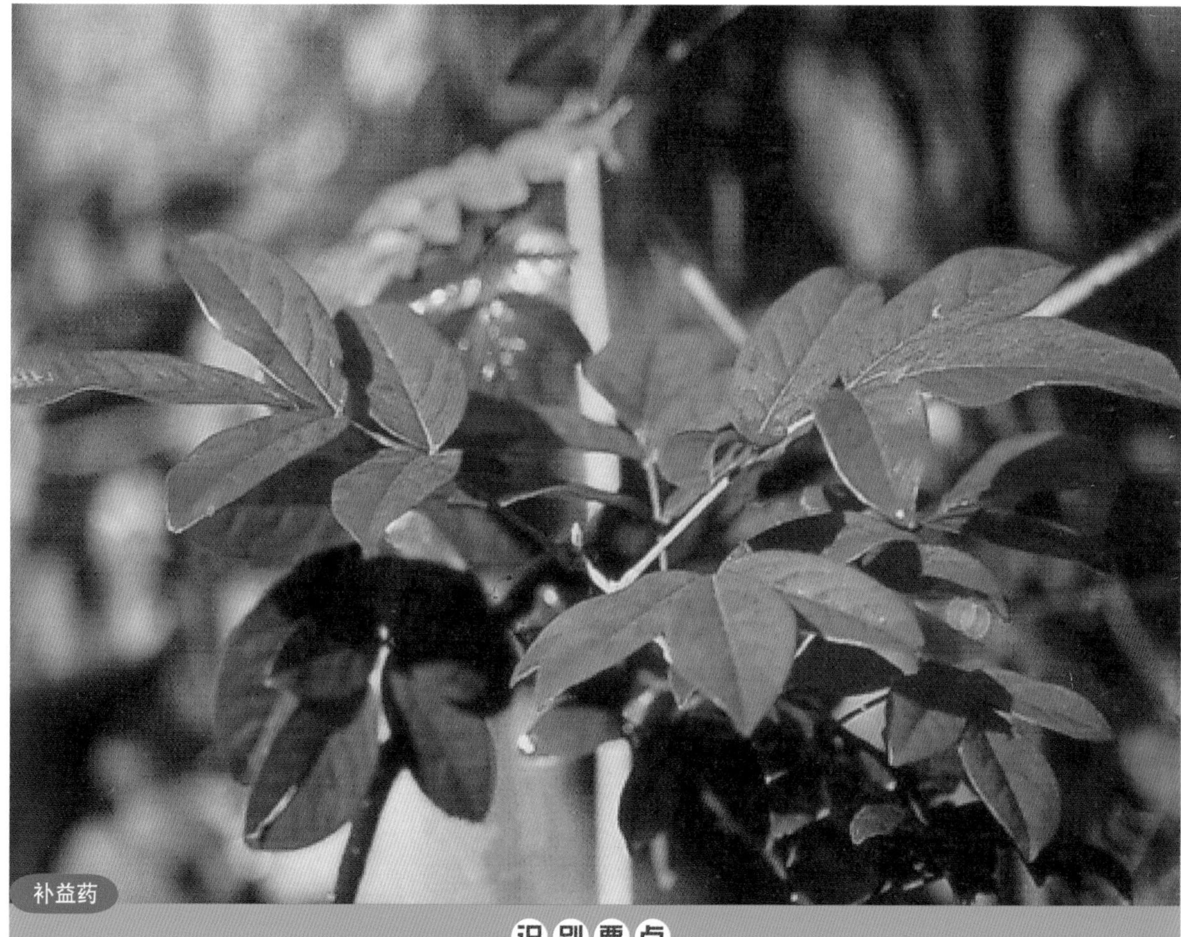

识别要点

①叶互生，三角状，具疏茸毛；小叶矩圆形至卵状披针形。②花两性，腋生，短总状花序稠密，萼披针形，花冠略长于萼，粉红色。

土人参

别名：锥花、桃参、土参、参草、紫人参、土洋参、土红参、土高丽参。
来源：为马齿苋科植物栌兰*Talinum Paniclatum*(Jacq.)Gaertn.的根。

【生境分布】生长于田野、路边、墙脚石旁、山坡沟边等阴湿处。主产于江苏、安徽、浙江、福建、河南、广东、广西、四川、重庆、贵州、云南等地。

【采收加工】秋、冬季挖根，洗净，晒干或蒸后晒干。

【性味功用】平，甘。归脾、肺、肾经。健脾润肺，止咳，调经。主治脾虚劳倦，泄泻，肺劳咳痰带血，眩晕潮热，盗汗自汗，月经不调，带下。内服：煎汤，30～60克。外用：捣敷。

【精选验方】①虚劳咳嗽：土人参、隔山撬、通花根、冰糖各适量，炖鸡服。②多尿症：土人参30～60克，金樱根60克，共煎服，每日2～3次。③盗汗、自汗：土人参60克，猪肚1个，炖服。④劳倦乏力：土人参15～30克，加墨鱼干一只，酒水炖服。⑤脾虚泄泻：土人参15～30克，大枣15克，水煎服。

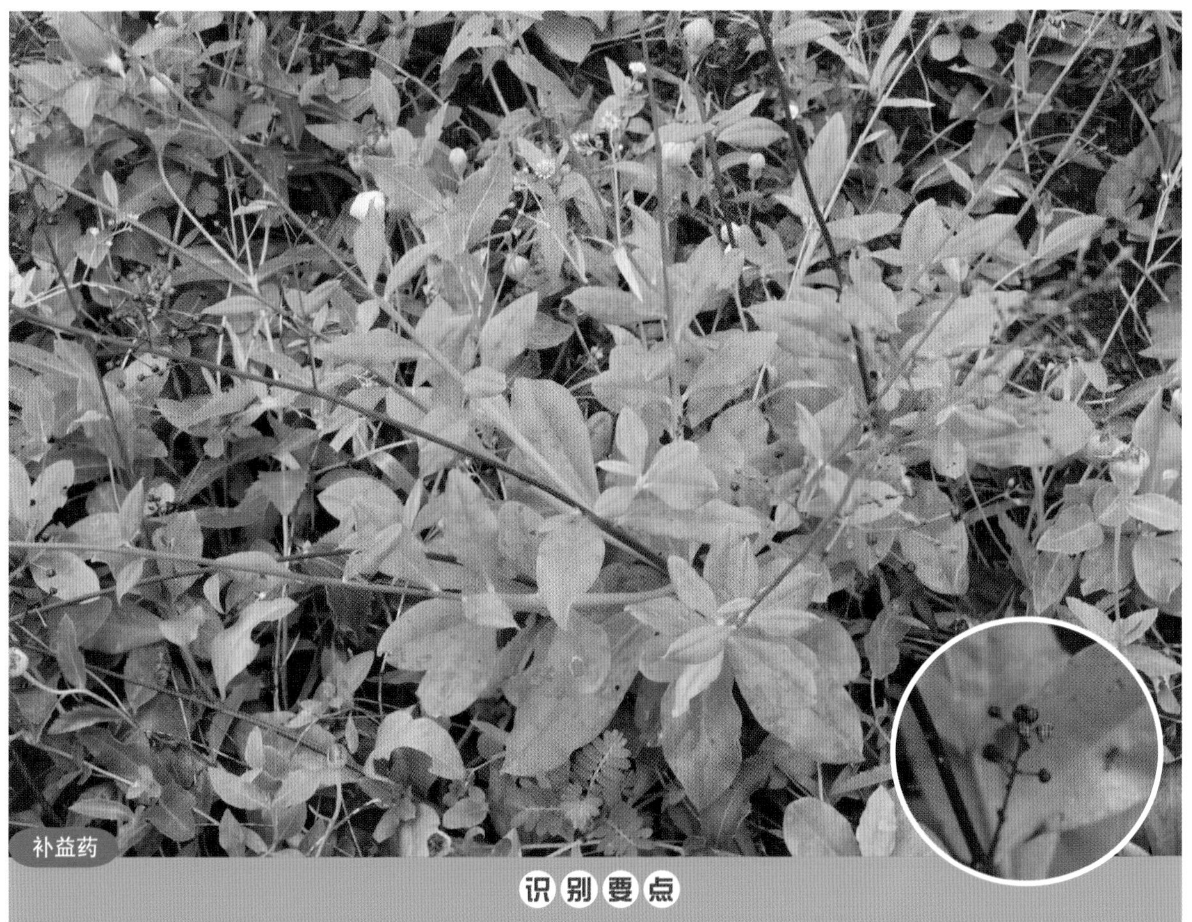

补益药

识别要点

①茎直立，下部分枝，基部稍木质化。②单叶互生。③夏季开淡紫红色小花，集成顶生或侧生疏散的圆锥花序。

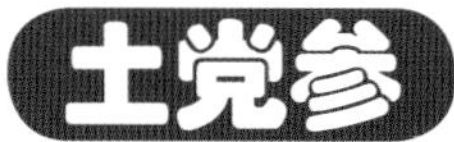

别名：奶参、土羊乳、白洋参、对月参、野党参、浮萍参、土人参、土沙参。
来源：为桔梗科植物金钱豹*Campanumoea javanica* Blume var. japonica Makino **的根。**

【生境分布】生长于低山向阳坡地上。主产于我国南部和西南部。

【采收加工】秋季挖取根部；洗净，除去须根，晒干。

【性味功用】甘，平。归脾、肺经。健脾益气，补肺止咳，下乳。主治虚劳内伤，气虚乏力，心悸，多汗，脾虚泄泻，白带，乳汁不足，小儿疳积，遗尿，肺虚咳嗽。内服：煎汤，15～30克。外用：鲜品捣烂敷。

【精选验方】①肺虚咳嗽：土党参、百合、尖贝、百部、莲米、甜杏仁各适量，炖五花肉服。②乳汁不足：土党参、黄芪、党参、当归各适量，炖鸡服。

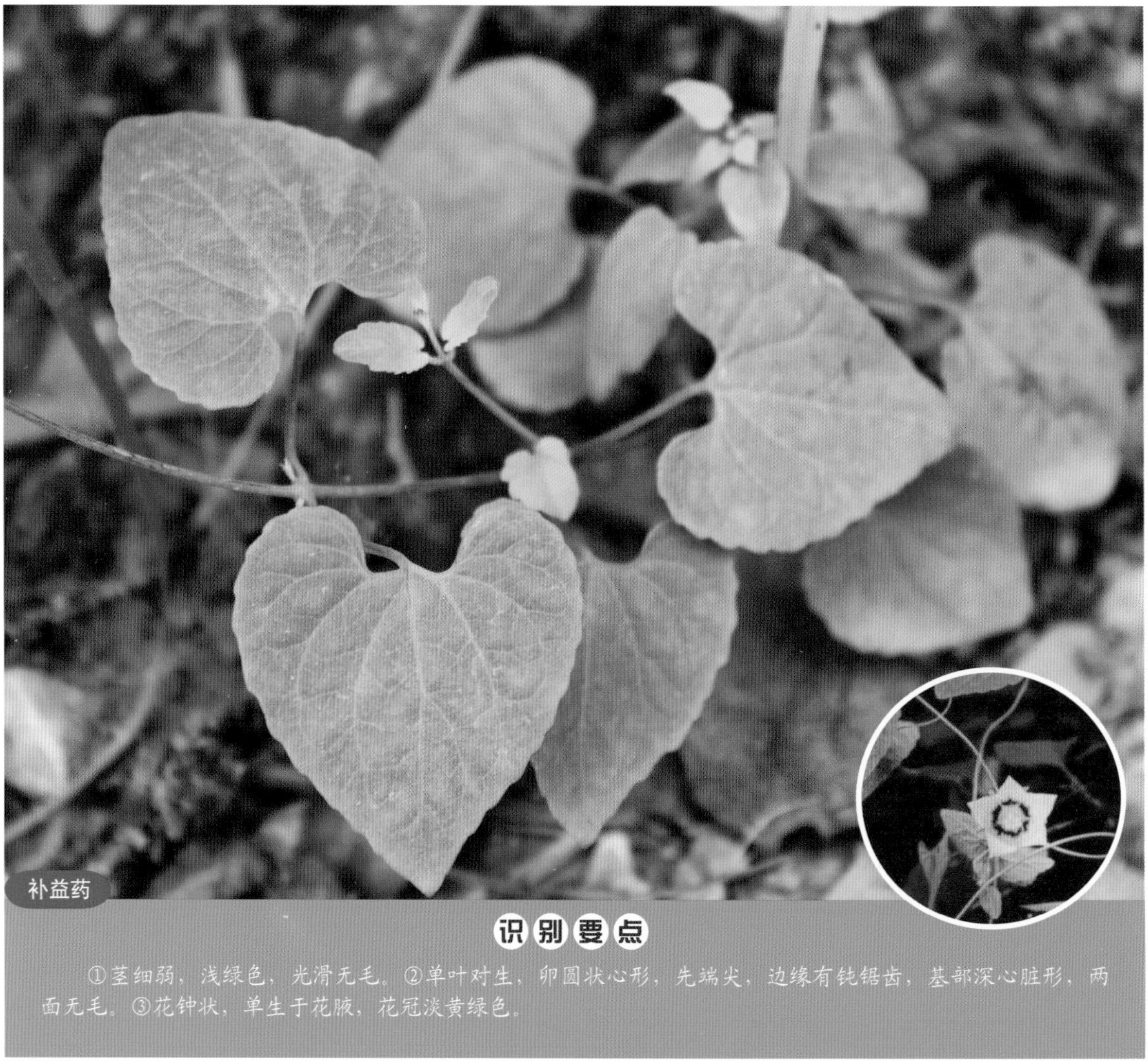

识别要点

①茎细弱，浅绿色，光滑无毛。②单叶对生，卵圆状心形，先端尖，边缘有钝锯齿，基部深心脏形，两面无毛。③花钟状，单生于花腋，花冠淡黄绿色。

金毛狗脊

别名：荀脊、扶筋、狗青、黄狗头、金狗脊。
来源：为蚌壳蕨科植物金毛狗脊*Cibatium baromelz*(L.)J. Sm.**的干燥根茎。**

【生境分布】生长于山脚沟边及林下阴处酸性土上。主产于四川、重庆、广东、贵州、浙江、福建等地。均为野生。

【采收加工】秋、冬二季采挖，除去泥沙，干燥；或去硬根、叶柄及金黄色绒毛，切厚片，干燥，为“生狗脊片”；蒸后晒至六七成干，切厚片，干燥，为“熟狗脊片”。

【性味功用】苦、甘，温。归肝、肾经。补肝肾，强腰膝，祛风湿。主治腰膝酸软，下肢无力，风湿痹痛。内服：煎汤，6～12克；或入丸散。

【精选验方】①骨质增生症：金毛狗脊、熟地黄、枸杞、川牛膝、补骨脂、桑寄生各15克，杜仲、菟丝子各12克，淫羊藿9克，水煎服。②腰痛、脚膝痿软：金毛狗脊、萆薢各100克，菟丝子500克，共研粉，炼蜜为丸，每次9克，每日2次。③腰肌劳损、腰膝酸软无力：金毛狗脊、地龙、威灵仙、穿山甲各15克，独活10克，骨碎补、补骨脂各12克，水煎服。④风湿痹痛、手足麻木：金毛狗脊、牛膝、木瓜、海风藤各9克，桑枝、桂枝、松节、秦艽、炒续断各6克，水煎服。

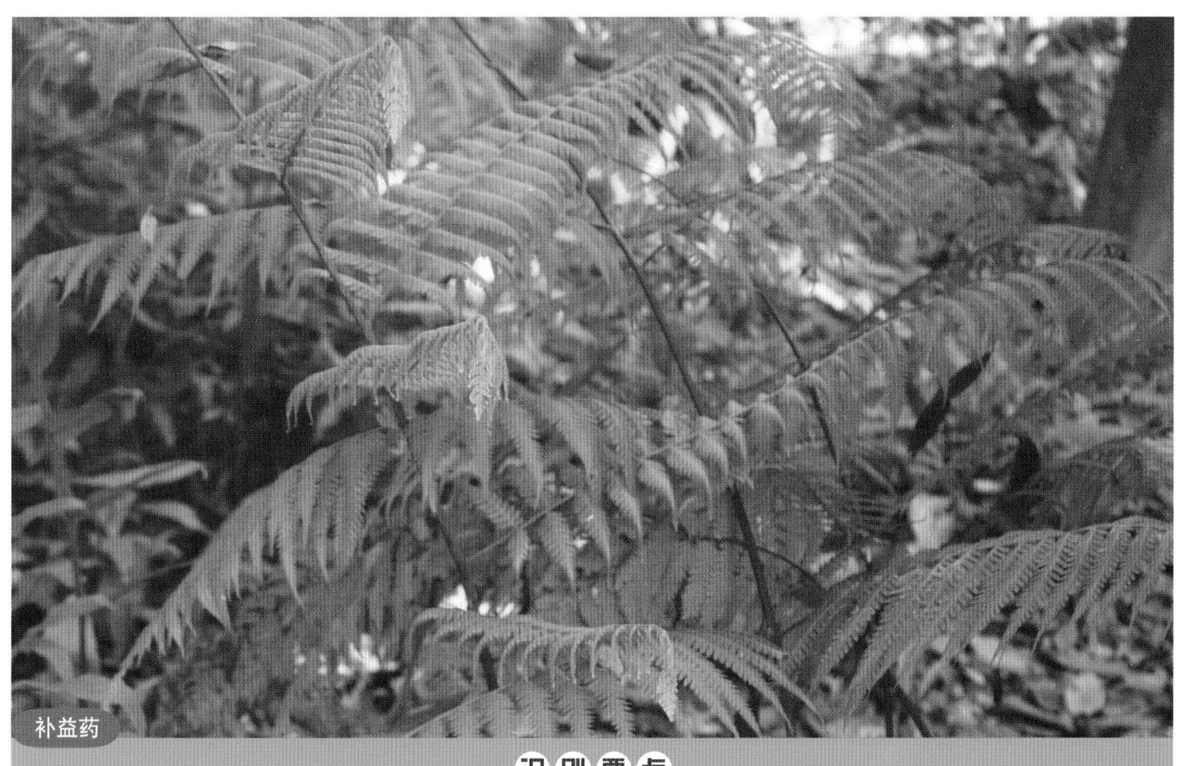

识别要点

①顶端有叶丛生。②叶宽卵状三角形，3回羽裂；末回裂片镰状披针形，边缘有浅锯齿，侧脉单一或在不育裂片上为二叉。

萝藦

别名：白环藤、奶浆藤、天浆壳、青小布、婆婆针线包。
来源：为萝藦科植物萝藦*Metaplexis japonica*(Thunb.)Makino的全草或根。

【生境分布】生长于山坡及路旁。主产于河北、河南、山东、陕西、江苏、浙江、湖北、福建、四川、重庆、辽宁等地。

【采收加工】夏季采块根及全草，晒干。

【性味功用】甘、辛，平。补精益气，通乳，解毒。主治虚损劳伤，阳痿，遗精白带，乳汁不足，丹毒，淋巴结炎，疔疮，蛇虫咬伤。内服：煎汤，15～60克。外用：鲜品捣敷。

【精选验方】①吐血虚损：萝藦、地骨皮、柏子仁、五味子各60克，上为细末，空心米饮下。②肾炎水肿：萝藦根30克，水煎服，每日1剂。③丹火毒遍身、赤肿不可忍：萝藦草，捣绞取汁敷之，或捣敷上。

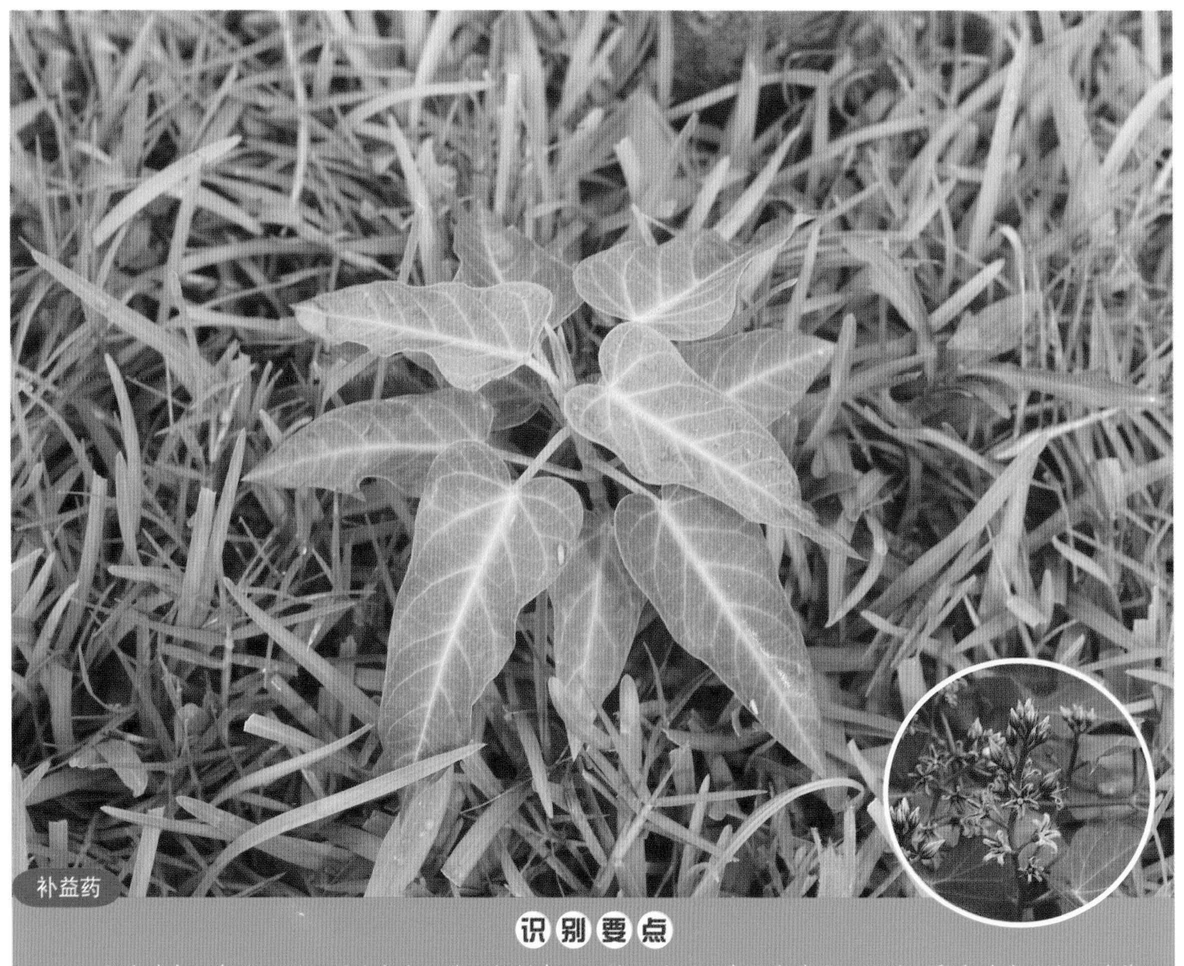

补益药

识别要点

①叶对生，卵状心形，顶端渐尖，背面粉绿色，无毛；叶顶端有丛生腺体。②总状聚伞花序腋生；花萼有柔毛；花冠白色，近辐状，内面有柔毛。

石仙桃

别名：石莲、石橄榄、石上仙桃。
来源：为兰科石仙桃属植物石仙桃*Pholidota chinensis* Lindl.**的假鳞茎或全草。**

【生境分布】生长于山林下岩石上或附生长于他树上。主产于福建、广东、广西、云南等地。

【采收加工】全年可采，鲜用或开水烫后晒干备用。

【性味功用】甘，微苦，凉。归肺、肾经。养阴润肺，清热解毒，利湿，消瘀。主治肺热咳嗽，咳血，吐血，眩晕，头痛，梦遗，咽喉肿痛，风湿疼痛，湿热浮肿，痢疾，白带，疳积，淋巴结炎，跌打损伤。内服：煎汤，15～30克。外用：鲜品捣敷。

【精选验方】①热痹、腰酸痛：石仙桃鲜假鳞茎60～120克，酒水煎服。②外伤出血：石仙桃叶干粉外敷；或鲜品捣敷。③尿热：石仙桃鲜全草30～60克，水煎服。

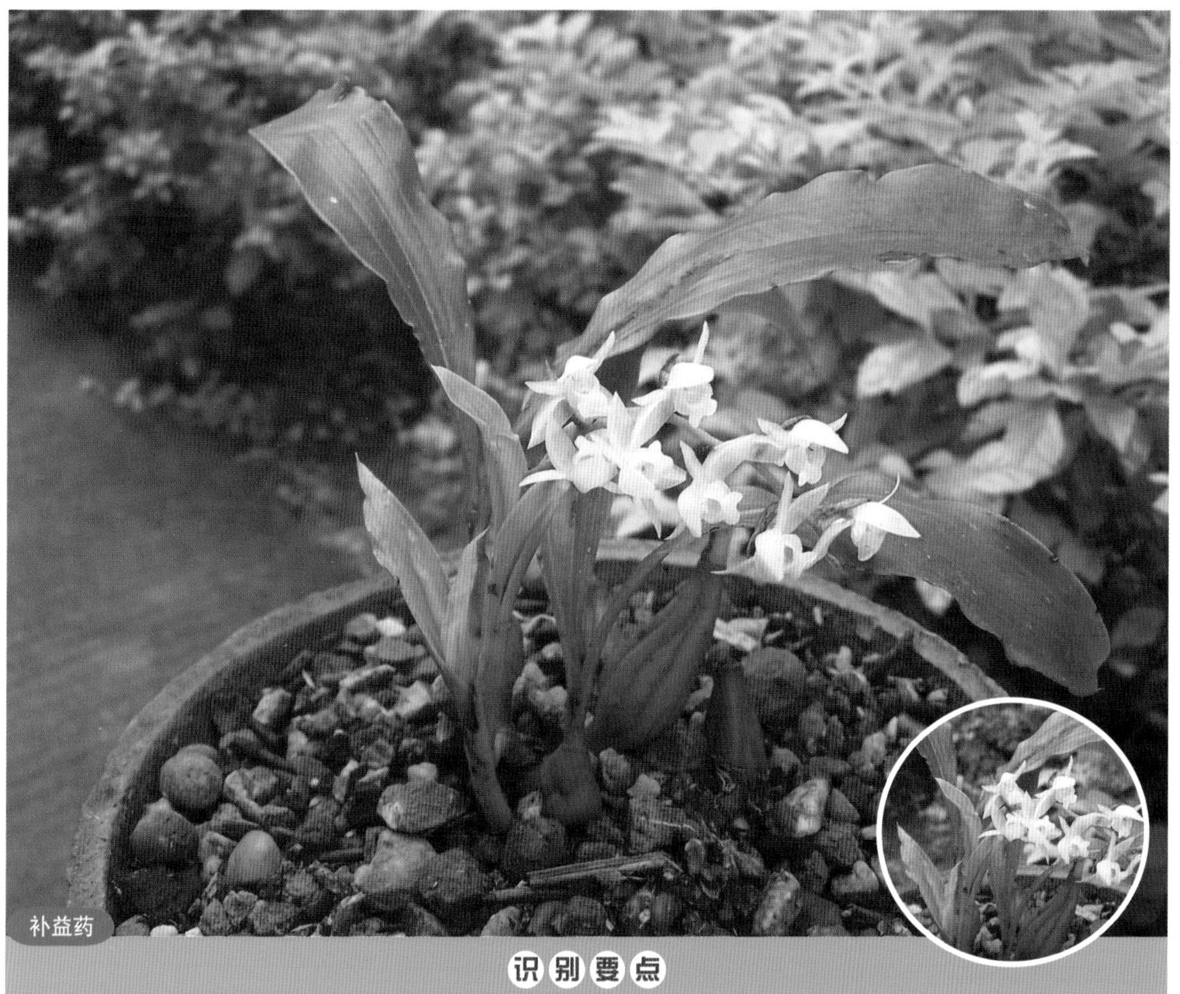

识别要点

①根茎粗壮，匍匐。假鳞茎卵形、圆柱形或狭圆锥形，肉质，顶生2叶。②叶椭圆形或倒披针形，先端渐尖，基部收狭成柄，具明显的纵脉。③花葶从被鳞片包住的幼小假鳞茎顶端抽出；总状花序直立或下垂，花白色、绿白色或带黄色。

波罗蜜

别名：包密、天罗、婆那娑、天婆罗、曩加结、优珠昙、婆罗密、树波萝、密冬瓜、牛肚子果。
来源：为桑科植物木波罗*Artocarpus heterophyllus* Lam.**的果实。**

【生境分布】生长于热带地区。我国广东、广西、云南、台湾等地有栽培。

【采收加工】夏、秋间成熟时采收。

【性味功用】甘，微酸，平。生津除烦，解酒醒脾。主治胃阴不足，口中干渴。内服：多用鲜品生食，50～100克。

【精选验方】①烦渴：鲜波罗蜜果内60～120克，嚼食。②解酒：波罗蜜果肉60克，水煎服。③乳汁不通：波罗蜜果仁6～12克，炖猪肉服或水煎服，并食果仁。

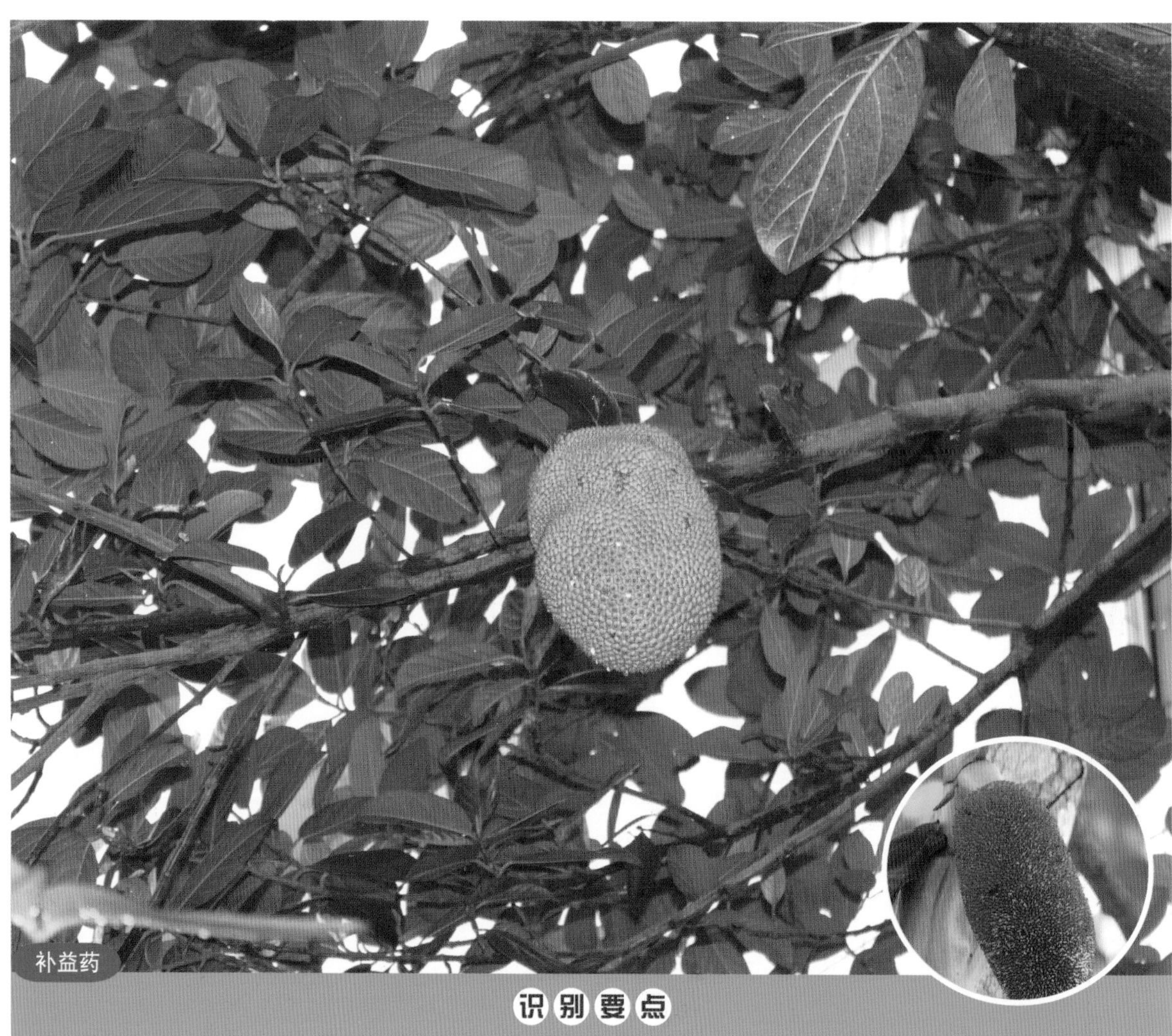

补益药

识别要点

①叶互生，厚革质，椭圆形至倒卵形，先端钝而短尖，基部楔形，全缘，幼枝上的叶有时3裂，两面无毛。②花单性，雌雄同株；雄花序顶生或腋生，圆柱形；雌花序圆柱形或矩圆形，生长于干上或主枝上的球形花托内。③聚花果外皮有稍作六角形的瘤状突起。

隔山消

别名：过山瓢、无梁藤、隔山撬。
来源：为萝藦科植物隔山消*Cynanchum wilfordii*(Maxim.)Hook. f. **的块根。**

【生境分布】生长于山谷、山坡、灌木丛中或路边草地。主产于辽宁、甘肃、江苏、安徽、湖南、湖北、四川、重庆等地。

【采收加工】秋季采收，洗净，切片，晒干。

【性味功用】甘，微苦，微温。归脾、胃、肾经。补肝肾，强筋骨，健脾胃，解毒。主治肝肾两虚，头昏眼花，失眠健忘，须发早白，阳痿，遗精，脾虚不运，脘腹胀满，泄泻，产后乳少，鱼口疮毒。内服：煎汤，6～12克。外用：捣敷。

【精选验方】①催乳：隔山消50克，炖肉吃。②多年老胃病：隔山消50克，鸡屎藤25克，炖猪肉服。③小儿痞块：隔山消50克，煎水加白糖当茶喝，每日3～5次。④痢疾：隔山消根50克，水煎服，每日1剂。⑤食积饱胀：隔山消5克，打成粉，用开水送服，每日1次。⑥毒蛇咬伤、疔疮：鲜隔山消根，捣烂敷患处。

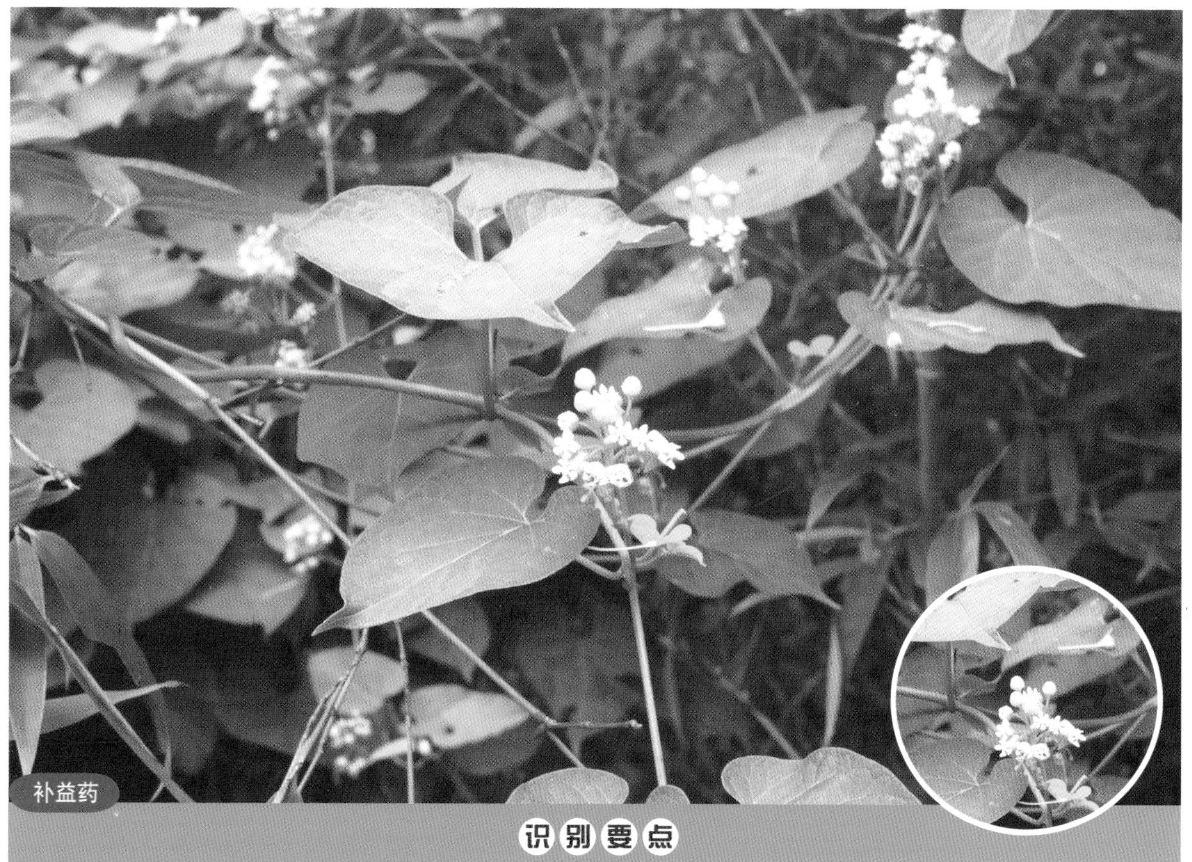

识别要点

①茎被单列毛。②叶对生：叶片薄纸质，卵形，先端短渐尖，基部耳状心形，两面被微柔毛。③近伞房状聚伞花序半球形，花序梗被单列毛；花萼外面被柔毛；花冠淡黄色。

薯蓣

别名：山药、山薯、土薯、玉延、怀山药、淮山药。
来源：为薯蓣科植物薯蓣*Dioscorea opposita* Thunb.的根茎。

【生境分布】生长于排水良好、疏松肥沃的壤土中。主产于河南、山西等地，全国各地均有栽培。

【采收加工】冬季茎叶枯萎后采挖，切去根头，洗净，除去外皮及须根，干燥。也有选择肥大顺直的干燥山药，置清水中，浸至无干心，闷透，切齐两端，用木板搓成圆柱状，晒干，打光，习称“光山药”。

【性味功用】甘，平。归脾、肺、肾经。补脾养胃，生津益肺，补肾涩精。主治脾虚食少，久泻不止，肺虚喘咳，肾虚遗精，带下，尿频，虚热消渴。麸炒山药补脾健胃，主治脾虚食少，泄泻便溏，白带过多。内服：15～30克。

【精选验方】①久病咳喘、痰少或无痰、咽干口燥：鲜山药60克，切碎，捣烂，加甘蔗汁半碗和匀，火上炖熟服用。②健脾益肾、补肺定喘、润肤养颜：山药50克，核桃仁20克，大枣10克，小米30～50克，加水适量，煮至米烂汤黏，代粥佐餐。③遗尿：山药，炒研末，每次10克，每日3次，开水冲服。④白带过多、腰痛：生山药、生薏苡仁、芡实各30克，加水适量煮至米烂汤黏，分2次服下。

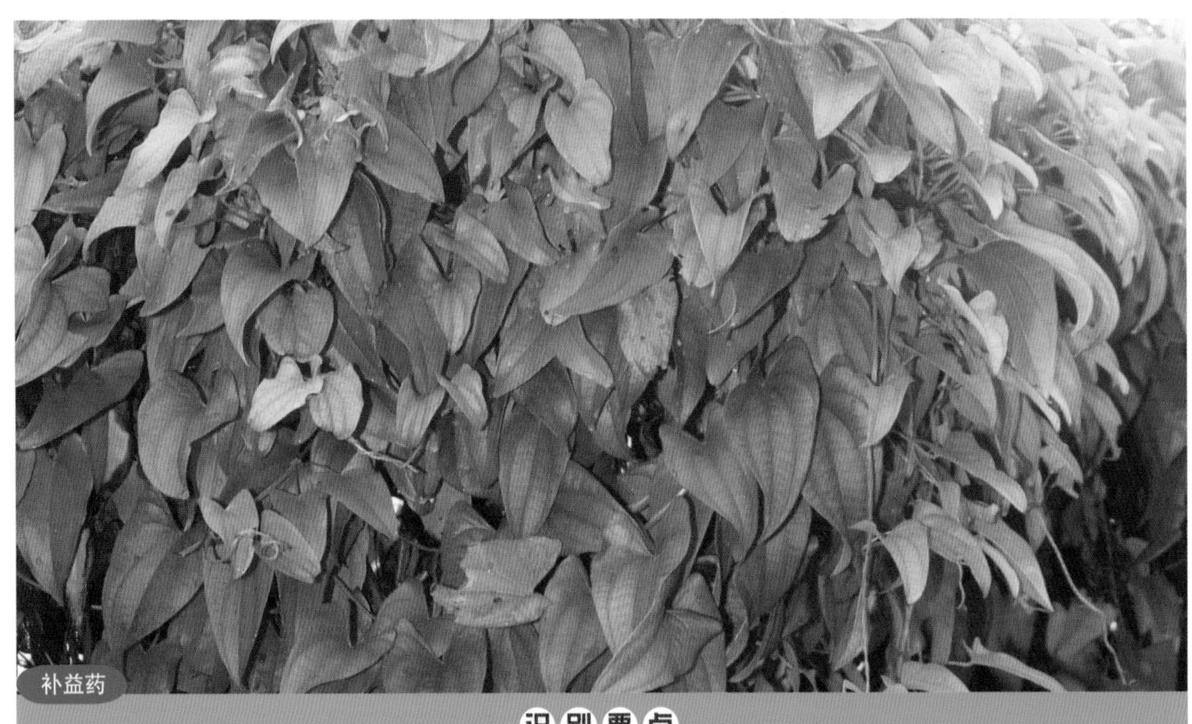

补益药

识别要点

①多年生缠绕性宿根草质藤本。块茎长而粗壮，外皮灰褐色，有须根，茎常带紫色。②单叶在茎下部互生，中部以上对生。少数为三叶轮生，叶片三角形至宽卵形或戟形，变异大。

肉苁蓉

别名：苁蓉、大芸、淡大芸、咸苁蓉。
来源：为列当科植物肉苁蓉*Cistanche deserticola* Y. C. Ma**的干燥带鳞叶的肉质茎。**

【生境分布】生长于荒漠中，寄生在藜科植物梭梭、白梭梭等植物的根上。主产于内蒙古、陕西、宁夏、甘肃、青海、新疆等地。

【采收加工】春、秋均可采收。但以3～5月间采者为好，过时则中空。

【性味功用】甘、咸，温。归肾、大肠经。补肾阳，益精血，润肠通便。主治阳痿，不孕，腰膝酸软，筋骨无力，肠燥便秘。内服：煎汤，10～20克。

【精选验方】①阳痿、遗精、腰膝痿软：肉苁蓉、韭菜子各9克，水煎服。②神经衰弱、健忘、听力减退：肉苁蓉、枸杞子、五味子、麦冬、黄精、玉竹各适量，水煎服。③肾虚不孕：肉苁蓉、山药各30克，鹿茸18克，原蚕蛾4.5克，炼蜜为丸，每服10克，每日2次。④男子肾虚精亏、阳痿尿频：肉苁蓉240克，熟地黄180克，五味子120克，菟丝子60克，研为细末，酒煮山药糊为丸，每次9克，每日2次。⑤便秘：肉苁蓉30克，水煎服，每日1剂。⑥肾阳虚闭经：肉苁蓉、附子、茯苓、白术、桃仁、白芍各15克，干姜10克，水煎服，每日1剂。

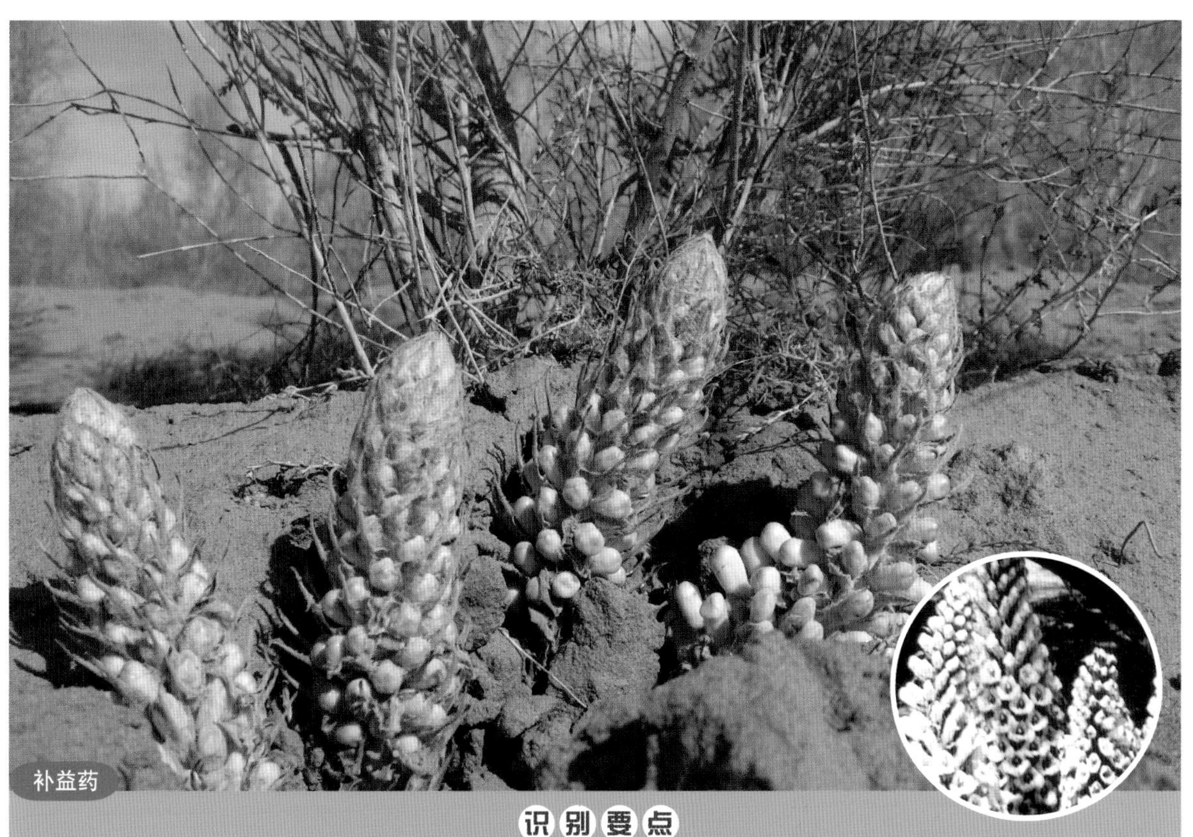

识别要点

①茎肉质肥厚，圆柱形，黄色。②被多数肉质鳞片状叶，覆瓦状排列，卵形至长圆状披针形，黄褐色，在茎下部者较短且排列较紧密。③穗状花序圆柱形，密生多花；苞片卵状披针形，花萼钟形。花冠顶端5裂。④蒴果椭圆形。

胡　桃

别名：核桃、核桃仁。
来源：为胡桃科植物胡桃*Juglans regia* L.的种子。

【生境分布】 各地均有栽培，主产于华北、东北、西北等地。

【采收加工】 9～10月果实成熟时采收。除去果皮，敲破果核（内果皮），取出种子。

【性味功用】 甘，温。归肾、肺、大肠经。补肾益精，补肺定喘，润肠通便。主治虚寒喘咳，腰脚重疼，心腹疝痛，血痢肠风，肾虚腰痛，遗精，健忘，耳鸣，尿频，大便溏泻，五更泻，神经衰弱，高血压，冠心病，肺气肿，胃痛等。内服：煎汤，9～30克；或入汤、丸、散、膏、粥等。

【精选验方】 ①腰痛：核桃仁（炒熟）150～180克，捣烂冲酒服。②虚喘：核桃肉1000克，捣烂，蜂蜜1000毫升和匀，用瓶装好，每次食1匙，每日2次，开水送下。③神经衰弱、健忘、失眠、梦多、食欲不振：核桃肉、黑芝麻、桑叶各30克，捣如泥状，作丸，每服10克，每日2次。④胆结石：核桃肉、冰糖、麻油各500克，同蒸熟，在7～10日内食完。⑤百日咳及慢性支气管炎：核桃肉，每次3个，早晚各1次，连续半个月。⑥孕妇胎气上逆：核桃10个，打破，连壳煎汤服。⑦乳汁不通：核桃肉5个，捣烂，用黄酒冲服。

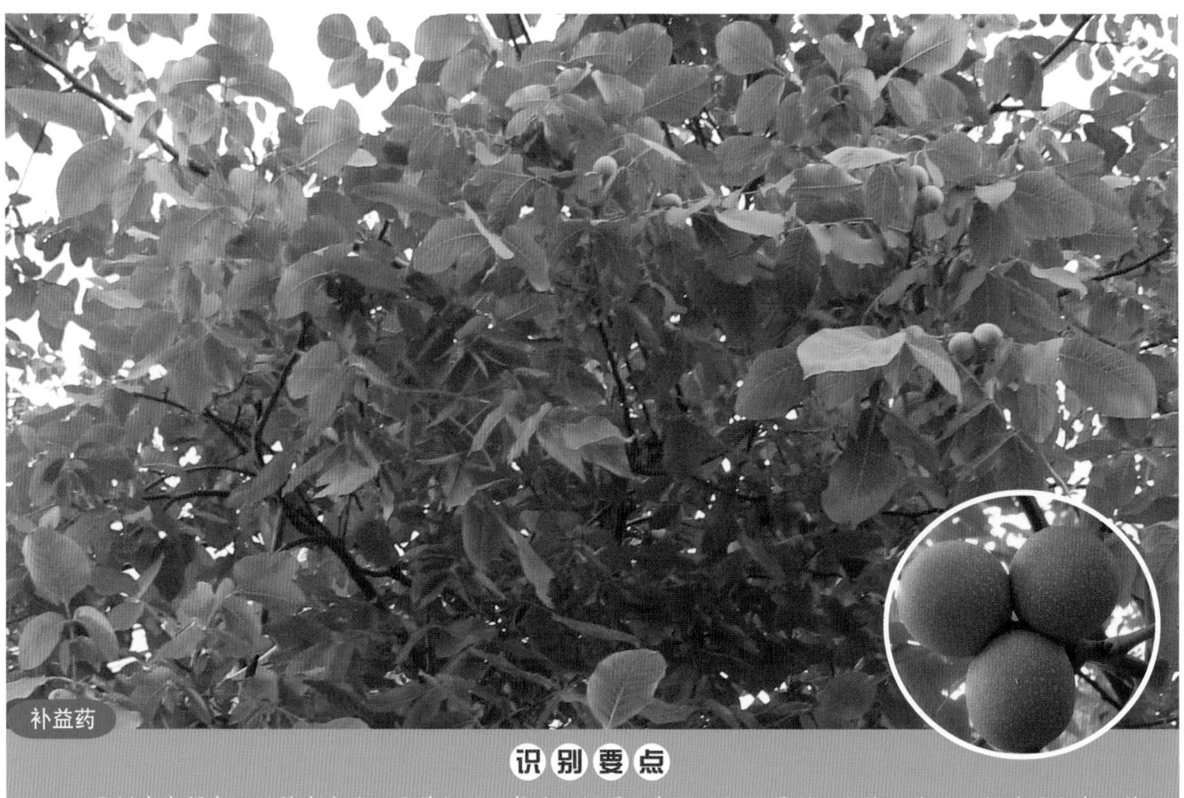

补益药

识别要点

①树皮灰褐色，幼枝有密毛。②单数羽状复叶，椭圆状卵形至长椭圆形，全缘，背面沿侧脉腋内有一簇短柔毛。③果序短，下垂，有核果1～3个。

扁豆

别名：白扁豆、炒扁豆。
来源：为豆科植物扁豆*Dolichos lablab* L. 的干燥成熟种子。

【生境分布】全国各地均有栽培。主产于湖南、安徽、河南等地。

【采收加工】秋、冬二季采收成熟果实，晒干，取出种子，再晒干。

【性味功用】甘，微温。归脾、胃经。补肾益精，健脾和中，解暑化湿。主治暑湿吐泻，脾虚呕逆，食少久泄，水停消渴，赤白带下，小儿疳积。内服：煎汤，10～30克；或入丸、散，6～10克。健脾止泻炒用，消暑解毒生用。

【精选验方】①脾虚水肿：炒扁豆30克，茯苓15克，研为细末，每次3克，加红糖适量，用沸水冲调服。②妇女脾虚带下：扁豆子60克（或嫩扁豆荚果120克），以食油、食盐煸炒后，加水煮熟食，每日2次，连食1周。③呕吐腹泻，小便不利：扁豆30克，香薷15克，加水煎汤，分2次服。

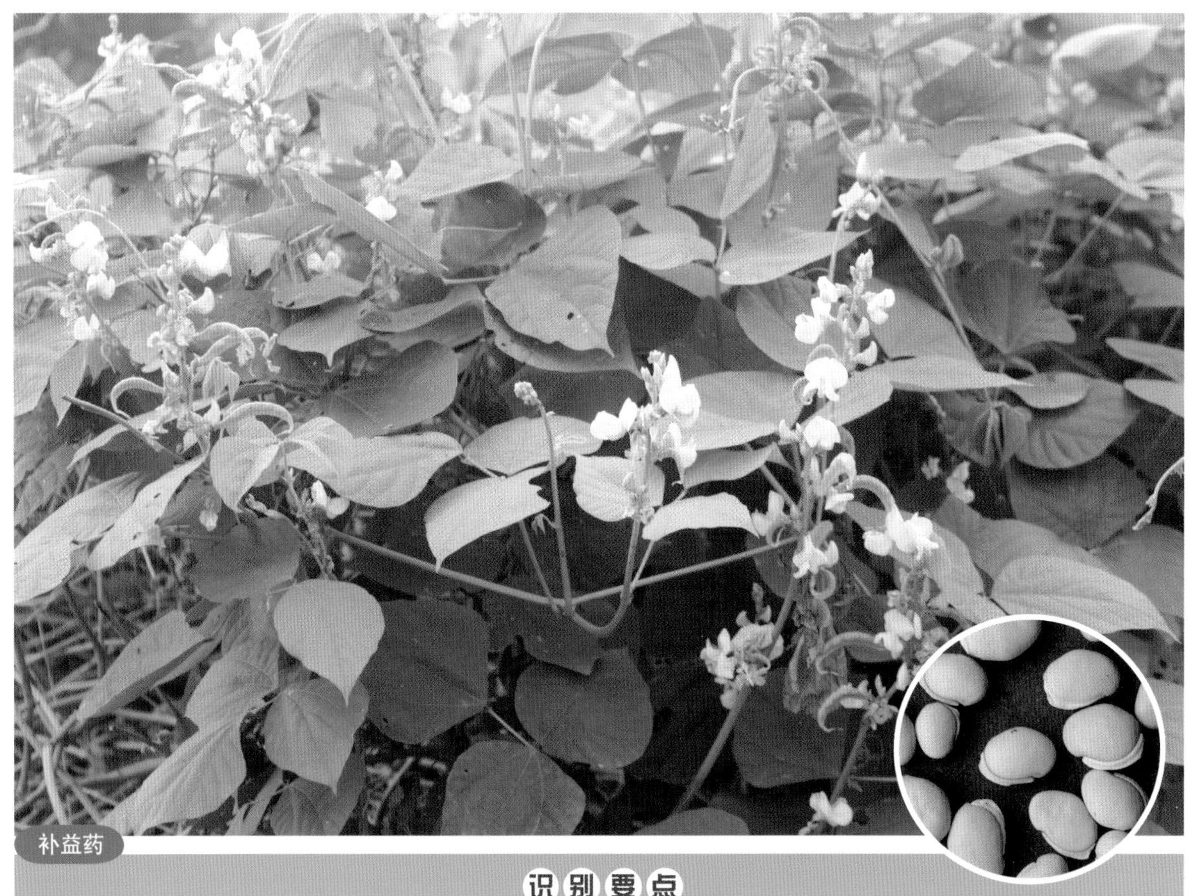

识别要点

①小叶3，顶生小叶菱状广卵形，侧生小叶斜菱状广卵形，顶端短尖或渐尖，基部宽楔形或近截形，两面沿叶脉处有白色短柔毛。②总状花序腋生；花丛生长于花序轴的节上；花冠白色或紫红色。③荚果扁，镰刀形或半椭圆形。

向日葵

别名：葵花、向阳花、朝阳花、望日葵、转日莲。
来源：为菊科向日葵属植物向日葵*Heliantus annuus* L.的花盘和茎髓。

【生境分布】全国大部分地区有栽培。

【采收加工】秋季采收，将茎割下，取出髓部，晒干。

【性味功用】花盘甘，寒，归肝经。清热，益肝，止痛，止血。主治高血压，头痛，头晕，耳鸣，脘腹痛，痛经，子宫出血，疮疹。茎髓甘，平，归膀胱经，清热，利尿，止咳，主治尿路感染，白带，乳糜尿，百日咳，风疹。内服：煎汤，花盘15～60克，茎髓9～15克。外用：花盘捣敷或研粉敷。

【精选验方】①风热挟湿头痛：向日葵花盘24～30克，和水煎成半碗，饭后服，每日2次。②牙痛：向日葵花盘1个，枸杞根，煎水，泡蛋服。③小便不通：向日葵茎髓15克，水煎服。

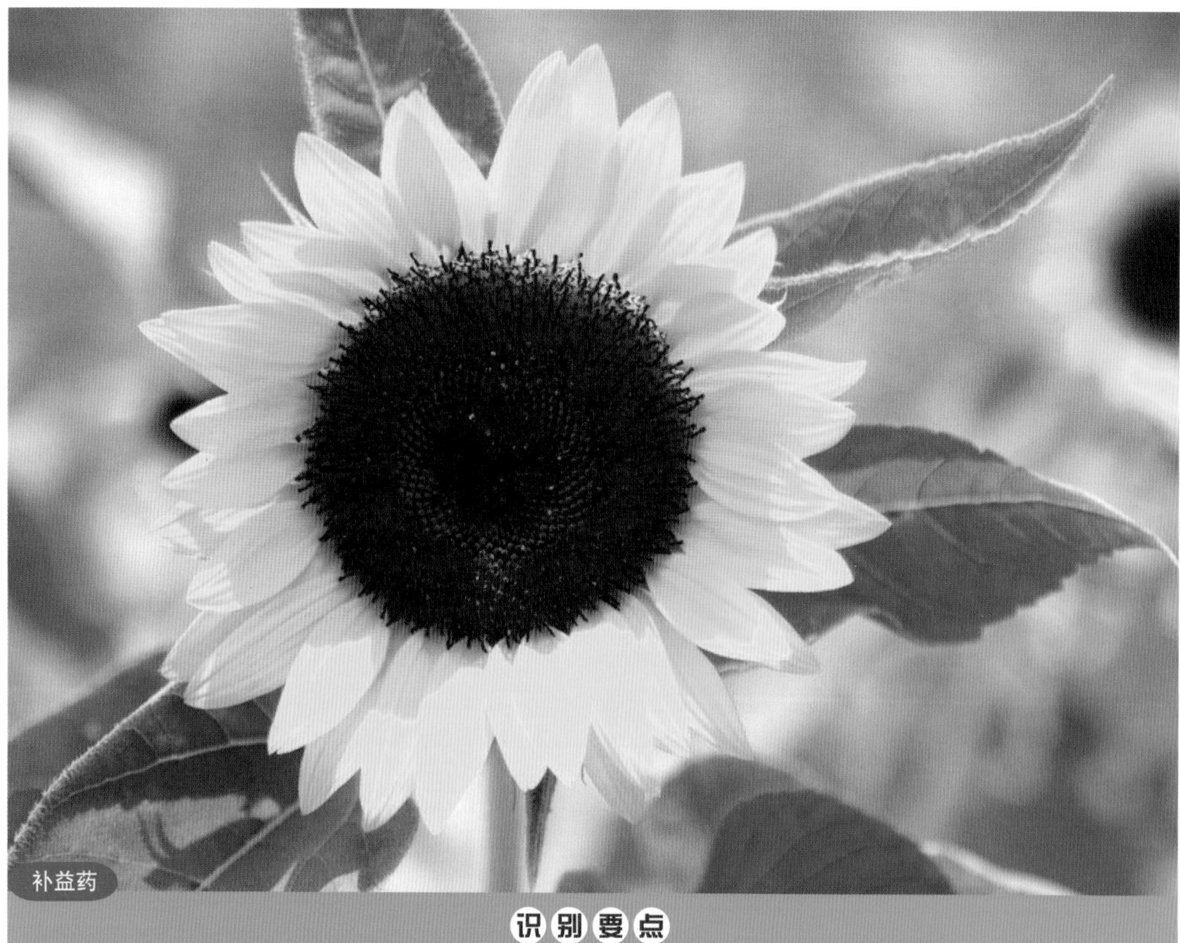

识别要点

①茎直立，粗壮，中心髓部发达，被粗硬刚毛。②叶互生；有长柄；叶片宽卵形或心状卵形，边缘具粗锯齿，两面被糙毛，具3脉。③头状花序序单生长于茎端，总苞片卵圆形或卵状披针形，先端尾状渐尖，被长硬刚毛。④瘦果倒卵形或卵状长圆形，稍扁，浅灰色或黑色。

锁　阳

别名：锁燕、锈铁锤、地毛球。
来源：为锁阳科植物锁阳*Cynomorium songaricum* Rupr. 的干燥肉质茎。

【生境分布】野生于沙漠戈壁。主产于内蒙古、甘肃、青海等地。

【采收加工】春、秋均可采收，以春采者为佳。除去花序，置沙土中半埋半露，连晒带烫，使之干燥。

【性味功用】甘，温。归肝、肾、大肠经。补肾助阳，润肠通便。主治男子阳痿，女子不孕，血枯便秘，腰膝痿弱。内服：煎汤，10～15克。

【精选验方】①周围神经炎：锁阳、枸杞子、五味子、黄柏、知母、干姜、炙龟板各适量，研末，酒糊为丸，盐汤送下。②阳痿不孕：锁阳、肉苁蓉、枸杞各6克，菟丝子9克，淫羊藿15克，水煎服。③肾虚滑精、腰膝酸弱、阳痿：锁阳、苁蓉、桑螵蛸、茯苓各9克，龙骨3克，研末，炼蜜为丸服。④阳痿、早泄：锁阳、党参、山药、覆盆子各适量，水煎服。

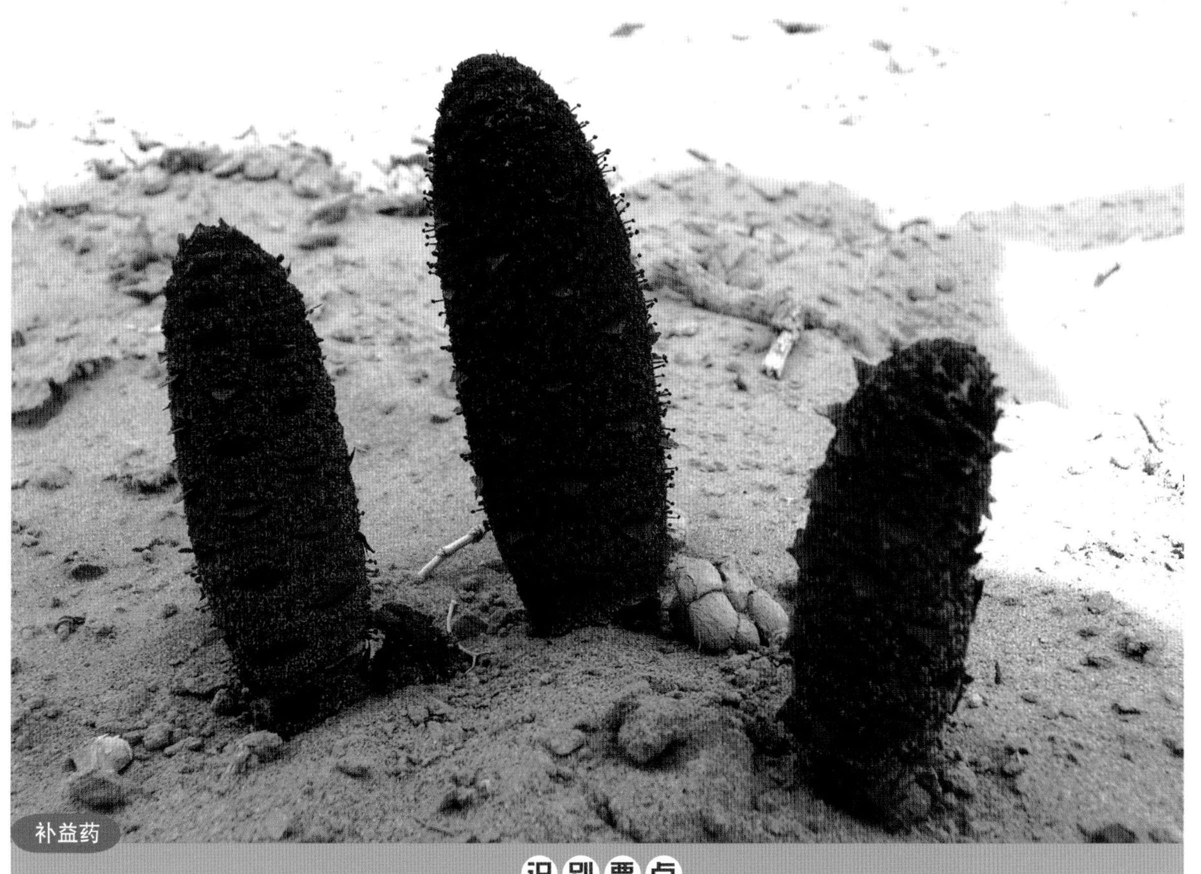

识别要点

①茎圆柱形，暗紫红色，大部埋于沙中，基部粗壮，多皱缩，有纵沟，残存三角形黑棕色鳞片。②穗状花序顶生，肉质，棒状，暗紫色。

猫眼草

别名：打碗棵、打盆打碗、猫眼棵、猫儿眼、肿手棵。
来源：为大戟科植物猫眼草*Euphorbia lunulata* Bge. 的全草。

【生境分布】生长于山坡路旁。主产于河北、内蒙古、山西、新疆、东北等地。

【采收加工】春、夏季采收，除去杂质和泥土，晒干。

【性味功用】苦，微寒，有毒。归肺、肝经。止咳化痰，杀虫止痒。主治淋巴结炎、疗疮癣疥。外用：研末外敷。

【精选验方】①颈淋巴结结核已破成管：猫眼草煎熬成膏，适量外敷患处。②癣疮发痒：猫眼草研末，香油或花生油、猪油调敷患处。

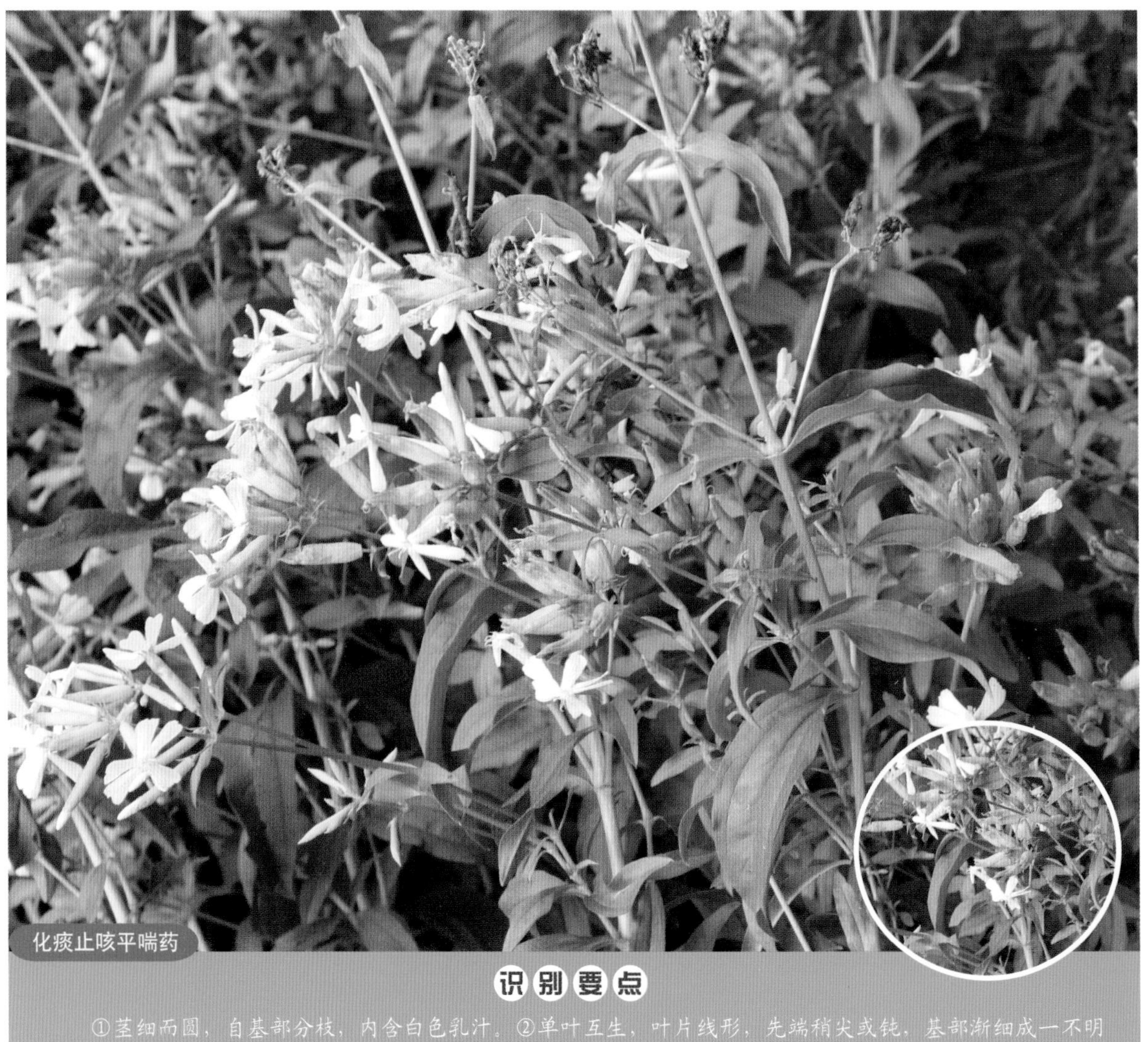

化痰止咳平喘药

识别要点

①茎细而圆，自基部分枝，内含白色乳汁。②单叶互生，叶片线形，先端稍尖或钝，基部渐细成一不明显的短柄，全缘。③杯状聚伞花序顶生，苞叶卵状三角形或阔三角形。

紫金牛

别名：矮地茶、平地木、不出林、老勿大、叶底珠。
来源：为紫金牛科植物紫金牛*Ardisia japonica*(Thunb.)Blume的干燥全草。

【生境分布】生长于谷地、林下、溪旁阴湿处。主产于福建、江西、湖南、四川、重庆、江苏、浙江、贵州、广西、云南等地。

【采收加工】夏、秋二季茎叶茂盛时采挖，除去泥沙，干燥。

【性味功用】辛、微苦，平。归肺、肝经。化痰止咳，利湿，活血。主治新久咳嗽，痰中带血，湿热黄疸，跌打损伤。内服：15～30克。

【精选验方】①肺脓肿：紫金牛、鱼腥草各50克，水煎，分2次服。②血痢：紫金牛适量，煎服。③小儿脱肛：紫金牛10克，鸡蛋1个，煮透，服汤食蛋。④黄疸型肝炎：紫金牛、车前草、阴行草各30克，白茅根15克，水煎服。⑤筋骨痛：紫金牛根、茜草根、羊蹄根各30克，威灵仙根10克，黄酒与水各半煎服。⑥白带过多：紫金牛30克，公鸡1只，同炖，服汤食鸡。

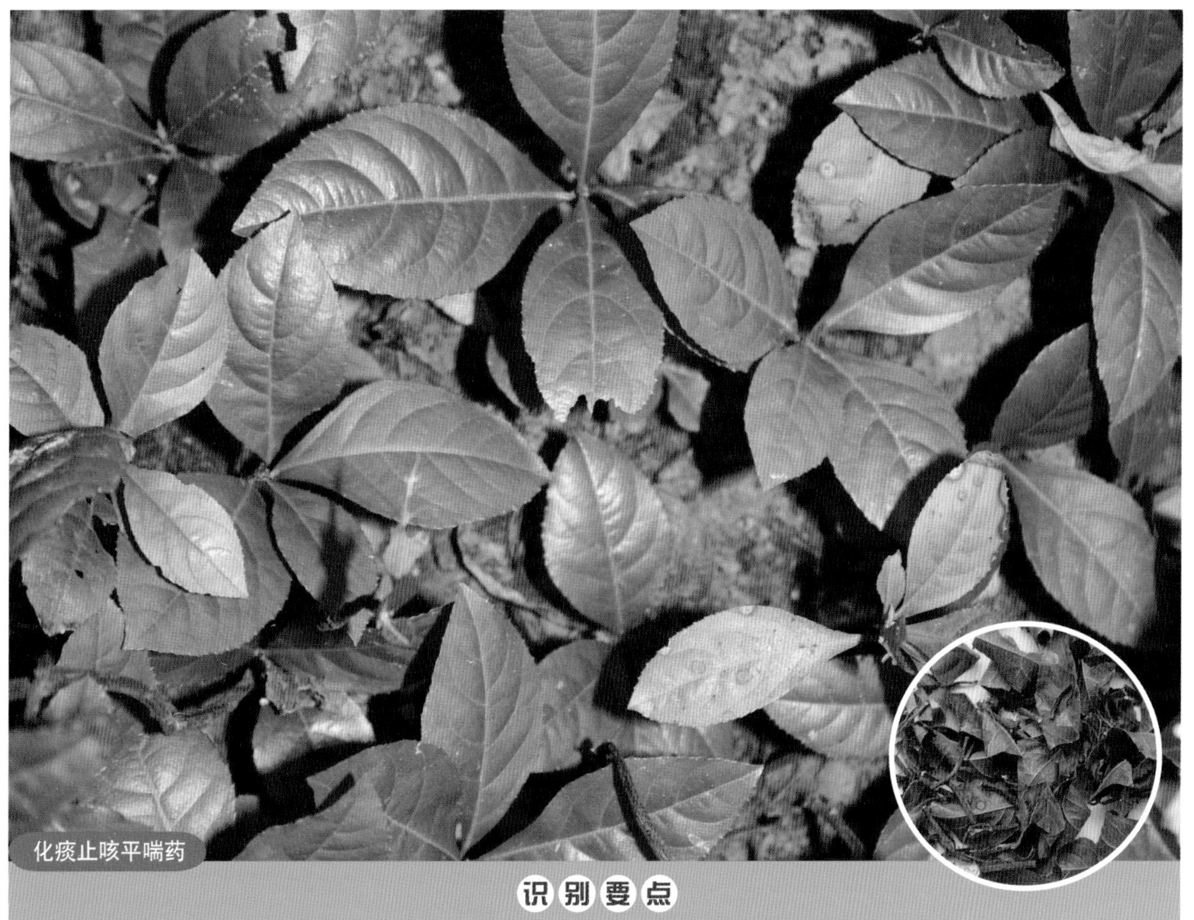

识别要点

①茎单一，圆柱形，表面紫褐色，有细条纹，具有短腺毛。②叶互生，通常3～4叶集生长于茎梢，呈轮生状；叶柄长5～10毫米，密被短腺毛，无托叶，叶片椭圆形。

紫菀

别名：紫苑、小辫儿、夹板菜、驴耳朵菜、软紫菀。
来源：为菊科植物紫菀*Aster tataricus* L. f.的干燥根及根茎。

【生境分布】生长于山地或河边草地。分布于黑龙江、吉林、辽宁、河北等地。河北、安徽等地有栽培。

【采收加工】春、秋二季采挖，除去有节的根茎和泥沙，编成辫状晒干，或直接晒干。

【性味功用】辛、甘、苦，温。归肺经。润肺，化痰，止咳。内服：5～10克，煎服。外感暴咳多生用，肺虚久咳蜜炙用。

【精选验方】①慢性气管炎、肺结核咳嗽：紫菀9克，前胡、荆芥、百部、白前各6克，桔梗、甘草各3克，水煎服。②百日咳、肺炎、气管炎：紫菀9克，水煎服。③咳嗽劳热：炙紫菀、天冬、桑白皮各9克，黄芩4.5克，桔梗、知母、党参各6克，甘草1.5克，水煎服。

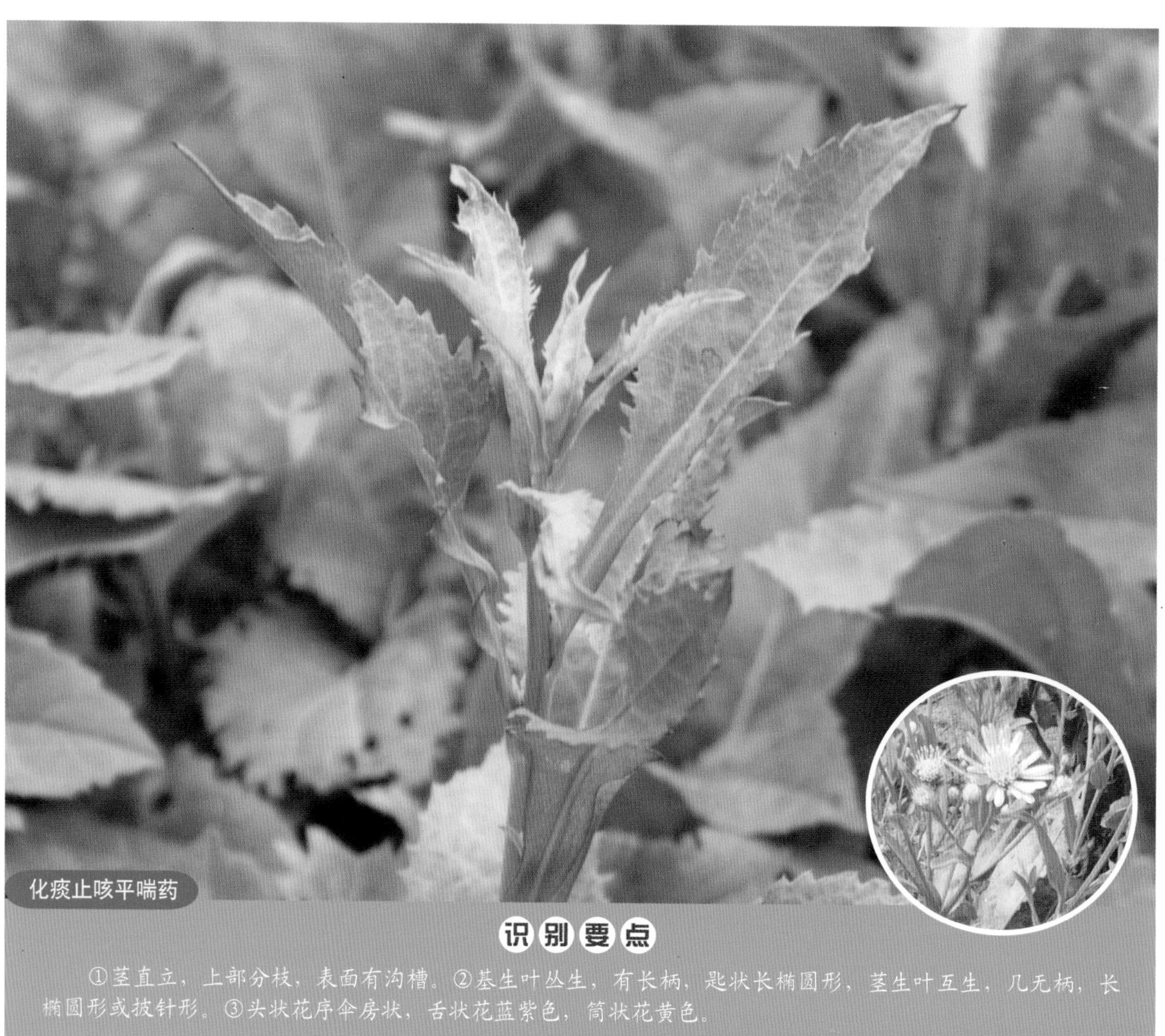

化痰止咳平喘药

识别要点

①茎直立，上部分枝，表面有沟槽。②基生叶丛生，有长柄，匙状长椭圆形，茎生叶互生，几无柄，长椭圆形或披针形。③头状花序伞房状，舌状花蓝紫色，筒状花黄色。

龙脷叶

别名：龙舌叶、龙味叶、牛耳叶。
来源：为大戟科守宫木属植物龙脷叶*Sauropus rostrata* Miq.**的叶。**

【生境分布】多为栽培或生长于山谷、山坡湿润肥沃的丛林中。主产于广东、广西等地。

【采收加工】5～6月开始，摘取青绿色的老叶，晒干。通常每株每次可采叶4～5片，每隔15日左右采一次。

【性味功用】甘，平。归肺经。清热润肺，化痰止咳。主治肺热咳喘痰多，口干，便秘。内服：煎汤，6～15克。

【精选验方】①痰火咳嗽：龙脷叶和猪肉煎汤服。②急性支气管炎，上呼吸道炎，支气管哮喘：龙脷叶6～12克，水煎服。

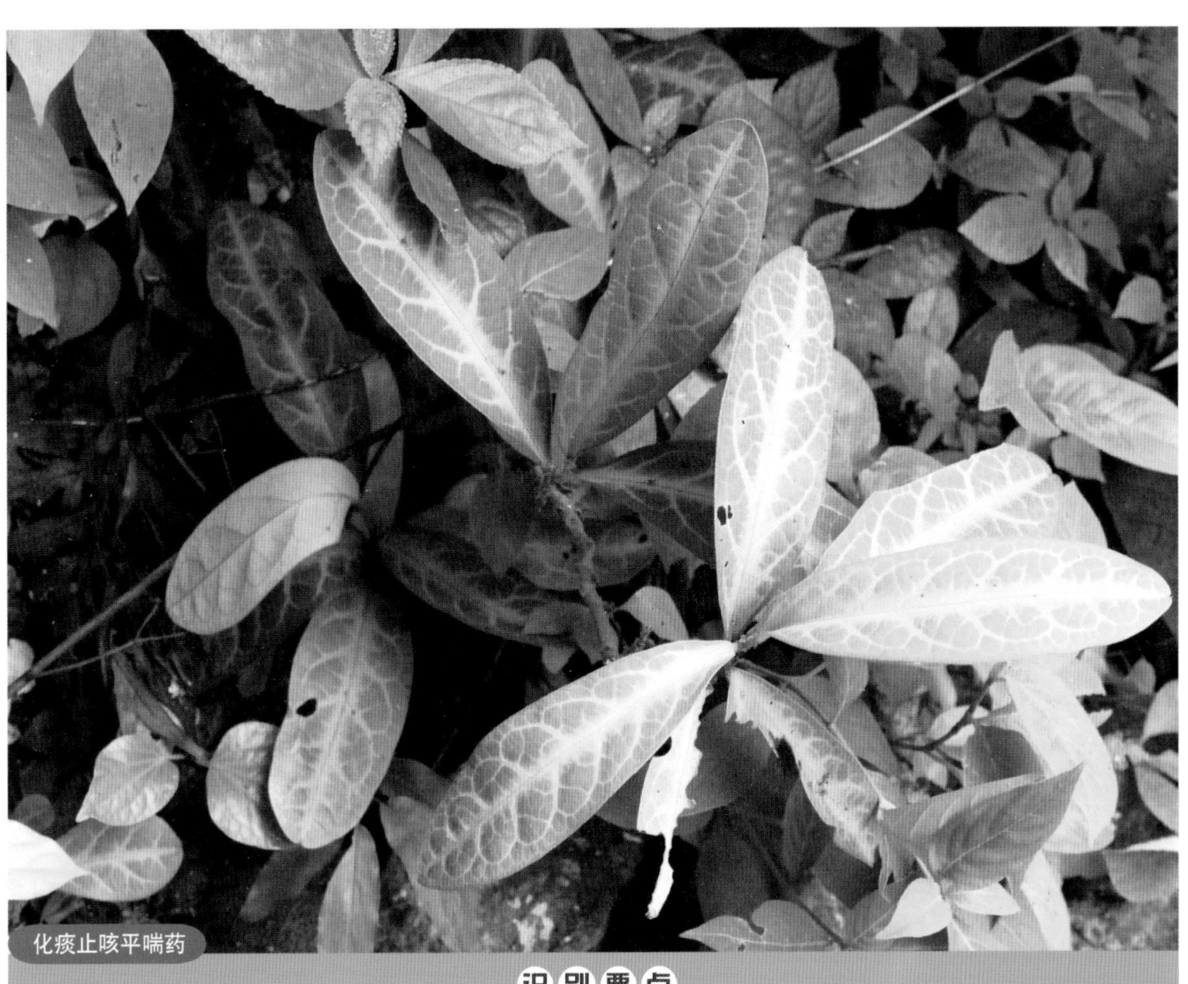

化痰止咳平喘药

识别要点

①小枝蜿蜒状，有不明显的小柔毛。②叶互生，具短柄；卵状披针形或倒卵状披针形，先端钝而有小凸尖，基部短尖或近浑圆，全缘，上面暗绿色，下面榄绿色；托叶小，三角形，老熟时草黄色。

柠 檬

别名：黎檬。
来源：为芸香科柑橘属植物柠檬*Citrus limonia* Osbeck**的果和根。**

【生境分布】我国南部有栽培。

【采收加工】根全年可采，果秋冬采。

【性味功用】果酸、甘，平；化痰止咳，生津健胃；主治支气管炎，百日咳，食欲不振，维生素E缺乏症，中暑烦渴。根辛、苦，温；行气止痛，止咳平喘；主治胃痛，疝气痛，睾丸炎，咳嗽，支气管哮喘。内服：煎汤，鲜果15～30克，根30～60克。

【精选验方】①高血压，咽痛口干：柠檬1个，马蹄10只，水煎服，每日1次。②支气管炎、百日咳：柠檬果实适量，水煎服。③鼻窦炎：每日往鼻子里滴几滴柠檬汁。④伤口不愈：柠檬适量，直接敷用。⑤冻疮：用柠檬摩擦手脚。⑥神经痛：用柠檬在痛处按摩。⑦皲裂：晚上用橄榄油和柠檬汁的混合液涂抹手脚。

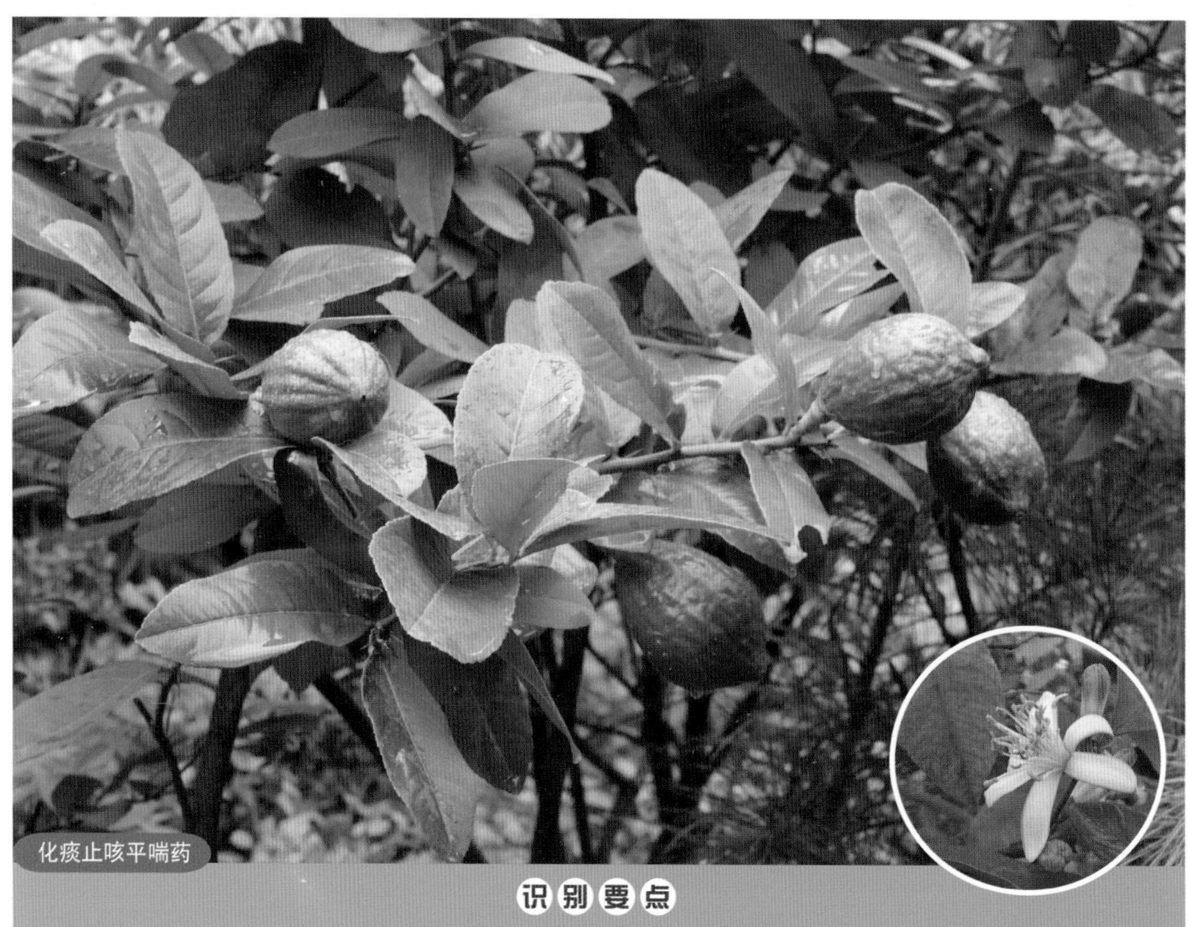

化痰止咳平喘药

识别要点

①叶互生，叶柄短，有狭翼，顶端有节。叶片小，长圆形至椭圆状长圆形，边缘有钝锯齿。②花单生或簇生长于叶腋；花瓣条状长圆形，下部渐狭，外面淡紫色，内面白色。③柑果椭圆形。

桂 花

别名：银桂、木犀、九里香。
来源：为木犀科木犀属植物桂花*Osmanthus fragrans* Lour.的花。

【生境分布】我国大部分地区均有栽培。主产于河北、陕西、甘肃、山东及长江以南各省区。

【采收加工】9～10月开花时采收，阴干，拣去杂质，密闭贮藏，防止走失香气及受潮发霉。

【性味功用】辛，温。化痰，散瘀。主治痰饮，肠风血痢，疝瘕，牙痛，口臭。内服：煎汤，1.5～3克；或泡茶、浸酒。外用：煎水含漱，或蒸热外熨。

【精选验方】①风虫牙痛：桂花、百药煎、孩儿茶各适量，共捣作膏饼，作膏饼噙。②皮肤干燥、声音沙哑、牙痛：干桂花1克，茶叶2克，入杯中，沸水冲泡6分钟，早、晚各饮1杯。③咳嗽：桂花数朵，食盐1小匙，冰糖1小匙，将桂花置入杯中，冲入滚水，加入冰糖，盖起杯盖，约焖3分钟，代茶频饮。

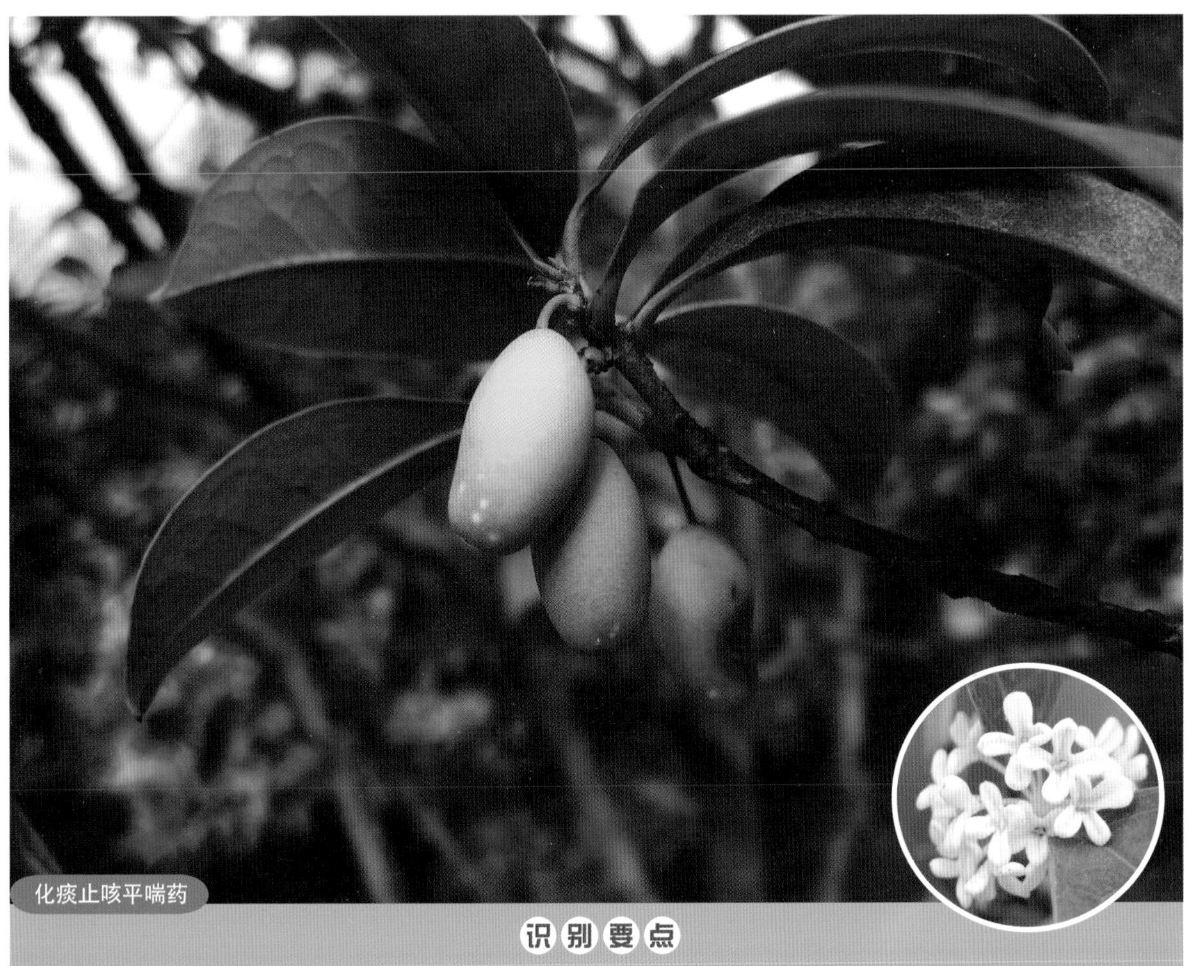

识别要点

①叶对生，革质，椭圆形或长椭圆状披针形，全缘或有锐细锯齿；叶柄短。②花簇生长于叶腋，雌雄异株，具细弱花梗；白色或黄色，芳香。③核果长椭圆形。

朝天罐

别名：向天葫芦、瓶儿草、倒罐子、猫耳朵。
来源：为野牡丹科锦香属植物朝天罐*Osbeckia crinita* Benth. ex Wall.**的根及果。**

【生境分布】生长于山谷、溪边、林下等处。分布于我国南部、东南部。

【采收加工】秋季挖根，采摘果序，洗净晒干。

【性味功用】甘、涩，平。清热利湿，止咳，调经。主治急性胃肠炎，细菌性痢疾，消化不良，慢性支气管炎，吐血，月经不调，白带。内服：煎汤，9～15克。

【精选验方】①虚弱咳嗽：朝天罐、杏仁各15克，桃仁9克，炖猪肉或煎水服。②痢疾：朝天罐根15克，红痢加红糖，白痢加白糖煎服。③痔疮：朝天罐根15克，炖猪心肺服。

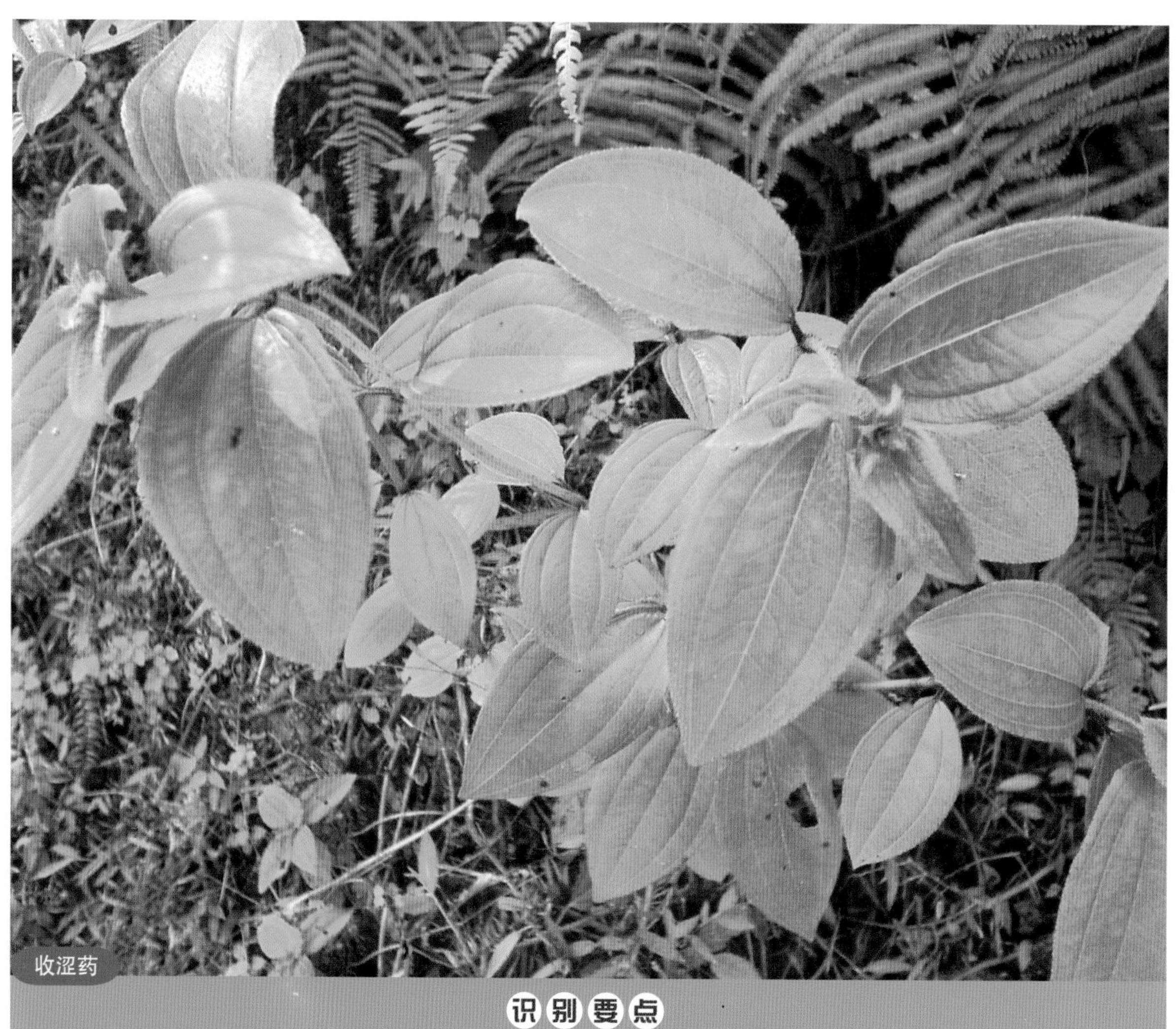

收涩药

识别要点

①茎四棱，被粗毛。②叶对生；椭圆状披针形，先端渐尖，全缘，基部钝或近心形，主脉5～7条，两面均被粗毛；叶柄亦多粗毛。

番石榴

别名：鸡矢果、拔子、番稔、花稔、番桃树、胶子果。
来源：为桃金娘科植物番石榴*Psidium guajava* L.的叶和果。

【生境分布】生长于原野、林缘或栽培。主产于福建、台湾、广东、广西、四川、重庆、云南等地。

【采收加工】春、夏采叶，秋季采果，晒干。

【性味功用】甘、涩，平。收敛止泻，消炎止血。叶、果治急、慢性肠炎，痢疾，小儿消化不良。鲜叶外用，治跌打损伤，外伤出血，臁疮久不愈合。内服：煎汤，叶5～15克，鲜品可用至24～30克，果3～9克，生食，每次2～3枚，每日2～3次；或研末。外用：叶捣敷。

【精选验方】①急性胃肠炎、腹泻：番石榴叶30克，切碎和米一起炒黄后，加水煎服。②小儿消化不良：番石榴叶、大田基黄各30克，红茶9～12克，炒米粉15～30克，水煎服。③跌打损伤、外伤出血、疮痛不愈：鲜番石榴叶，捣烂敷患处。

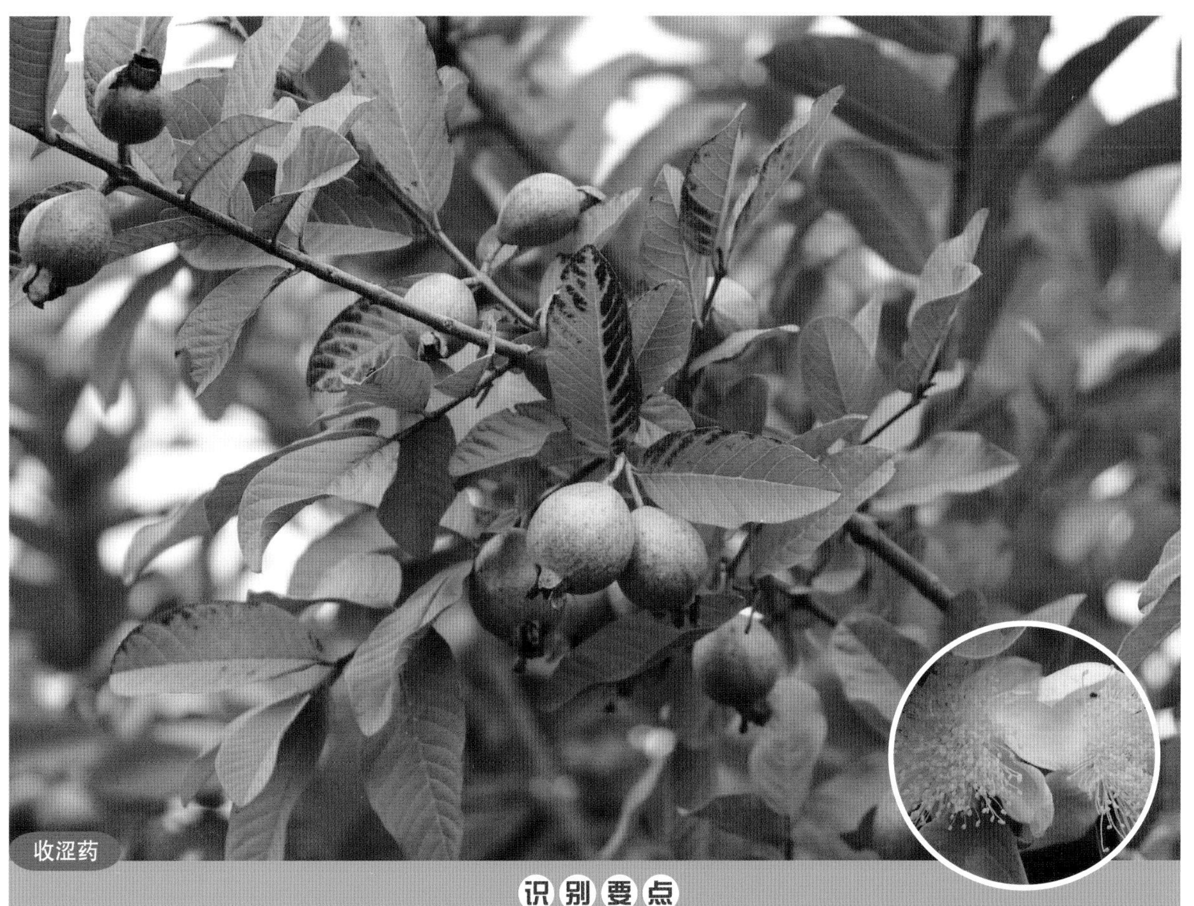

识别要点

①单叶互生，长圆形至椭圆形，革质，全缘，上面稍粗糙，下面有毛。②花两性，腋生1～4朵；萼5片，绿色，卵圆形；花瓣白色，卵形。③浆果球形、卵圆形或洋梨状。

谷 芽

别名：粟芽。
来源：为禾本科1年生草本植物稻*Oryza sativa* L. 的成熟果实经发芽晒干而成。

【生境分布】 全国产稻区均有生产，以南方早稻谷加工的谷芽为好。

【采收加工】 以成熟稻谷水浸约1日，捞起篓装或布包，经常洒水至发短芽，晒干。

【性味功用】 甘，平。归脾、胃经。健脾开胃，消食和中。主治食滞不消之证。内服：煎汤，9～15克，大剂量30克。生用长于和中，炒用长于消食。

【精选验方】 ①食滞胀满，食欲不振：谷芽适量，水煎服。②小儿外感风滞有呕吐、发热：谷芽、紫苏梗各15克，藿香6克，蝉蜕4.5克，防风0.5克，茯苓7克，薄荷3克（后下），黄连2.1克，水煎服。

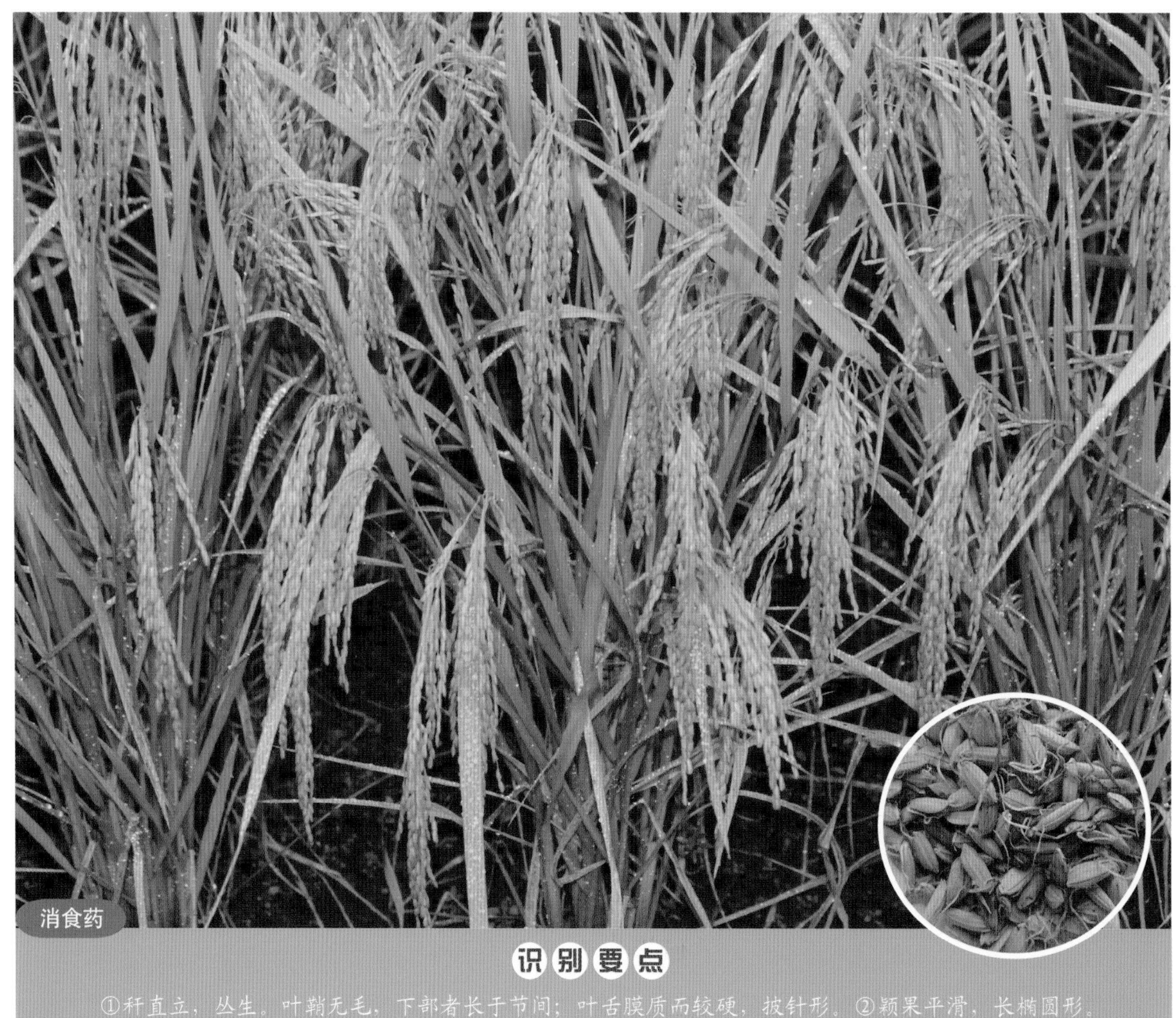

消食药

识别要点

①秆直立，丛生。叶鞘无毛，下部者长于节间；叶舌膜质而较硬，披针形。②颖果平滑，长椭圆形。

葫芦茶

别名：虫草、剃刀柄、金剑草、咸鱼草、百劳舌、鲮鲤舌。
来源：为豆科植物葫芦茶*Desmodium triquetrum* (L.)DC.的全草。

【生境分布】生长于荒坡、低丘陵地草丛中。主产于广东、广西、福建、云南、贵州等地。

【采收加工】夏秋采收，洗净切细，晒干。鲜用随时可采。

【性味功用】苦、涩，凉。归肺、肝、膀胱经。清热解毒，利湿退黄，消积杀虫。主治中暑烦渴，感冒发热，咽喉肿痛，肺痛咳血，肾炎，黄疸，泄泻，痢疾，风湿关节痛，小儿疳积，钩虫病，疥疮。内服：煎汤，15～60克。外用：捣汁涂；或煎水洗。

【精选验方】①咽喉肿痛：葫芦茶60克，煎水含咽。②肺病咳嗽出血：葫芦茶干全草75克，清水煎服。③痈毒：葫芦茶叶捣绒，取汁滴于伤口，每日2～3次，每次适量。

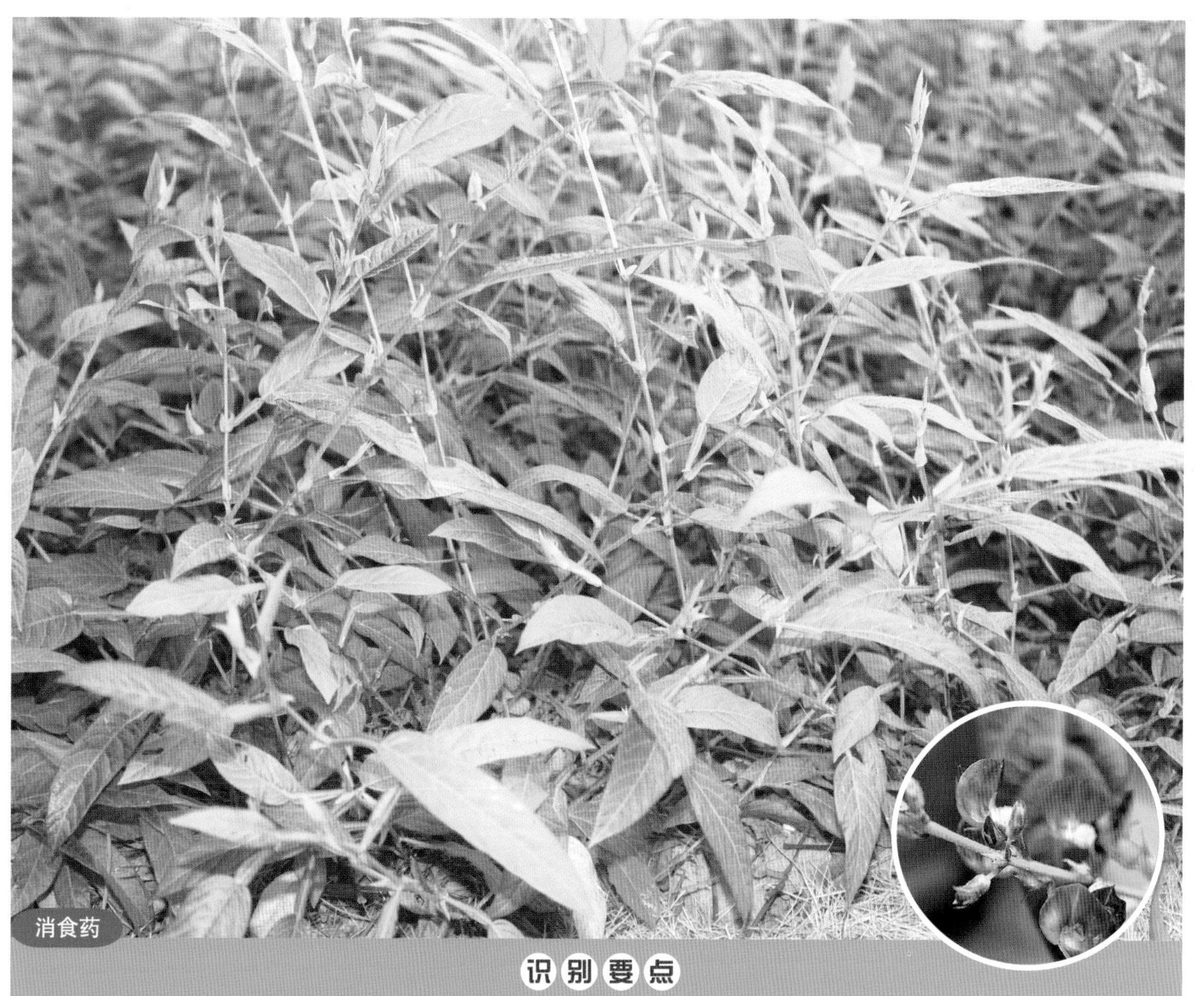

识别要点

①枝四棱，棱上被粗毛，后变秃净。②单叶，互生，卵状矩圆形、矩圆形至披针形，叶柄有阔翅，翅与叶同质。③总状花序顶生或腋生；花多数，淡紫色；花冠蝶形。

人面子

别名：人面果。
来源：为漆树科植物人面子*Dracontomelon dao*(Blanco)Merr. et Rolfe的果实。

【生境分布】生长于平原、丘陵，村旁、河边、池畔等处。分布于广东、广西等地。

【采收加工】果实成熟时采收。

【性味功用】甘、酸，凉。归脾、胃、肝经。健胃消食，生津，醒酒，解毒。主治食欲不振，热病口渴，醉酒，咽喉肿痛，风毒疮痒。内服：生食，3～5枚；或煎汤；或果核烧炭，研末。外用：捣敷。

【精选验方】①小儿惊痫邪气，目上视，手足搐搦，角弓反张：人面子核烧灰服。②背痛：人面子数粒，去核，和鲫鱼1条，捣烂敷患处。

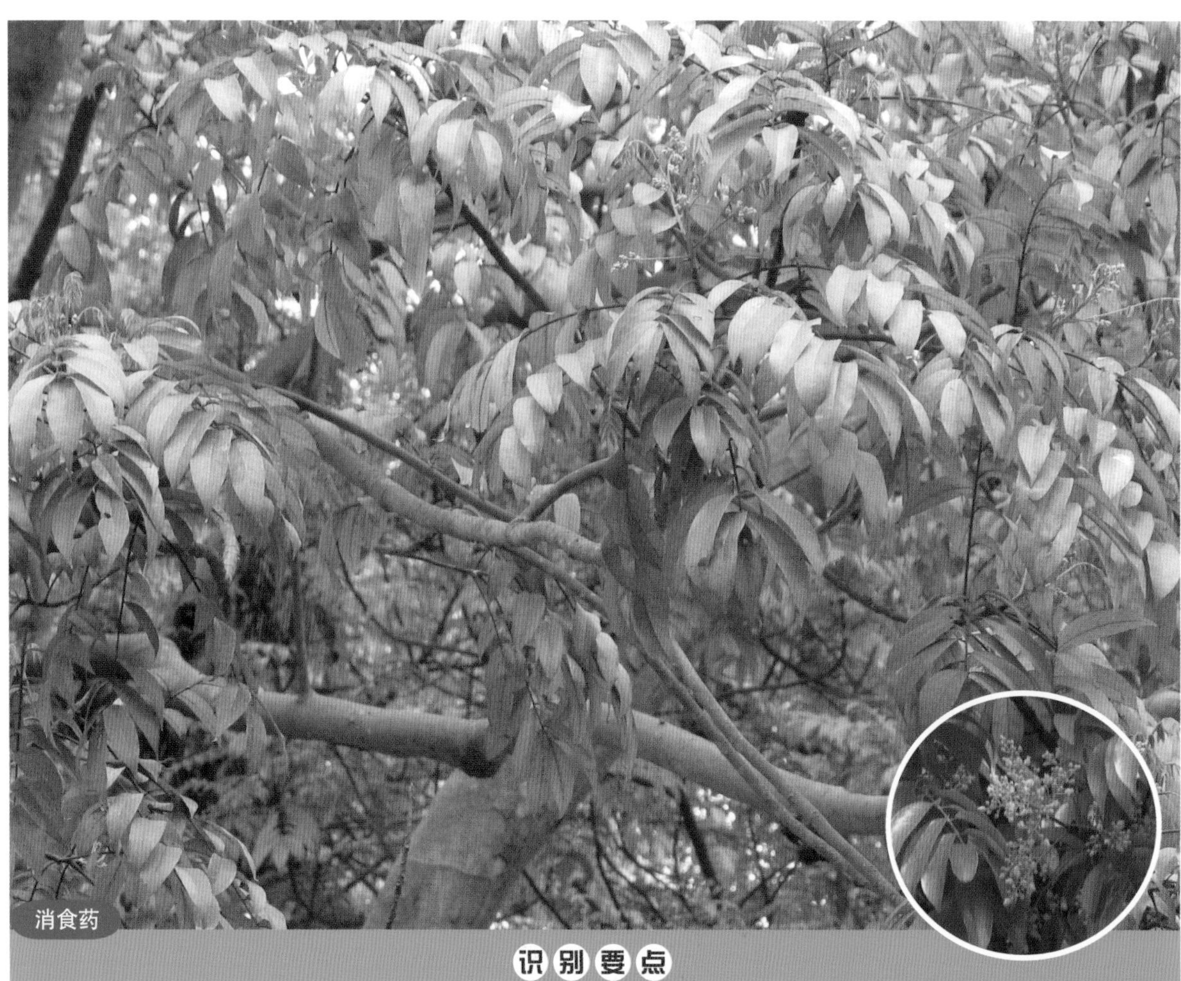

识别要点

①小枝具棱，被灰白色细茸毛。②单数羽状复叶，互生；小叶互生，长圆形或长圆状椭圆形，全缘，近革质，两面均无毛。③圆锥花序顶生或腋生，被柔毛；花小，钟形，青白色。

啤酒花

别名：香蛇麻。
来源：为桑科葎草属植物啤酒花*Humulus lupulus* L.的雌花序。

【生境分布】多为栽培，新疆北部有野生。分布于东北、华北及山东等地。

【采收加工】夏、秋季花盛开时采摘雌花序，鲜用或晒干备用。

【性味功用】苦，微凉。归心、胃、膀胱经。消食化积，利尿消肿，宁心安神。主治食欲不振，腹胀，肺结核，胸膜炎，失眠，癔病，浮肿，膀胱炎。内服：煎汤，10～15克。

【精选验方】①失眠、头昏、食欲不振、消化不良：啤酒花、合欢花各6克，沸水浸泡，代茶饮。②小便不利、水肿尿少：啤酒花15克，葎草30克，加水煎汤服。③肺结核：啤酒花3克，水煎服。④神经衰弱、失眠：啤酒花3克，酸枣根9克，水煎服。⑤水肿、膀胱炎：啤酒花3克，车前草、白茅根各9克，水煎服。

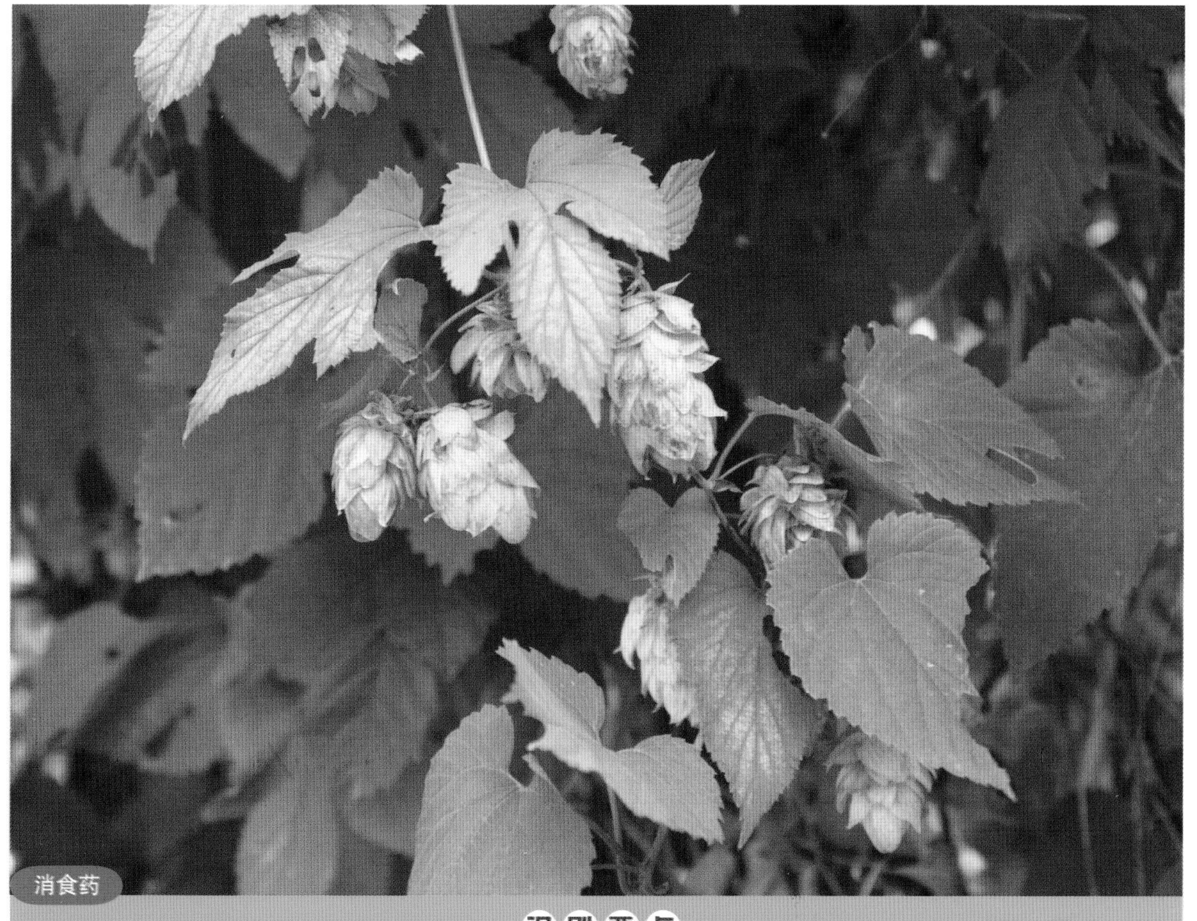

识别要点

①全株被倒钩刺，茎枝和叶柄有密生细毛。②单叶对生；叶片纸质，卵形，基部心形或圆形，边缘具粗锯齿。③花单性，雌雄异株；雄花序为圆锥花序；雌花每2朵生长于一苞片的腋部，苞片覆瓦状排列，组成近圆形的短穗状花序。

枳椇子

别名：木蜜、白石木子、蜜屈律、鸡距子、还阳藤、木珊瑚、鸡爪子、曹公爪、金约子。
来源：为鼠李科植物枳椇*Hovenia dulcis* Thunb.的带有肉质果柄的果实或种子。

【生境分布】野生或栽培。从河北、河南至广东、贵州、云南均有分布。主产于陕西、广东、湖北、浙江、江苏、安徽、福建等地。

【采收加工】10～11月果实成熟时采收，将果实连果柄一并摘下，晒干。或碾碎果壳，筛出种子，晒干。

【性味功用】甘，平。归心、脾、肺经。解酒毒，消食积，止渴除烦，止呕，利大小便。主治醉酒，烦渴，呕吐，二便不利。内服：煎汤，6～15克；或泡酒服。

【精选验方】①饮酒发积，肌肉消烁，专嗜冷物寒浆：枳椇子30克，麝香3克，为末，面糊丸，如梧子大，每服30丸，空心盐汤吞下。②酒色过度、成劳吐血：枳椇子120克，红甘蔗1根，炖猪心肺服。③小儿惊风：枳果实30克，水煎服。④手足抽搐：枳椇子、四匹瓦、蛇莓各15克，水煎服。⑤小儿黄瘦：枳椇果实30克，水煎服。

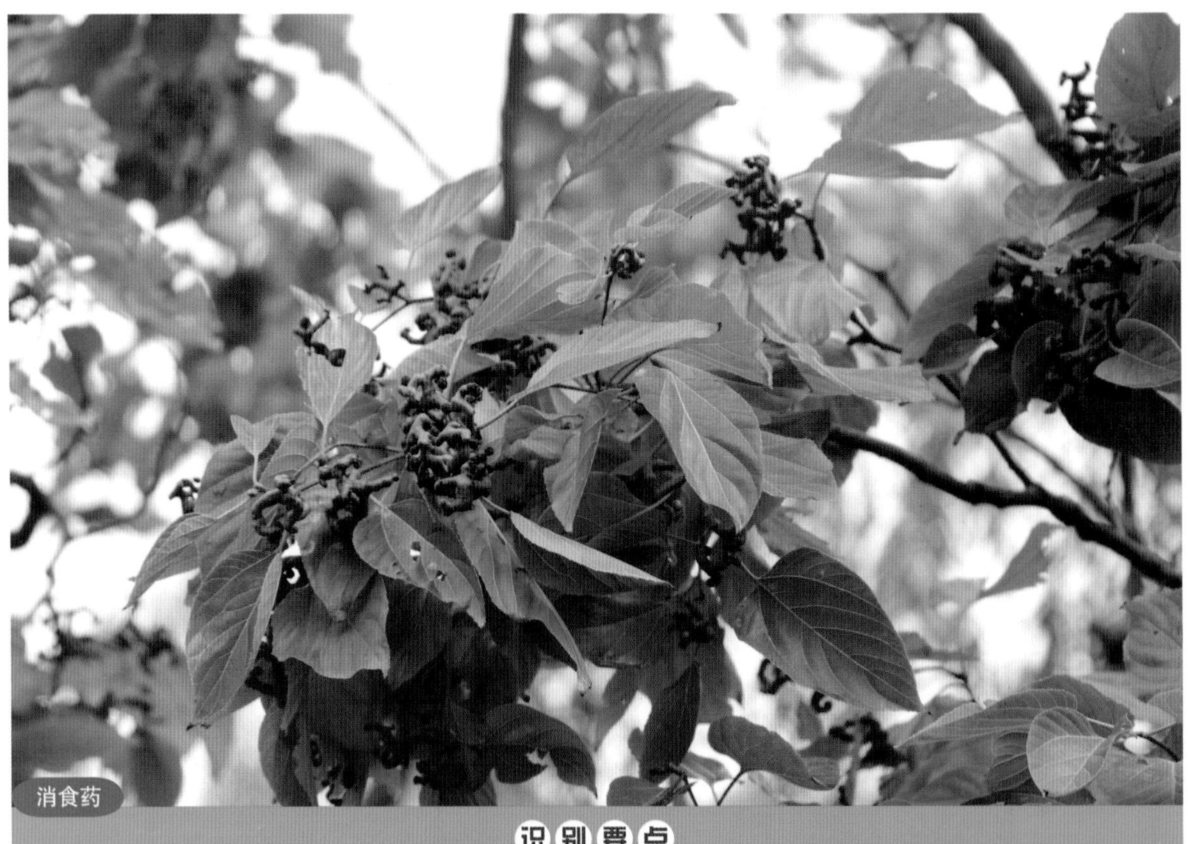

消食药

识别要点

①叶互生，广卵形，先端尖或长尖，基部圆形或心脏形，边缘具锯齿；叶柄具锈色细毛。②聚伞花序腋生或顶生；花杂性，绿色，花梗长；萼片5，近卵状三角形；花瓣5，倒卵形。

鸢尾

别名：土知母、鸢尾根、扁竹根。
来源：为鸢尾科植物鸢尾*Iris tectorum* Maxim. 的根茎。

【生境分布】生长于林下、山脚及溪边的潮湿地。全国大部均有栽培。主产于广东、广西、四川、贵州等地。

【采收加工】全年可采，挖出根状茎，除去茎及须根，洗净晒干。

【性味功用】辛、苦，寒，有毒。归肺、肝、脾经。消食化积，活血化瘀，行水消肿，清热解毒。内服：0.9～3克，水煎服。

【精选验方】①食积饱胀：鸢尾3克，研细，用白开水送服或对酒吞服。②喉症、食积、血积：鸢尾根3～9克，煎服。③跌打损伤：鸢尾根3～9克，研末或磨汁，冷水送服。

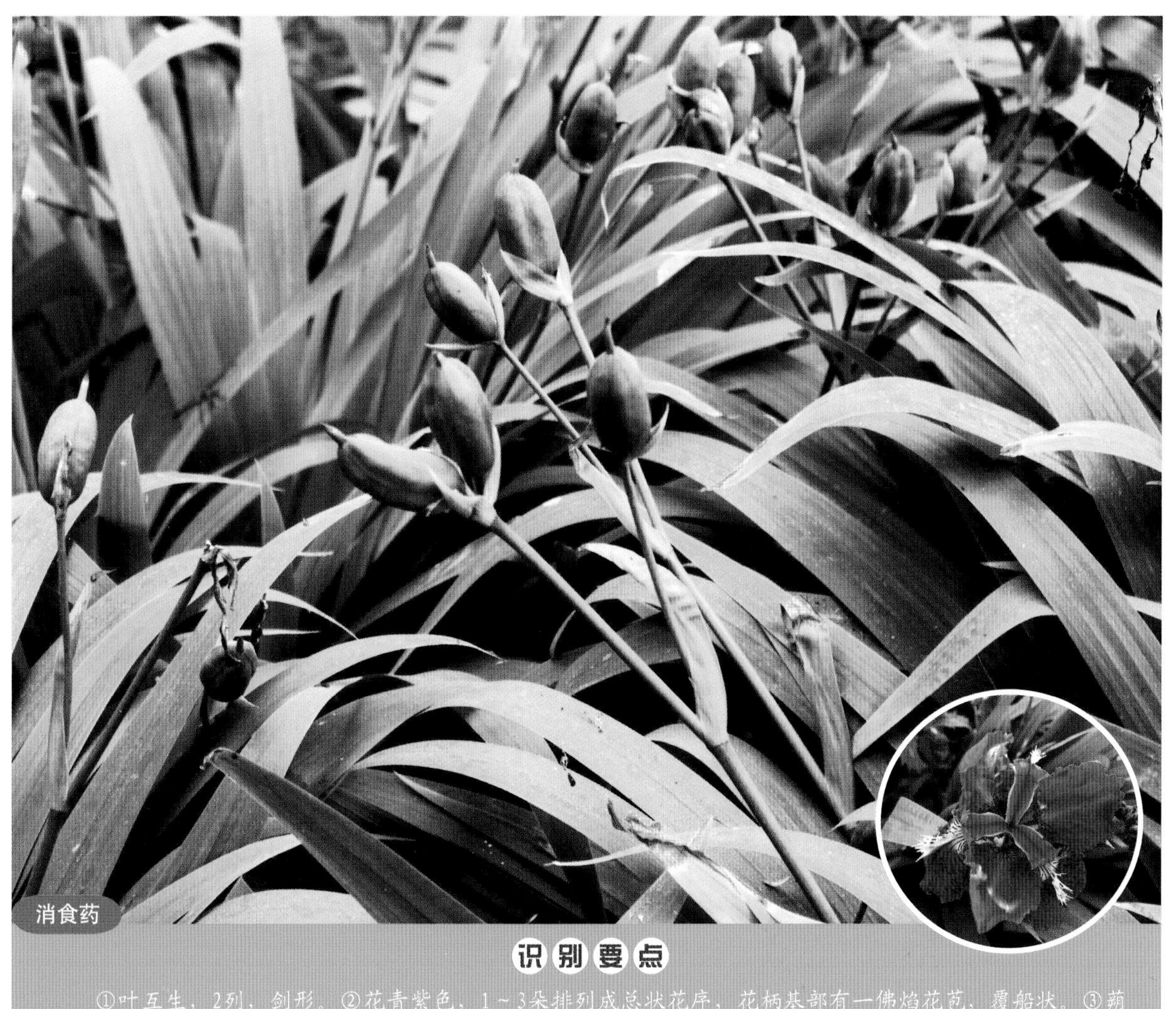

消食药

识别要点

①叶互生，2列，剑形。②花青紫色，1～3朵排列成总状花序，花柄基部有一佛焰花苞，覆船状。③蒴果长椭圆形，有6棱。

柚

别名：气柑、朱栾、文旦、柚子。
来源：为芸香科柑橘属植物柚*Citrus grandis*(L.)Osbeck的果皮及叶。

【生境分布】 栽培于丘陵或低山地带。浙江、江西、福建、台湾、湖北、湖南、广东、广西、四川、重庆、贵州、云南等地均有栽培。

【采收加工】 10～11月，果实成熟时采收，鲜用。叶全年可采，果皮于果熟时收集。

【性味功用】 甘，酸，寒。归肝、脾、胃经。消食，化痰，醒酒。主治饮食积滞，食欲不振，醉酒。内服：适量，生食。

【精选验方】 ①老年性咳嗽气喘：柚子皮适量，用开水泡，代茶饮用。②肺热咳嗽：柚子、大生梨各100克，蜂蜜少许，一同洗净后煮烂，加蜂蜜或冰糖调服。③痰气咳嗽：柚子、酒、蜂蜜各适量，将柚子去皮除核，切成片放入酒内浸泡一夜，煮烂，拌蜂蜜，时时含咽。④头痛：柚叶与葱白各等量，将二者一同捣烂后贴于太阳穴上。⑤消化不良：柚子皮15克，鸡内金、山楂各10克，砂仁5克，水煎服。

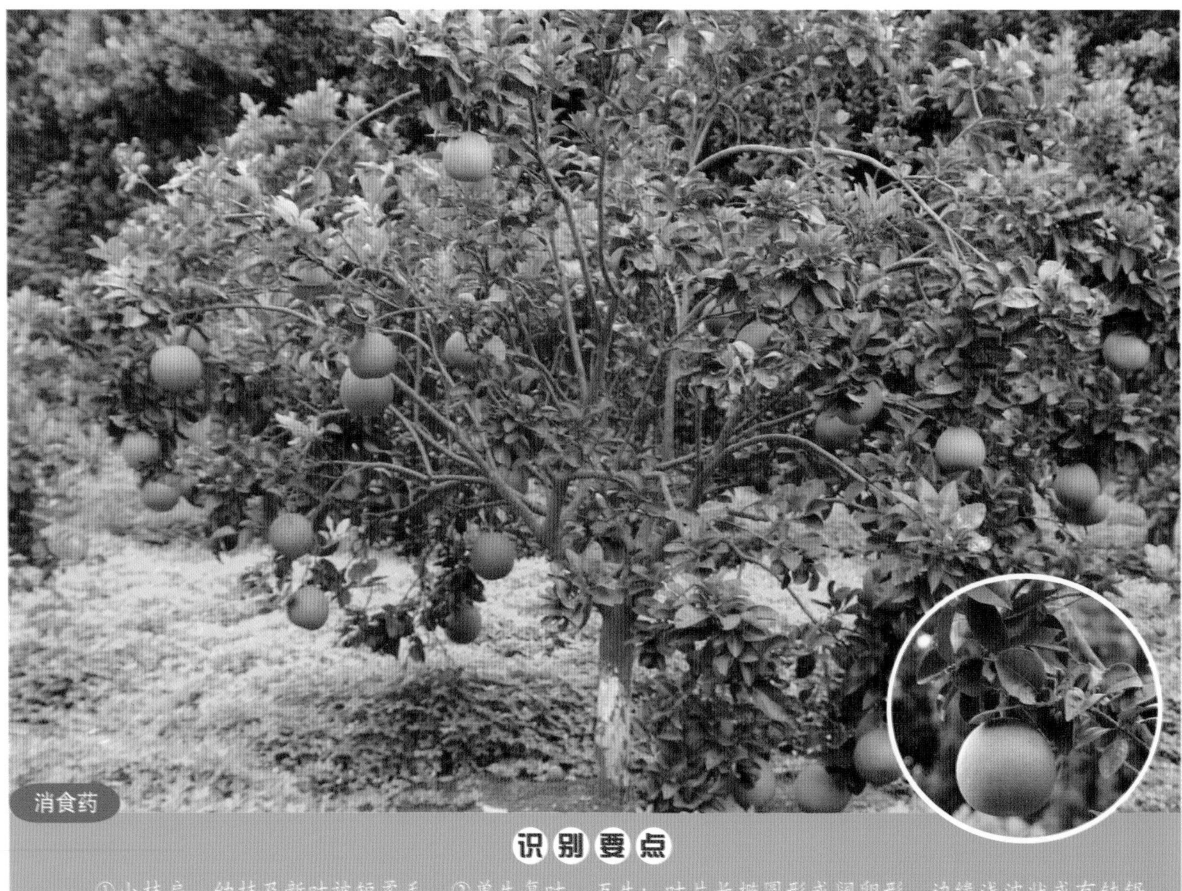

消食药

识别要点

①小枝扁，幼枝及新叶被短柔毛。②单生复叶，互生；叶片长椭圆形或阔卵形，边缘浅波状或有钝锯齿，有疏柔毛或无毛，有半透明油腺点。③花单生或为总状花序，腋生，白色；花萼杯状。④柑果梨形、倒卵形或扁圆形，柠檬黄色。

荞麦

别名：花麦、三角麦。
来源：为蓼科植物荞麦*Fagopyrum esculentum* Moench. **的种子。**

【生境分布】全国各地均产。

【采收加工】霜降前后种子成熟后收割，打下种子，晒干。

【性味功用】甘、酸，寒。归脾、胃、大肠经。开胃宽肠消积、清热利湿解毒。主治湿热之邪蕴积而致的各种病证。内服：煎汤，9～15克。外用：研末调敷。

【精选验方】①痢疾：荞麦面6克，砂糖水调服。②痘疹溃烂：荞麦面敷贴患处。③妇女白带：荞麦适量，炒至微焦，研细末，每次6克，温开水冲服。④腹痛腹泻：荞麦10克，研细末，加水煮成糊服食。

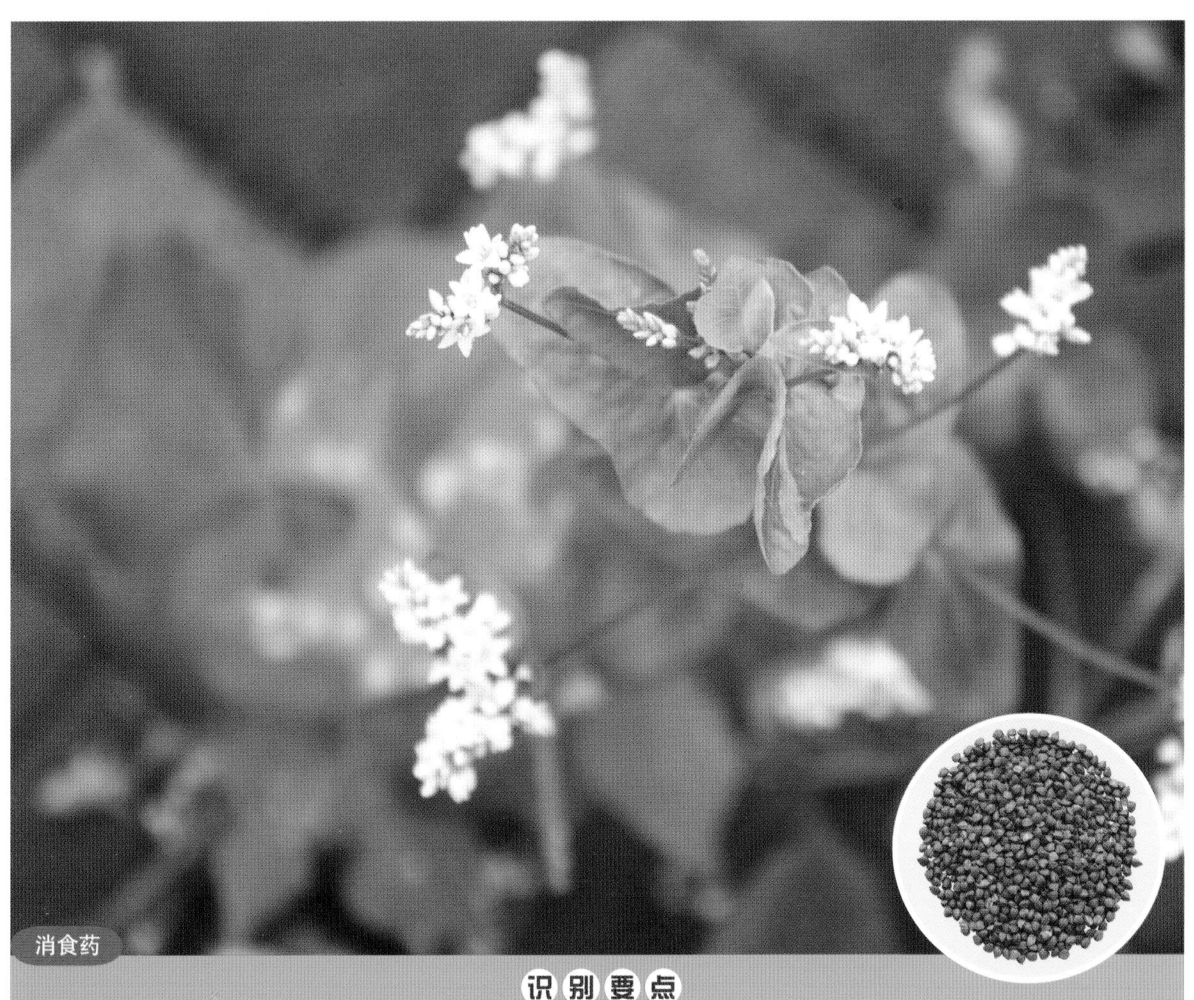

识别要点

①茎直立，分枝，光滑，红色，稀具乳头状突起。②叶互生，心状三角形或三角状箭形，先端渐尖，下部裂片圆形或渐尖，基部近心形或戟形，叶脉被乳头状突起。③总状伞房花序腋生和顶生，短而密集成簇；花梗长；花白色或淡粉红色。④瘦果三角状卵形或三角形，先端渐尖，具3棱，棕褐色，光滑。

土荆芥

别名：臭草、臭藜藿、杀虫芥、钩虫草、鹅脚草、狗咬癀。
来源：为藜科植物土荆芥*Chenopodium ambrosioides* L.的全草。

【生境分布】生长于村庄附近以及路旁，北方亦常有栽培者。主产于江苏、浙江、江西、福建、台湾、湖北、湖南、广西、广东、四川、重庆、贵州等地。

【采收加工】8～9月果实成熟时割取全草，放通风处阴干。

【性味功用】辛、苦，微温，大毒。归脾经。祛风除湿，杀虫止痒，活血消肿。主治钩虫病，蛔虫病，蛲虫病，头虱，皮肤湿疹，疥癣，风湿痹痛，经闭，痛经，口舌生疮，咽喉肿痛，跌打损伤，蛇虫咬伤。内服：煎汤，3～9克，鲜品15～24克；或入丸、散。外用：煎水洗或捣敷。

【精选验方】①钩虫病：鲜土荆芥5000克，切碎，加水1500毫升，水蒸气蒸馏，收集馏出液的上层金黄色液体，即为土荆芥油。成人每次服15～25滴，儿童每次1滴，次晨服硫酸镁20克。②蛔虫病：土荆芥、研成细末，早晨空腹时服2～9克，连服2日。

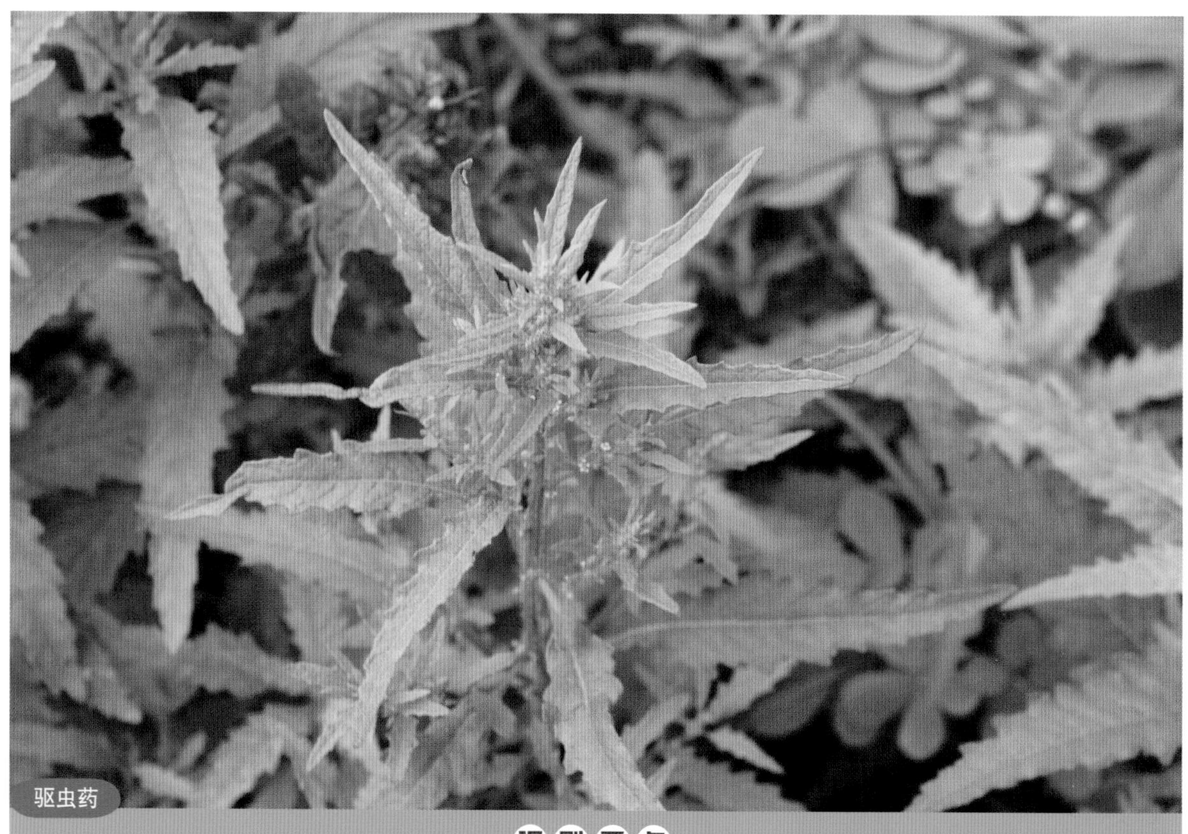
驱虫药

识别要点

①茎直立，多分枝，有棱，无毛或有腺毛，揉之有强烈的气味。②单叶互生，具短柄；叶片长圆形至长圆状披针形，下部叶稍大，上部的叶较小。③绿色小花，穗状花序腋生，分枝或不分枝。

醉鱼草

别名：闹鱼草、鱼尾草、痒见消、铁线尾。
来源：为马钱科醉鱼草属植物醉鱼草*Buddleia lindleyana* Fort.的带根的全草、叶和花。

【生境分布】生长于山坡、林缘或河边土坎上。主产于西南及江苏、安徽、浙江、江西、福建、湖北、湖南、广东、广西等地。

【采收加工】根及全草全年可采，洗净晒干；花、叶夏秋花盛开时采集，晒干。

【性味功用】辛、苦，温，有毒。祛风解毒，驱虫，化骨鲠。主治腮腺炎，痈肿，淋巴结炎，蛔虫病，钩虫病，诸鱼骨鲠。内服：煎汤，10～15克，鲜品15～30克；或捣汁。外用：捣敷。

【精选验方】①钩虫病：醉鱼草15克（儿童酌减），水煮2小时，取汁100毫升，加白糖，于晚饭后与次晨饭前分服，服药量可由15克逐次增至150克。②风寒牙痛：鲜醉鱼草叶和盐少许，捣烂取汁漱口。③疟疾：醉鱼草、白英各30克，水煎，于疟疾发作前3～4小时内服，连服2日。

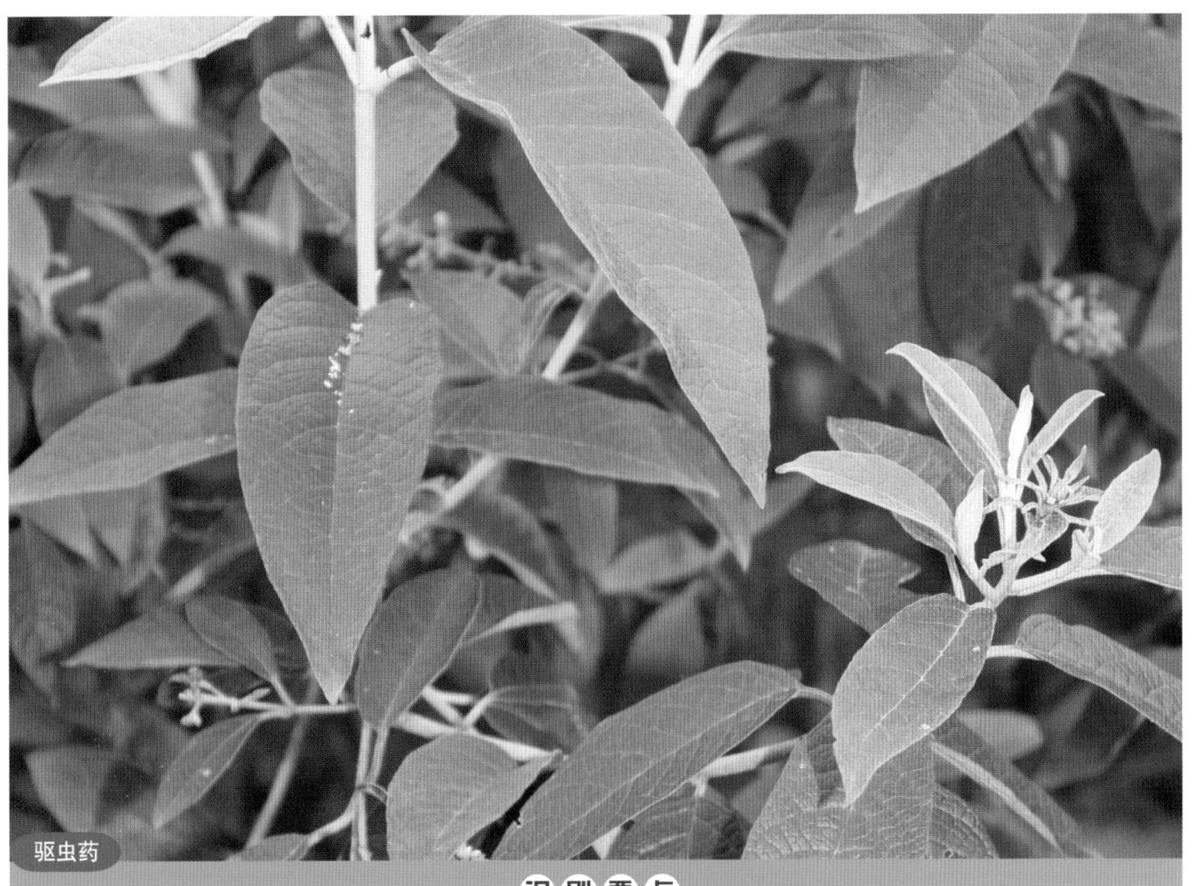

识别要点

①单叶对生；具柄，柄上密生绒毛；叶片纸质，卵圆形至长圆状披针形，先端尖，基部楔形，全缘或具稀疏锯齿。②穗状花序顶生，花倾向一侧；花萼管状，4或5浅裂，有鳞片密生；花冠细长管状，微弯曲，紫色。

椰子瓤

别名：胥余肉、越王头肉、椰瓢、大椰肉。
来源：为棕榈科植物椰子*Cocos nucifera* L.的胚乳。

【生境分布】生长于热带地区海岸。主产于台湾、广东、海南、广西及云南。

【性味功用】甘，平。归胃、脾、大肠经。益气健脾，杀虫，消疳。主治疳积，姜片虫病。内服：食肉或过滤取汁，75～100克。

【精选验方】①姜片虫病、绦虫病：椰子肉汁，先饮椰子汁，后吃椰子肉，每次半个至1个，每日早空服，一次吃完，3小时后进食。②绦虫病：椰子1个，饮汁食肉。

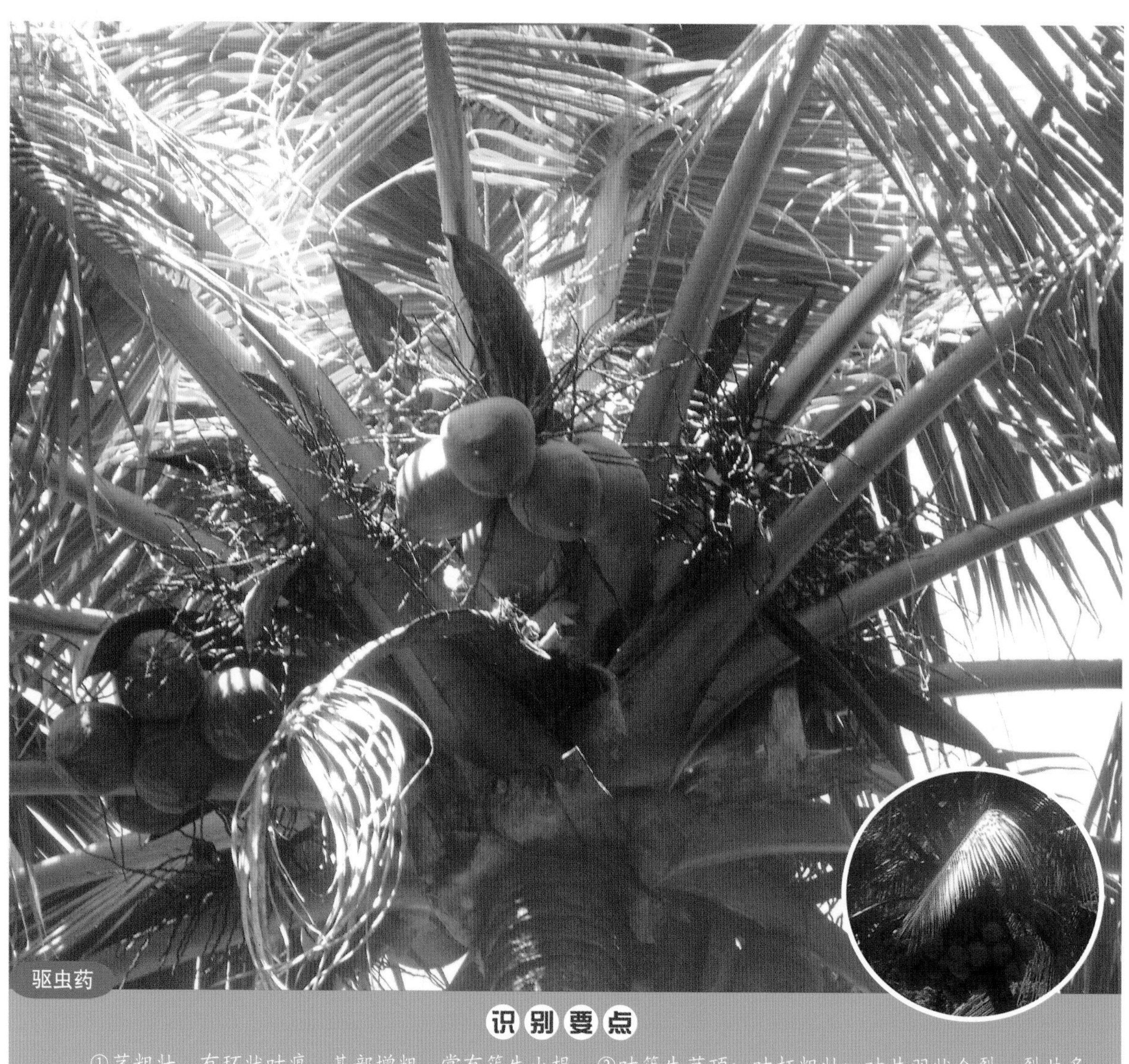

驱虫药

识别要点

①茎粗壮，有环状叶痕，基部增粗，常有簇生小根。②叶簇生茎顶；叶柄粗壮；叶片羽状全裂，裂片多数，外向折叠，线状披针形，先端渐尖，革质。③坚果倒卵形或近球形。

凤眼果

别名：罗晃子、苹婆果、九层皮、潘安果、七姐果、富贵子、假九层皮、红皮果。
来源：为梧桐科植物苹婆*Sterculia nobilis* Smith的种子。

【生境分布】野生于山坡林内或灌丛中，亦有栽培。分布于广东、广西、贵州等地。

【采收加工】果实成熟时采收，剥取种子晒干备用。

【性味功用】甘、平。归胃、大肠、小肠经。和胃消食，解毒杀虫。主治翻胃吐食，虫积腹痛，疝痛，小儿烂头疡。内服：煎汤，6～8枚；或研末为散。外用：煅存性研末调搽。

【精选验方】①腹中蛔虫上攻，心下大痛欲死，面有白斑：凤眼果、牵牛子各7枚，水煎服。②翻胃吐食，食下即出；或朝食暮吐，暮食朝吐：凤眼果7枚，煅存性，每日酒调下方寸匕，服完为度。③疝痛：凤眼果7个，酒煎服。

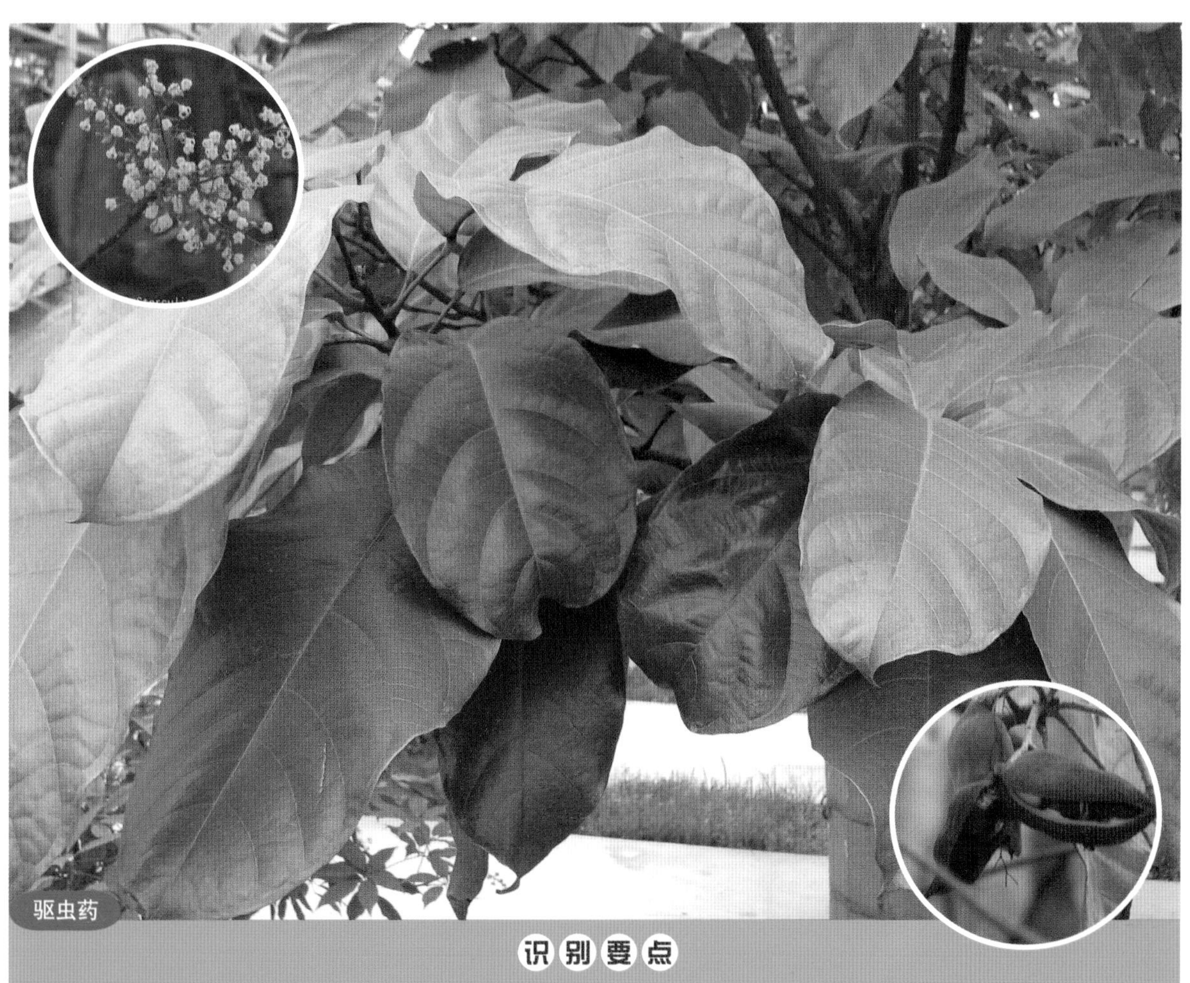

驱虫药

识别要点

①叶纸质，阔矩圆形至矩圆状椭圆形，先端渐尖或钝，基部钝，秃净。②圆锥花序下垂；花杂性，无花冠；花萼粉红色。③蓇葖果革质，卵状，具喙，熟时暗红色，被短绒毛。

野漆树叶

别名：**染山红、山漆、漆柴、毛叶漆。**
来源：**为漆树科植物野漆树***Rhus succedanea* L.**的叶。**

【生境分布】生长于山野。分布于江苏、浙江、安徽、福建、台湾、江西、湖北、湖南、贵州、四川、重庆等地。

【采收加工】春季采收嫩叶，鲜用或晒干备用。

【性味功用】辛，温，无毒。破血通经，消积杀虫。主治蛔虫病，创伤出血，胼胝。内服：煎汤，9～15克。外用：研末撒或捣敷。

【精选验方】①驱除蛔虫：野漆树叶9～15克，酌加水煎，取半小碗，早晚饭前温服。②创伤出血：野漆树叶晒干研末敷掺。③胼胝：野漆树鲜叶30～60克，和桐油捣烂敷患处。

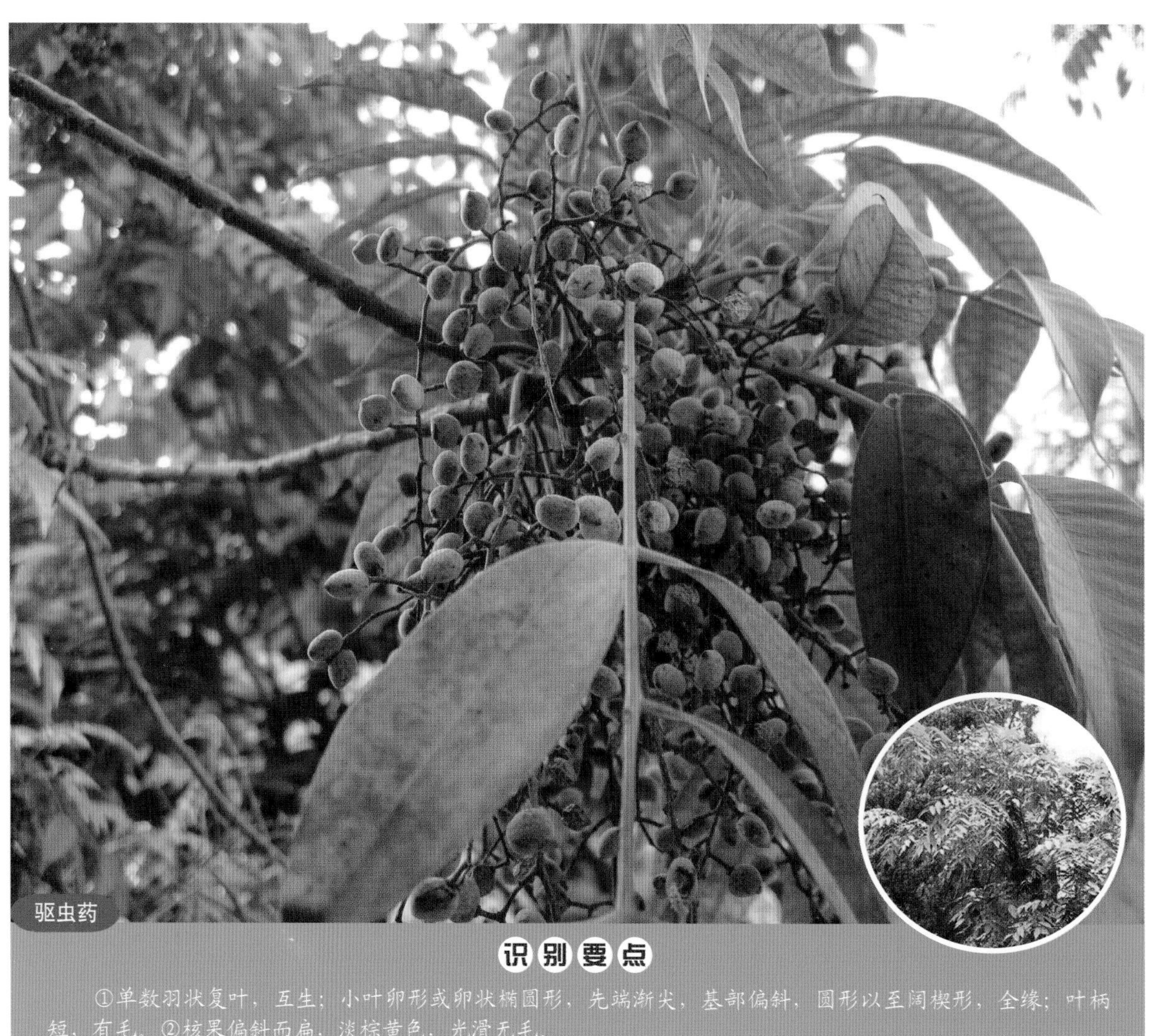

驱虫药

识别要点

①单数羽状复叶，互生；小叶卵形或卵状椭圆形，先端渐尖，基部偏斜，圆形以至阔楔形，全缘；叶柄短，有毛。②核果偏斜而扁，淡棕黄色，光滑无毛。

云 实

别名：百鸟不停、老虎刺尖、到钩刺、黄牛刺、马豆、牛王刺、药王子。
来源：为豆科云实属植物云实*Caesalpinis scpiaria* Roxb.的种子。

【生境分布】生长于平原、丘陵地、山谷及河边。主产于广东、广西、湖南、湖北、云南、贵州、四川、重庆、福建、浙江、江苏、安徽、江西等地。

【采收加工】栽后4～5年采收，秋冬挖根，洗净切斜片，晒干或炕干；秋季采果实，除去果皮，取种子晒干。

【性味功用】辛、苦，温。归肺、大肠经。解毒除湿，止咳化痰，杀虫。主治痢疾，疟疾慢性气管炎，小儿疳积，虫积。内服：煎汤，9～15克；或入丸、散。

【精选验方】①疟疾：云实9克，水煎服。②痢疾：云实9克，炒焦，红糖15克，水煎服。③溺下不止者：云实、女萎各30克，乌头60克，桂0.9克，蜜丸如桐子，水服5丸，每日3次。

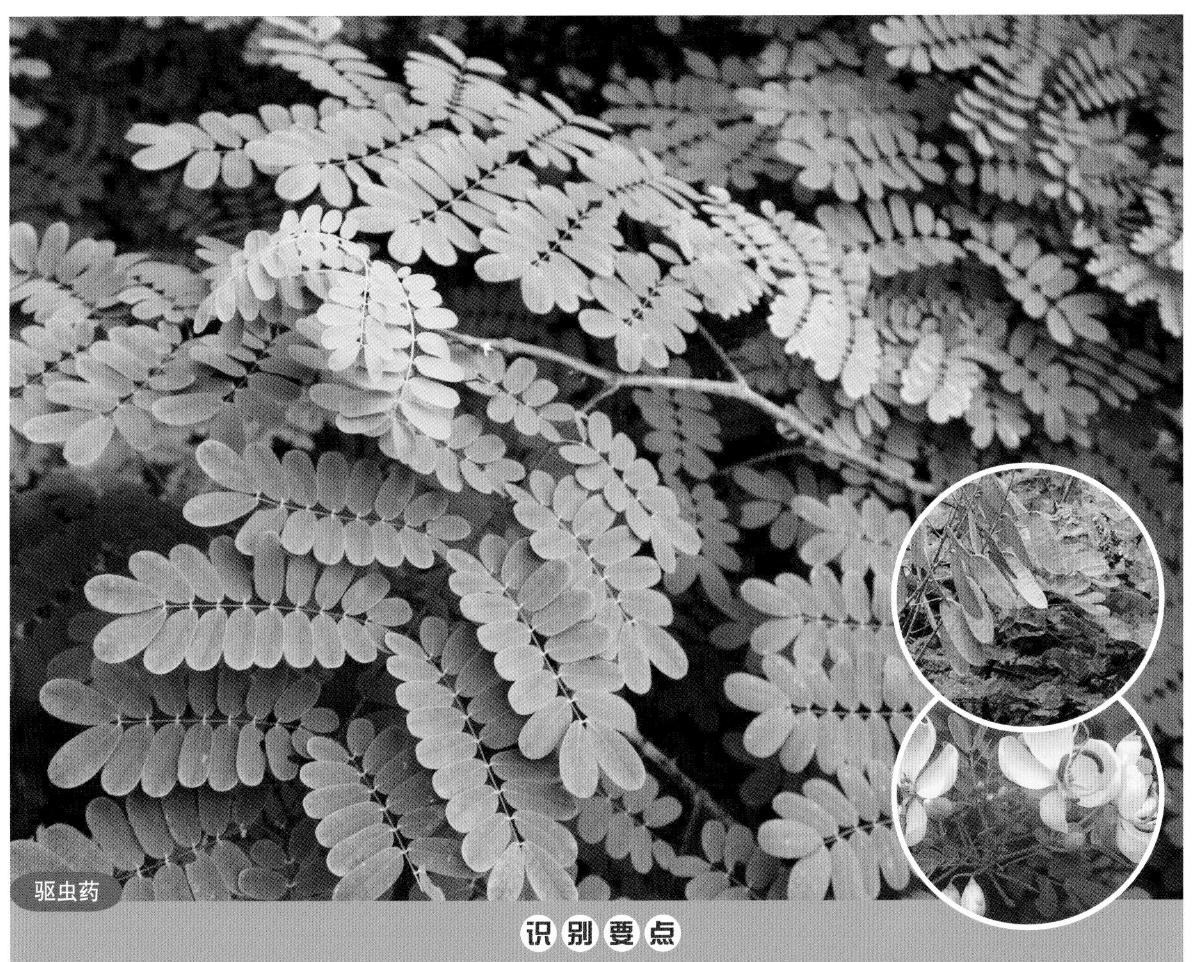

识别要点

①幼枝密被棕色短柔毛，老即脱落，刺多倒钩状，淡棕红色。②2回羽状复叶互生。③总状花序顶生，花冠黄色。

索 引

E

F

G

H

J

Q

R

S

T

W